SCORPIO

JÖRG TACKE
KIRSTEN DEUTSCHLÄNDER

DER QUANTEN-MEDIZINER

Bewusstsein als Heilmittel
in der ärztlichen Praxis

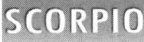

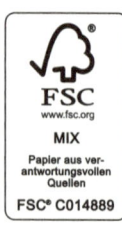

© 2011 Scorpio Verlag GmbH & Co. KG, Berlin · München
Umschlaggestaltung und Motiv: David Hauptmann,
Hauptmann & Kompanie Werbeagentur, Zürich
Illustration Seite 97: Gisela Rüger, München
Satz: BuchHaus Robert Gigler, München
Druck und Bindung: Pustet, Regensburg
ISBN 978-3-942166-71-3

www.scorpio-verlag.de

INHALT

KAPITEL 1:
WARUM WISSEN NICHT
UMGESETZT WIRD

Sie halten dieses Buch in Ihren Händen, weil Sie jetzt die Voraussetzungen haben, das hier Dargestellte zu verstehen und umzusetzen. Das Buch interessiert Sie, weil Sie an dem Punkt sind, wo Sie das, was Sie lesen, schon reflektiert haben. Wir schreiben das Buch, um Ihnen diese Inhalte klar und strukturiert an die Hand zu geben. Mit der Motivation und dem Wunsch, es mit uns zusammen an viele weiterzugeben, damit es möglichst vielen nützlich ist. Und um zu zeigen, wie viel Potenzial in jedem Einzelnen steckt.

Das Gesundheitssystem steht vor einem Kollaps. Wir beobachten exponentiell steigende Kosten bei schlechterer Gesundheit der Bevölkerung sowie Unzufriedenheit unter Ärzten und Patienten. Wir brauchen ein neues Gesundheitsverständnis. Gesundheit kann nicht von außen produziert werden. Die Verantwortung für Gesundheit kann nicht von Ärzten getragen werden. Wir brauchen ein neues Verständnis von Heilung und Krankheit, ein neues Rollenverständnis von Arzt und Patient.

Wenn man die vielen Publikationen, wissenschaftlichen Studien und Bücher zum Thema Gesundheit betrachtet, stellt man erstaunt fest, dass immer wieder sensationelle Entdeckungen gemacht wurden. Da diese teilweise über 50 Jahre alt sind, drängt sich eine Frage auf: Warum wurde bzw. wird dieses Wissen nicht umgesetzt? Kann man diese Frage nicht beantworten, dann ist es sinnlos, dieses Buch zu schreiben – und genauso sinnlos, dieses Buch zu lesen. Es wäre reine Zeitverschwendung!

Dr. Marshall Rosenberg meinte einmal: »Fragen, die mit dem Buchstaben W beginnen, beantworte ich nicht einmal in Gegenwart meines Rechtsanwalts. Hinter diesen Fragen steht immer die Aussage, dass mit mir etwas nicht stimmt.«

Also stellen wir uns die Frage selbst und formulieren sie ein wenig um: Warum setzen wir Wissen nicht um? Oder in welchen Situationen sind wir nicht in der Lage, Wissen umzusetzen? Welche Unterstützung fehlt uns, um Wissen umzusetzen?

Bitte helfen Sie uns bei der Beantwortung dieser Frage. Lassen Sie uns bitte auch wissen, wenn wir etwas übersehen haben oder wenn Sie denken, dass wir Ihre Unterstützung gebrauchen können. Hier sind unsere Vorschläge:

1. **Mir fehlt einfach das Wissen.**
   Deshalb haben wir das aus unserer Sicht relevante Wissen über das Entstehen von Krankheit und Heilung aufgeführt, das nicht von der Schulmedizin vermittelt wird, aber von Medizinern an Universitäten über viele Jahrzehnte erarbeitet wurde. Dieses Wissen präsentieren wir Ihnen mit allen Quellenangaben und Verweisen, damit Sie unsere Ausführungen nach Belieben überprüfen und vertiefen können.

2. **Das Wissen erscheint mir unglaubwürdig oder fremd.**
   Um dem abzuhelfen, haben wir neben vielen Studien und Erfahrungsberichten die Möglichkeit eingebaut, das gerade

Gelesene an sich selbst zu testen. Auf diese Weise können Sie Wissen erfahren. Erst dann entscheidet sich, ob es für Sie, für den einzelnen Leser relevant ist. Angesichts der vielen Irrtümer der Wissenschaft, die noch dazu häufig und wiederholt auftreten, meist lang nicht entdeckt werden und genauso lang den Fortschritt behindern, erscheint es uns wichtig, die Wissenschaft nicht als einzigen Maßstab gelten zu lassen. Mindestens von gleicher Bedeutung ist für uns der zweite Teil der Definition der Evidenz-basierten Medizin: »Der individuellen klinischen Erfahrung des behandelnden Arztes ist bei der medizinischen Versorgung einzelner Patienten höchste Priorität einzuräumen.«

3. Die Experten raten mir ab.

Dann gibt es noch ein Phänomen, für das Experten und alle, die sich von Experten leiten lassen, anfällig sind: Wenn Experten gefragt werden, was sie von einer neuen Technologie oder Methodik halten, dann wird die Innovation in der Regel nach alten Maßstäben und Mitteln beurteilt. Dies führt meistens dazu, dass die Innovation abgelehnt wird. Nehmen Sie sich bitte einen Moment Zeit und besuchen Sie die Website http://ronpartin.com/free_stuff/predictions.html. Sie werden feststellen, dass besonders Experten, die Innovationen von ihrem Fachgebiet her am nächsten waren, diese aufgrund der beschriebenen Tendenz abgelehnt haben. Dazu zählen Innovationen wie Automobile, Telefone, Computer etc., also viele Dinge, die unsere moderne Welt ausmachen. Die Alternative ist zeitaufwendiger und wird deshalb seltener gewählt: Der Experte müsste das Bekannte und Gewohnte verlassen, die Innovation wirklich verstehen und seine Beurteilung anhand dieses neuen Wissens und der sich daraus ergebenden neuen Bewertungsmittel und -maßstäbe fällen. Einsteins Erklärung des photoelektrischen Effekts bildete die Grundlage der Quantenphysik. Jedoch lehnte er viele Aspekte der Quantentheorie und der Quantenmechanik ab – irrtümlicherweise, wie wir heute wissen.

4. Ich habe Angst davor, einer anderen Theorie oder einem anderen Menschenbild zu trauen!

Seit Platon streiten die Philosophen über das Wesen der Wirklichkeit. Die klassische Wissenschaft beruht auf der Überzeugung, dass es eine reale Außenwelt gibt, deren Eigenschaften eindeutig und vom wahrnehmenden Beobachter unabhängig sind. Zwar mag dieser Standpunkt, Realismus genannt, verlockend sein, doch ist er, nach allem, was wir über die moderne Physik wissen, schwer zu verteidigen. Beispielsweise hat ein Teilchen nach den Prinzipien der Quantenphysik, die eine zutreffende Beschreibung der Natur ist, weder einen bestimmten Aufenthaltsort noch eine bestimmte Geschwindigkeit, solange diese Größen nicht von einem Beobachter gemessen werden. Die Quantenphysik lehrt uns, dass Objekt und Beobachter immer miteinander in Wechselwirkung stehen. Die Lösung der Wissenschaft für den Streit darüber, was die Realität ist, liegt in dem modellabhängigen Realismus[1]. Sie hat herausgefunden, dass es keinen abbild- oder theorieunabhängigen Realitätsbegriff gibt. Der modellabhängige Realismus geht da-

---

1 Hawking/Mlodinow 2010

von aus, dass eine Theorie ein Modell ist. Dieses Modell besteht aus einem Satz Regeln, der das Modell mit den Beobachtungen verbindet. Laut diesem ist die Frage sinnlos, ob ein Modell real ist – entscheidend ist nur, ob es mit der Beobachtung übereinstimmt. So verbleibt nunmehr die Frage, ob ein Modell in einer gegebenen Situation dienlich und praktisch ist. Die Geschichte der Physik – neben der Chemie die Naturwissenschaft, welche die Medizin zu dem gemacht hat, was sie heute ist – lehrt uns eins: Viele wissenschaftliche Theorien, die sich als erfolgreich erwiesen hatten, wurden später durch ebenso erfolgreiche, auf ganz anderen Konzepten und Grundbegriffen beruhende Theorien ersetzt. Die eine war aber ebenso real wie die andere. So dauerte es beispielsweise Jahrzehnte, bis die Wirkmechanismen bei der Stammzellentransplantation aufgeklärt waren. Dabei erwiesen sich die Annahmen, auf denen die ersten Therapieversuche mit dieser Methode gründeten, weitgehend als irrelevant. Wir haben diese Frage recherchiert, um Sie zu ermutigen, sich über die Grenzen einer vorherrschenden Theorie oder eines vorherrschenden Weltbilds hinauszuwagen, um nicht Opfer der vermeintlichen Sicherheit eines einzigen Weltbilds oder einer Theorie zu werden.

5. **Ich weiß nicht, wie ich es umsetzen soll.**
Die Umsetzung des Wissens in der Praxis haben wir im Kapitel »Quantenmedizin in der ärztlichen Praxis« (siehe Seite 227ff.) zusammengefasst. Diese Methodik ist aus der Praxis heraus entstanden und somit praxiserprobt: Sie berücksichtigt die wirtschaftlichen und rechtlichen Gegebenheiten, aber auch die bestehenden Ängste gegenüber Verän-

derungen seitens aller Beteiligten. Lassen Sie sich von den vielen Beispielen ärztlicher Kollegen in diesem Buch ermutigen und inspirieren, die den Wandel in ihrer ärztlichen Praxis bereits vollzogen haben.

6. Existenzängste.

Vielleicht befürchten Sie, dass die Umsetzung dieses Wissens Sie wirtschaftlich und in Ihrer Glaubwürdigkeit als Arzt gefährdet. Dazu haben wir die Ist-Situation aus gesundheitlicher wie auch aus wirtschaftlicher Sicht untersucht. Das Ergebnis ist, dass keiner der Beteiligten ein Festhalten an den momentanen Verfahrensweisen überstehen kann – weder wirtschaftlich noch gesundheitlich. 52 Prozent der Ärzte leiden bereits unter Burn-out. Damit stellt sich auch die Frage nach der Bequemlichkeit nicht mehr. Sie löst sich auf, wenn es anstrengender oder leidvoller ist, an bestehendem Verhalten festzuhalten, als schrittweise Änderung zu riskieren. Im Praxisteil dieses Buches (siehe Seite 227ff.) erfahren Sie, wie Sie Ihre neuen Erkenntnisse glaubwürdig umsetzen und gewinnbringend für sich und Ihre Patienten anwenden können.

7. Interessenkonflikte oder Zielkonflikte.

Diese liegen beispielsweise dann vor, wenn ein Chirurg einem Patienten aus Gründen der Planzielerreichung zur Operation rät, obwohl der Patient davon keinen Vorteil hat, den er nicht auch mit weniger Aufwand und geringerer Belastung erreichen könnte. Manche *Zielkonflikte*[2] sind

---

2 http://de.wikipedia.org/wiki/Interessenkonflikt

nicht echt, sondern eher ein falsches Dilemma. Dabei glauben sogar die jeweiligen Parteien daran, dass ein Konflikt bestünde. Tatsächlich gibt es aber eine Möglichkeit, die scheinbar in Konflikt stehenden Ziele gleichzeitig zu erreichen, jedoch wird diese bei einem unechten Zielkonflikt von den jeweiligen Parteien nicht erkannt. Hier kommt uns die Spieltheorie, ein Teilgebiet der Mathematik, zu Hilfe und zeigt uns, wie diese Konflikte zum Vorteil für alle Beteiligten aufgelöst werden können. In Kapitel 6 (siehe Seite 227ff.) erklären wir genau, wie das geht.

8. **Ich tue mich schwer, meine Gewohnheiten zu ändern.**
   Zunächst kennt jeder die Stärke von Gewohnheiten. Eine der häufigsten ist, Verantwortung auf andere Menschen oder andere Umstände zu verlagern. Dazu kommt eine ganze Reihe von Ängsten, darunter vor allem die Existenzangst. Um Gewohnheiten dauerhaft zu ändern, sind die Strategien im Praxisteil hilfreich, den Veränderungsprozess sanft und mit Unterstützung der Praxismitarbeiter einzuleiten. Auf diese Art und Weise kann jeder mitkommen – und wird sich dabei auch wohlfühlen.

Das sind also die uns bekannten Gründe, die Veränderung und Wandel verhindern, obwohl alles notwendige Wissen, um die Situation zu verbessern, vorhanden ist. Deshalb möchten wir Sie mit diesem Buch einladen, ermutigen und inspirieren, dieses Wissen zum Nutzen aller umzusetzen und weiterzuentwickeln.

KAPITEL 2:
MEDIZIN HEUTE

Zeitdruck, Bürokratie, Einschränkungen in der Entscheidungsfreiheit, Sinnverlust und Burn-out – das sind einige Schlagworte, welche die Medizin aus Sicht einer Ärztin heutzutage prägen.

Kirsten Deutschländer: Das Gesundheitsmodernisierungsgesetz im Jahr 2005 markierte den Anfang vom Ende einer Zeit, in der man sich als Hausarzt noch gut um seine Patienten kümmern konnte. Mir kam es so vor, als würden die bürokratischen Arbeiten in der Praxis verdoppelt. Dafür sank der Umsatz bei gleicher Anzahl von Patienten um ca. 30 Prozent. Um meinen Lebensstandard zu halten, war ich gezwungen, ca. 40 Prozent mehr zu arbeiten. Das endete in einer Achtzigstundenwoche als Hausärztin.

Irgendwann konnte ich einfach nicht mehr. Ich kam mehr und mehr in einen Erschöpfungszustand und begann, die Sinnhaftigkeit meines Berufs infrage zu stellen. Warum hatte ich mich bloß dafür entschieden, ausgerechnet Arzt zu werden: ständiger Zeitdruck; der kleinste Fehler kann Leben kosten; die enorme Verantwortung, in Windeseile Entscheidungen zu treffen; auf alles eine Antwort parat haben zu müssen;

sich keine Blöße geben zu dürfen. Ich bewegte mich Richtung Burn-out-Syndrom. Zuletzt war ich bereit, alles hinzuschmeißen, nur um so nicht weiterarbeiten zu müssen. Ich war innerlich hin und her gerissen, Schuldgefühle und Ängste plagten mich. Einerseits hatte ich als Ärztin die Patienten lieb gewonnen und fühlte mich von ihnen in meiner Art bestätigt, andererseits überforderte mich der ständige Leistungsdruck, mehr Patienten pro Zeiteinheit behandeln zu müssen. Zuletzt konnte ich immer weniger Empathie für die Patienten entwickeln. Auf dem Weg in die Praxis bekam ich eine unglaubliche Abneigung gegen die Arbeit. Das Gefühl verstärkte sich: Ich hasse es, so arbeiten zu müssen, ich will dort nicht mehr hin. Ich hatte nur noch ein Ziel: mich zu befreien und die Praxis zu verkaufen! Innerhalb von einigen Jahren wurde mir schmerzlich bewusst, dass diese schöne Arbeit in der allgemeinmedizinischen Praxis, Menschen über Jahrzehnte zu begleiten, politisch nicht mehr erwünscht war.

Es folgte eine Zeit, in der alle drei Monate neue bürokratische Hindernisse beschlossen wurden. Zunächst kam die Einführung der Praxisgebühr; an Budgets für alle Bereiche waren wir schon lange gewöhnt, diese wurden mit jeder Reform enger, Regelleistungsvolumina, Kostengrenze für Medikamente, Aut-idem-Regelung, drohende Regresse für Medikamente, Heil- und Hilfsmittel, Regelleistungskataloge, Leitlinienorientierung, Fortbildungspflicht mit Bar-Chipcode, Hausarztverträge von jeder Kasse mit anderen Abrechnungs- und Verhaltensbedingungen, Einführung des verpflichtenden Qualitätsmanagements und weitere Neuerungen, die das Gesundheitswesen verbessern sollten. Die Formularvielfalt gipfelte in dem Irrsinn, erst auf Antrag ein Antragsformular von den Krankenkassen (Muster 60) zu erhalten. Um dieses Formular ausfüllen zu dürfen, müssen Ärzte, die nicht lang genug im Rehawesen tätig waren, eine 16-stündige Fortbildung absolvieren! Durch Einführung neuer Qualitätsmanagementstrukturen sollte letztendlich die individualisierte Medizin abgeschafft werden. Das Ergebnis: Kostenoptimierung statt Optimierung der Gesundheit.

Als ich mal wieder bei einer Schulung über das neueste Abrechnungsregelwerk saß, sagte der Vertreter des Hausärzteverbandes wörtlich: »Es ist das klare Ziel der Politik, die Hausarztmedizin und auch die Facharztmedizin in der bestehenden Form abzuschaffen. Erwünscht sind nur noch medizinische Versorgungszentren, die bestenfalls an Kliniken angegliedert sind. Das Ziel ist: Kostenoptimierung.« Was ich schon länger selbst spürte, aber nicht wahrhaben wollte, wurde nun zur Gewissheit. Ich hatte das Gefühl, dass ich enteignet würde, dass man mir mein Kind (meine Praxis) wegnimmt, dass man mein Lebenswerk mit Füßen tritt – und ich sah in meiner ärztlichen Tätigkeit keinen Sinn mehr.

Handelt es sich bei dieser Schilderung um einen Einzelfall, um ein individuelles Ärzteschicksal? Ein Blick in die aktuelle repräsentative Umfrage der TNS Infratest[3] lässt eher das Gegenteil vermuten: 44 Prozent der niedergelassenen Ärzte sind mit ihrer beruflichen Situation unzufrieden. Für sie stellt die aufwendige Verwaltung (Bürokratie, Abrechnung, Dokumentation) eine besonders große Belastung dar. Interessanterweise sind es bei den angestellten Ärzten nur 34 Prozent, die wegen der beson-

---

3   Studie Infratest 2011 im Auftrag der Commerzbank

ders großen Arbeitsbelastung unzufrieden sind. Von den 26 Prozent der Befragten, die sich in diesem Jahr beruflich verändern wollen, steht für 37 Prozent der Wunsch, eine eigene Praxis zu gründen, an erster Stelle. Nur 23 Prozent glauben, dass ihr Beruf in Zukunft auch attraktiv bleiben wird, und 60 Prozent sind davon überzeugt, dass sich die Patientenversorgung in Zukunft verschlechtern wird. 55 Prozent der Mediziner bezweifeln die wirtschaftliche Rentabilität des Arztberufs.

Die Hälfte der Mediziner im Burn-out!
In einer aktuellen Studie aus Österreich wurden von November 2010 bis Februar 2011 6 000 Ärztinnen und Ärzte befragt; dabei kam heraus, dass sich knapp 54 % in unterschiedlichen Phasen eines Burn-outs befinden. Diese Zahlen lassen sich unserer Vermutung nach 1:1 auf Deutschland übertragen. Mehr als jeder zweite Arzt und jede zweite Ärztin sind betroffen![4]

Um bewusst zu machen, was das bedeutet, führen wir zunächst die 15 Stufen des Burn-out auf:
1. Schmerzen aller Art
2. Schlafstörungen
3. Energieverlust
4. Gedankenenge
5. Reizbarkeit, Kränkbarkeit bis zu aggressiven Ausbrüchen

---

4   Deutsches Ärzteblatt 108/2011

6. Konzentrations- und Gedächtnisprobleme
7. Mehrarbeit
8. sozialer Rückzug
9. Schuldgefühle
10. Grübelattacken
11. Motivations- und Interesselosigkeit
12. starke Stimmungsschwankungen, niedergeschlagene Stimmung
13. suizidale Gedanken
14. Apathie und/oder quälende Unruhe
15. Depression

Also scheint der geschilderte Fall keine Ausnahme zu sein.

Woran krankt unser Gesundheitssystem? Was macht die universitäre Ausbildung mit den angehenden Ärzten? Welches Menschenbild entsteht dadurch? Wie geht es den Beschäftigten im Gesundheitssystem? Was erleben Assistenzärzte, Medizinstudenten, Arzthelferinnen, Pflegepersonal, Patienten und Angehörige? Welche Auswirkung hat dies auf das Krankenkassensystem? Welchen monetären und zeitlichen Aufwand betreiben wir als Gemeinschaft, um die bestehende Medizin zu unterstützen? Mit welchem Ergebnis? Werden wir eigentlich insgesamt gesünder oder kränker? Unter welchen Krankheiten leiden wir und wie entwickeln sich die Trends? Kann es sein, dass wir wesentliche Grundlagen auf dem Weg zu Heilung und Gesundheit übersehen?

Wir gehen diesen Fragen nach, um eine nüchterne Bestandsaufnahme zu erstellen – und nicht, um einen Lamentier-Wettstreit zu starten. Es ist nicht unser Ziel, etwaige Übeltäter zu identifizieren und bloßzustellen. Wir möchten herausfinden, ob sich nicht ein Weg finden lässt, der eine bedeutende Verbesserung der Lebensqualität aller Beteiligten ermöglicht.

Oft wird beklagt, dass der Mensch nicht mehr im Mittelpunkt der Medizin stehe, dass die Medizin vielmehr ein sich selbst unterhaltendes System geworden sei, das die Menschen in Einzelteile zerlegt hat und darauf ausgerichtet ist, Geräte optimal auszulasten. Deshalb beginnen wir die Ist-Aufnahme mit den subjektiven Erlebnissen der Beteiligten und vergleichen diese mit den Daten und Aussagen des statistischen Bundesamtes, hier insbesondere mit der Gesundheitsberichterstattung des Bundes (Gbe) und anderen primären Datenquellen. Die Erlebnisberichte haben wir ausgewählt, um allgemeine Tendenzen lebendig werden zu lassen – und nicht, um Einzelfälle zu dramatisieren.

Kirsten Deutschländer: Zeitdruck, Bürokratie, Einschränkung der Entscheidungsfreiheit, Sinnverlust und Burn-out führten dazu, dass ich meine Allgemeinmedizinpraxis aufgegeben habe. Dies steht in unmittelbarem Zusammenhang mit dem Krankenkassensystem. So erstatten die Kassen nicht die von Ärzten und Patienten bevorzugten Heilmethoden und Heilmittel. Als Nächstes wurde die Erstattungsfähigkeit von Phytotherapeutika gekippt. Viele Patienten kamen genau deswegen zu mir, um sich über Alternativen zur chemischen Medikation beraten zu lassen. Ein großes Standbein meiner Praxis verlor mit diesem neuen Gesetz die Grundlage. Ich hätte ab sofort eine Beratung über den Einsatz pflanzlicher Präparate privat berechnen müssen. Einerseits wollte ich mich nicht durch ein Gesetz in meiner ärztlichen Entscheidung beeinflussen lassen, andererseits fand ich es abartig, dem Patienten zu erklären, dass mir ab sofort die Verordnung von der Krankenkasse nicht mehr gezahlt wird. Anfangs waren Akupunkturbehandlungen Privatleistung und wurden nach der Gebührenordnung für Ärzte (GOÄ) abgerechnet. Als sie dann aber im Rahmen von Modellprojekten Kassenleistungen wurden, erhielt man pro Akupunktur 40 Prozent weniger Honorar. Gleichzeitig wurden weitere Leistungen budgetiert, sodass mein Umsatz um 30% einbrach.

Patienten bevorzugen natürliche Heilmethoden und natürliche Heilmittel

Verschiedene Umfragen zeigen, dass Patienten mit alternativen Heilmethoden hoch oder sehr hoch zufrieden sind. Nach einer IfD-Allensbacher-Umfrage[5] schätzen 74 Prozent der gesamten Bevölkerung und 88 Prozent der Nutzer die naturheilkundlichen Verfahren als sanfter und dadurch weniger durch Nebenwirkungen gekennzeichnet ein. 58 Prozent der Bevölkerung meinen auch, dass es zu wenig Ärzte und Therapeuten gibt, die in solchen Verfahren geschult sind und Erfahrung haben. 70 Prozent sind außerdem der Auffassung, dass der ganze Mensch und nicht nur die Krankheit gesehen wird.

Die Daten der letzten Umfrage zu diesem Thema von IfD Allensbach[6] nehmen einem die Sorge, dass komplementärmedizinische Verfahren oder Medikamente nur für eine spezielle Bevölkerungsschicht geeignet seien.

---

5   IfD-Allensbacher-Umfrage 6094 (2007)
6   IfD-Allensbacher-Umfrage 10004 (2007)

Ärzte und Patienten offen für Naturheilmittel
Naturheilmittel werden in der Bevölkerung immer mehr
akzeptiert: Die Zahl der Anwender hat sich von 53 Prozent im Jahr 1970 auf 66 Prozent im Jahr 2007 erhöht.
Frauen liegen mit 75 Prozent deutlich über den Männern
mit 57 Prozent. Die Anwender verteilen sich ziemlich
gleichmäßig (55–78 Prozent)über alle Alters-, Bildungs-
und Einkommensschichten, vom Arbeiter über den leitenden Angestellten bis hin zu Selbstständigen, vom
Hauptschulabschluss bis zum Akademiker. Lediglich die
Gruppe der 16- bis 19-Jährigen liegt noch 10 Prozent
unter dem Durchschnitt, hat allerdings auch die größte
Zunahme in der Akzeptanz gezeigt.

Diese Ergebnisse decken sich auch mit der Umfrage von 2009[7]
über die Anwendung von Homöopathie. Wieso wenden sich
so viele Patienten von der Schulmedizin ab und suchen ihr
Heil in teilweise fragwürdigen Methoden?

*Kirsten Deutschländer: »Frau Doktor, Sie sind meine letzte
Rettung! Ich war schon bei so vielen Fachärzten, keiner konnte mir helfen. Die haben mir nicht mal richtig zugehört. Jetzt
war ich schon achtmal im CT, fünfmal im Krankenhaus und
bei 15 verschiedenen Fachärzten. Ich habe Ihnen alle Befunde
in einem Ordner mitgebracht. Den Ordner hatte ich immer
dabei, aber die Ärzte hatten ja nie Zeit. Jetzt war ich beim*

---

7   IfD Allensbach 2009

Heilpraktiker, der hat mich eine Stunde lang behandelt und auch meine Befunde angesehen. Er hat mir Vitamine gegeben, das hat mir gutgetan. Jetzt geht's mir ein bisschen besser, aber die Schmerzen sind immer noch gleich. Alles hat angefangen nach dem Tod meines Mannes, aber das fanden die Ärzte nicht so wichtig. Jetzt müssen Sie mir helfen, denn ich habe gehört, nach Ihrer Akupunktur werden die Schmerzen viel besser.«

Was lässt sich aus diesem Fallbeispiel ablesen? Patienten wenden sich alternativ-medizinischen Methoden deswegen zu, weil sie das Risiko von Nebenwirkungen als sehr viel geringer einschätzen als bei chemisch-pharmazeutischen Medikamenten[8]. Auf einer 11-stufigen Skala von 0 = »sehr gering« bis 10 = »sehr groß« beurteilt die Bevölkerung die Gefahr von Nebenwirkungen bei Naturheilmitteln im Durchschnitt mit dem Skalenwert 2,8, bei chemisch-pharmazeutischen Präparaten mit 6,5. Außerdem erleben die Patienten eine verstärkte Zuwendung durch Therapeuten, die sich mehr Zeit für sie nehmen. Eine homöopathische Erstanamnese z. B. dauert ca. 1 bis 2 Stunden. Diese Zeit, die der Arzt mit dem Patienten verbringt, wirkt allein schon therapeutisch (Placebo-Wirkung des Arztes), verbessert die Beziehung und stärkt das Vertrauen.

Eine Umfrage der Münchener Medizinischen Wochenschrift[9] hat ergeben: Der Wunsch vieler Patienten nach weniger »Chemie« und mehr »Natur« ist unverkennbar. Ärzte werden hierzulande von ihren Patienten tagtäglich auf mögliche Optionen der Naturmedizin angesprochen. 59 Prozent der an

8 IfD Allensbach 2010
9 Münchener Medizinische Wochenschrift 24/2010

Langfristig nimmt die Anwendung von Naturheilmitteln deutlich zu

Es haben selbst schon Naturheilmittel genommen:

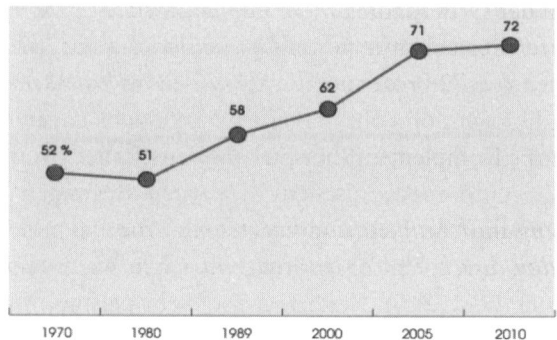

Basis: Westdeutschland, Bevölkerung ab 16 Jahre
Quelle: Allensbacher Archiv, IfD-Umfrage 10056, Juni 2010

der Umfrage beteiligten Mediziner geben an, von ihren Patienten »sehr häufig« nach naturheilkundlichen Therapien gefragt
zu werden, 20% erhalten »häufig« und weitere 12% zumindest
»gelegentlich« derartige Anfragen. Lediglich ein Prozent aller
Ärzte wird nach eigenen Angaben »nie« mit einer Frage nach
Naturmedizin konfrontiert. Besonders groß ist das Interesse an
Naturmedizin bei chronisch Kranken und bei Müttern.

Fast jeder Arzt (98 Prozent!) ist bereit, auf den Wunsch seiner Patienten nach naturgemäßer Behandlung einzugehen.
Wenn man das mit dem Anteil der Ärzte mit komplementärmedizinischen Zusatzbezeichnungen vergleicht, fragt man
sich, was die Befragten unter naturgemäßer Behandlung verstehen und wie kompetent sie darin sind.

24

Wollen auch die Ärzte die Komplementärmedizin?

Haltenhof[10] und Kollegen befragten in Kassel und Umgebung 793 Ärzte und Ärztinnen. Wie die untenstehende Tabelle zeigt, befürworten 81 Prozent die Anwendung komplementärer Heilmethoden in der Orthopädie und immerhin noch 20 Prozent in der Urologie. Tatsächlich angewendet werden die natürlichen Heilmethoden von 72 Prozent der Orthopäden bis hin zu 4 Prozent der Radiologen, obwohl immerhin 52 Prozent der letzten Fachgruppe die Komplementärmedizin befürworten.

Befürwortung und Anwendung komplementärer Heilmethoden durch 793 Ärztinnen und Ärzte (in Prozent)

	Befürwortung	Anwendung
Orthopädie	81,8	72,7
Arbeitsmedizin	80,0	——
Nervenheilkunde	77,5	36,6
Dermatologie	76,2	57,1
Allgemeinmedizin	70,6	56,7
Gynäkologie	64,6	47,9
HNO	64,0	44,0
Anästhesie	63,9	30,6
Innere Medizin	61,7	36,9
Augenheilkunde	60,5	25,6
Kinderheilkunde	55,0	30,0
Radiologie	52,0	4,0
Chirurgie	43,8	23,6
Urologie	26,7	13,3

10 Haltenhof et al. 1995

25

Lediglich 8 Prozent der Ärzte lehnen Naturheilverfahren ab. Rund 28 000 Ärzte sind in ärztlichen Fachgesellschaften für Akupunktur organisiert, 14 000 in Naturheilverfahren, 8 000 in Chirotherapie, 6 000 in Homöopathie und mehr als 5 000 in sonstigen Verfahren. Zwischen 2005 und 2010 hat sich die Zahl der tätigen Ärzte um 8 Prozent erhöht; im gleichen Zeitraum stieg die Zahl derjenigen mit komplementärmedizinischen Zusatz-Weiterbildungen, die bei den Ärztekammern registriert sind, um 36 Prozent auf 57 174. Damit erhöht sich der Anteil der Ärzte mit komplementärmedizinischer Zusatzbezeichnung an der Gesamtzahl von 14 Prozent (2005) auf 17 Prozent (2007)[11].

Das Interesse von Medizinstudenten liegt hinter diesen Zahlen zurück. So beschäftigen sich beispielsweise nur 55,7 Prozent mit Akupunktur und 42 Prozent mit Homöopathie. Immerhin lässt sich ein Trend erkennen – sowohl bei den Ärzten als auch bei Patienten –, sich mehr und mehr komplementärmedizinischen Methoden zuzuwenden.

Kontrolle kostet so viel wie die Einsparung
Um die wirtschaftliche Verordnungsweise der Ärzte zu überprüfen, wurde eine eigene Prüfungsstelle eingerichtet. Im Bereich der physiotherapeutischen Therapie führte das dazu, dass Sachbearbeiter jedes einzelne Rezept überprüften. Die Kosten für die Überprüfung machten die kompletten Einsparungen wieder zunichte.

11 Gbe 2011

Rabattverträge

Die täglichen Diskussionen gingen weiter mit der Einführung der Praxisgebühr, mit den Arzneimittelrabattverträgen und dem Zwang, Generika zu verordnen. Durch die »Aut-idem-Regelung«, bei der der Arzt zwar den gewünschten Wirkstoff verordnet, der Apotheker aber gezwungen ist, je nach aktuellem Vertrag mit der jeweiligen Krankenkasse eines der drei günstigsten Präparate abzugeben, entstand größte Verwirrung. Der Patient bekam jedes Mal eine anders aussehende Schachtel. Arzneimittelnebenwirkungen wurden immer unüberschaubarer, da der Arzt nicht mehr wusste, welches Präparat genau der Patient erhält. Zunächst versuchte man noch, den Überblick zu behalten, aber irgendwann gab man auf.

Ärzte tragen die Kostenverantwortung – Regressansprüche
Kirsten Deutschländer: Von 1998 bis 2003 lief alles optimal. Die ersten wirklichen Probleme betrafen mein Verordnungsverhalten im Bereich physikalische Therapie. Aufgrund einer ganzheitlichen Denkweise geriet ich mehr und mehr in den Konflikt, zu viel Krankengymnastik und Massagen zu verordnen. Noch dazu befand sich die Praxis in einem heilklimatischen Kurort mit vielen Kurgästen, die sich behandeln lassen wollten, aber keine Rezepte ihres Hausarztes mitbrachten. Das führte zur Wirtschaftlichkeitsüberprüfung und zur Rückforderung der Krankenkassen von ca. 3 000 Euro pro Quartal. Damals konnte ich es mir noch leisten, der Zahlungsaufforderung nachzukommen, ohne mich lange durch juristische Auseinandersetzungen zu quälen. In einen Prozess hätte ich unglaublich viel Zeit investieren müssen, um nachzuweisen, dass meine Verordnungen notwendig und wirtschaftlich wa-

ren. *Ich wäre gezwungen, ca. 200 bis 300 Rezepte pro Quartal rückwirkend drei Jahre nach Aktenlage ausführlich zu begründen.* Das Zentralinstitut der Kassenärztliche Versorgung (ZI) in Berlin konstatiert dazu: *Für die Kosten tragen zurzeit die Ärzte die Verantwortung: Durch die Einführung von Versorgungszielen wäre eine sinnvollere Steuerung möglich als durch die Richtgrößen. Damit wäre ein deutlicher Schritt in Richtung Qualität der Versorgung getan. Den Vertragsärzten käme dann nicht mehr die Ausgabenverantwortung – die sie aufgrund der vielfältigen und einander widersprechenden Regelungen wie z.B. der* Rabattverträge *sowieso nicht mehr erfüllen können – zu, sondern sie trügen nur noch die Verantwortung für die Indikationsstellung, die richtige Auswahl des Wirkstoffes sowie dessen Dosierung.*[12]

... und die Heilungsverantwortung
Ich konnte mir den Luxus, physiotherapeutische Verordnungen aus eigener Tasche zu zahlen, nicht mehr leisten. Die täglichen Diskussionen begannen: »*Tut mir leid, mein Budget ist erschöpft, gehen Sie doch bitte zum Facharzt, der hat ein größeres Kontingent.*« *Oder:* »*Leider kann ich Ihnen in diesem Quartal keine Krankengymnastik mehr verordnen. Kommen Sie doch gleich am Anfang des nächsten Quartals wieder.*« *Jeden Tag die gleichen Diskussionen. Wenn sich die Patienten mit der Frage nach Verordnungsmöglichkeiten an die Krankenkasse wandten, so erhielten sie die Auskunft:* »*Selbstverständlich erhalten Sie Ihr Rezept über Krankengymnastik, der Arzt muss es Ihnen verordnen.*« *Ich erinnere mich an ein*

---

12 http://www.zi-berlin.de/cms/rx-trendbericht/

Schreiben mit dem Wortlaut: »Sie sind verpflichtet, dem Pa-
tienten die Verordnung auszustellen, die ihm zusteht, aber Sie
müssen sich selbstverständlich auch an das Wirtschaftlich-
keitsgebot halten, sonst werden Sie haftbar gemacht.« Die
Kostenkontrolle wurde von den Krankenkassen auf die Ärzte
abgewälzt.

Es gibt noch viele weitere Beispiele, die den alltäglichen
Wahnsinn demonstrieren, erinnert sei nur an das Hin und
Her mit den Hausarztverträgen. Je nach Krankenkasse gibt es
unterschiedliche Abrechnungsziffern und Bedingungen, die
den Ärzten vorschreiben, zum Beispiel eine Spätsprechstunde
anzubieten, an vorgeschriebenen Fortbildungen teilzunehmen, Patienten nicht länger als 30 Minuten warten zu lassen
und vieles mehr. Für die Abrechnung der Hausarztmodelle
wurde extra eine Software entwickelt, die zusätzlich zur regulären Abrechnung zum Einsatz kam. Als die Krankenkassen
sich weigerten, die Hausarztmodelle weiterhin zu bezahlen,
war die Verwirrung in den Praxen perfekt. Keiner wusste
mehr, welche Leistung er jetzt wie abrechnen sollte. Wie sollte man den Verlust, der durch Nichtabrechnung entsteht,
wieder ausgleichen? Die nackte Existenzangst ging um. Viel
Geld war für die Entwicklung und Umsetzung in den Sand gesetzt worden.

Unser bestehendes System vergrault die Ärzte

Die Anzahl der Ärzte ist von 1991 bis 2010 um 47% von
297.803 auf 439.090 gestiegen. Der Anteil der tätigen Ärzte
ist um 35% gestiegen. Bei gleicher Bevölkerungszahl gab es
2000 also 142.000 mehr Ärzte als 1991. Warum wird dann

von einem Ärztemangel gesprochen? Die Ärzte sind nicht mehr bereit, unter diesen Bedingungen zu arbeiten, und suchen deshalb tendenziell im jüngeren Alter eine Anstellung im Ausland.

Kirsten Deutschländer: Hans und Erika, ein befreundetes Arztehepaar mit zwei kleinen Kindern, leben seit fünf Jahren in Norwegen. Hans berichtet über folgende Arbeitsbedingungen: »Ich arbeite von montags bis mittwochs, während sich meine Frau um die Kinder kümmert, und Erika arbeitet am Donnerstag und Freitag und manchmal am Wochenende, dann kümmere ich mich um die Kinder. In der Klinik gibt es einen eigenen Kindergarten, und für diese geführte Halbtagstätigkeit erhalten wir wesentlich mehr Geld als zu Hause in Deutschland. Das Arbeitsklima ist ausgesprochen kollegial, fast freundschaftlich, die Arbeit macht mir jetzt wieder Spaß. Das Problem mit dem extremen Zeitdruck haben die Norweger durch veränderte Organisationsformen gelöst. Wir werden sicher nicht nach Deutschland zurückkehren.«

Der Hausarztmangel im ländlichen Bereich ist hausgemacht

Kirsten Deutschländer: Im Lauf der Jahre wuchs meine Praxis beständig. Jahrelang habe ich nach einer Lösung gesucht, entweder einen Assistenten anzustellen oder eine Gemeinschaftspraxis aufzubauen. Doch musste ich erfahren, dass dies weit schwieriger war als gedacht. Patienten haben den berechtigten Wunsch, immer vom gleichen Kollegen behandelt zu werden. So konnte mich der Assistent nicht wirklich entlasten, seine Anstellung war für mich unrentabel. Junge Kollegen zieht es auch nur noch ausnahmsweise aufs Land, nämlich dann, wenn sie dort aufgewachsen sind. Viele schrecken vor den Reglementierungen, der Bürokratie, den Regressandrohungen und der hohen Verantwortung, die eine selbstständige Tätigkeit mit sich bringt, zurück. Ärzte von heute wollen für sich auch ein Leben mit Familie und ausreichend Freizeit. Zu Recht scheint dies vielen jungen Kollegen mit einer eigenen Praxis auf dem Lande nicht mehr vereinbar zu sein. Der rund um die Uhr für seine Patienten ansprechbare Landarzt wird deshalb langsam, aber sicher aussterben. Ich selbst habe drei Jahre gebraucht, um einen Praxisnachfolger zu finden. Hätte ich noch ein bis zwei Jahre so weiter arbeiten müssen, hätte ich die Praxis aus gesundheitlichen Gründen einfach aufgegeben.

Die Situation in den Krankenhäusern ist nicht viel besser. Heutzutage fehlen in nahezu jeder Klinik Ärzte. Headhunter erhalten mittlerweile schon 5 000 Euro, wenn sie einen Arzt vermitteln, der mindestens 6 Monate bleibt.

Die Umfrage des Instituts für Demoskopie Allensbach bestätigt diese Ergebnisse: 64 Prozent der Ärzte sehen in zu starken Reglementierungen, der Fülle von Anweisungen und Vorgaben, 44 Prozent in Arbeitsbelastung und Stress, dem man als Arzt ausgesetzt ist, 35 Prozent in der generellen Zukunftsperspektive, 27 Prozent in der Einkommenssituation der Ärzte, 17 Prozent in der zunehmenden Tendenz zu Teilzeitarbeit aufgrund des steigenden Frauenanteils und 11 Prozent in der Sorge vor Klagen und Regressansprüchen seitens der Patienten wichtige Gründe für den Ärztemangel.

Ärzte nach der Assistenzzeit – Überforderung und Ratlosigkeit

Kirsten Deutschländer: Wenn man sich erfolgreich durch Studium und Facharztausbildung manövriert hat und zum ersten Mal in seiner eigenen Praxis auf sich gestellt ist, erlebt man erneut die Grenzen seiner Möglichkeiten. Man muss sich damit abfinden, dass man Menschen nicht helfen kann, dass man Krankheit nicht erklären kann, dass Menschen verzweifelt sind, dass Menschen ihre eigene Verantwortung abgeben wollen. Man fühlt sich, wenn man ehrlich ist, sehr oft überfordert. Dies in Balintgruppen oder Supervision zu reflektieren hat sich für mich als sehr hilfreich erwiesen. Die eigenen Ansprüche zu überprüfen und das Selbstbild des Arztes, der häufig von sich selbst erwartet, allwissend sein zu müssen, zu relativieren ist dringend notwendig. In der Praxis treten täglich Situationen auf, in denen altbewährte Theorien aus dem Studium und Therapien, die in der Schulmedizin etabliert sind, nicht zum Erfolg führen. Dies zu registrieren und zu akzeptieren war für mich belastend. Wenn ich mit der Schulmedizin nicht weiterkam, suchte ich nach Alternativen im Bereich der komplementären Heilverfahren. Sehr schnell wurde mir der Ansatz aus der Homöopathie geläufig, und auch das Denken aus der traditionellen chinesischen Medizin, insbesondere der Akupunktur. Klassische Naturheilverfahren habe ich von Anfang an mit schulmedizinischen Methoden kombiniert. Das Interessante daran war, dass jeder Mensch auf die Methoden unterschiedlich zu reagieren schien. Das veranlasste mich, zu erforschen, was denn eigentlich letztendlich heilt. Interessanterweise kamen immer wieder Patienten zu mir und berichte-

ten, dass eine Akupunktur, die ein anderer bei ihnen durchge-
führt habe, nicht so wirkungsvoll gewesen sei wie die Aku-
punktur, die sie bei mir erlebt hätten. So keimte in mir die Ver-
mutung, dass es wohl einerseits die Einstellung des Menschen,
sein Glaube an Heilmethode und Arzt sein müsse, dass es an-
dererseits aber auch etwas mit meiner Beziehungsgestaltung
und Ausstrahlung zu tun haben könnte. Dass diese Beobach-
tung etwas mit dem Placebo-Effekt, mit der »Droge Arzt« zu
tun haben könnte, wurde mir erst viel später klar. Ich fand
diese Aussage letztendlich in vielen Heilsystemen und sogar
im religiösen Kontext bestätigt.

Jeder kennt den Spruch: »Dein Glaube kann Berge verset-
zen.« Dieses Zitat und ein persönliches Erlebnis, das in mir
tiefe Traurigkeit und Verzweiflung hervorrief, veranlassten
mich dazu, mich mit spirituellen Themen auseinanderzuset-
zen. Ich begann zu meditieren, machte eine Ausbildung zur
Yogalehrerin und schulte meine Intuition in verschiedenen
spirituellen Seminaren. Dadurch erweiterten sich meine An-
tennen, den Patienten in seinem Glaubenssystem wahrnehmen
zu können. Es entstand die Einstellung, dass jeder Mensch
sein eigenes Glaubenssystem besitze, seine eigenen Wertvor-
stellungen und auch seine eigenen Modelle für Krankheitsent-
wicklung und Heilung. Mir wurde bewusst, dass es notwendig
ist, diese individuellen Hintergründe zu erforschen, um die ge-
eignete Behandlungsmethode für den Patienten zu erkennen.

Was können wir dieser Schilderung entnehmen? Scheinbar
entstehen während der Ausbildungszeit, im Studium und in
der Zeit der Facharztausbildung der Eindruck und der An-

spruch, dass ein Arzt alle Krankheiten erklären kann, alles darüber wissen muss und alle Krankheiten heilen kann. Diese Erfahrung führt offenbar zu einer Überforderung und zu stiller Ratlosigkeit. Ärzte stoßen mit den Methoden der Schulmedizin immer häufiger an ihre Grenzen und suchen nach Alternativen im komplementärmedizinischen Bereich. Die bereits aufgeführten Zuwächse in den Zusatzausbildungen für Ärzte bestätigen diese Tendenz.

Schulmedizinische Ausbildung hinterlässt Ratlosigkeit
Die schulmedizinisch-orientierte universitäre Ausbildung erzieht angehende Ärzte zum »Halbgott in Weiß«, der alles kann, alles weiß und alles entscheidet! Der Patient wird lieber unmündig gesehen und gehalten, das hierarchische Gefälle muss aufrechterhalten werden. So erzogen und dann auf die Menschheit losgelassen, werden die Grenzen der Schulmedizin schmerzlich erlebt, fast als sei es eigenes Versagen. Die Suche nach Alternativen beginnt. Selbst wenn das oben geschilderte Selbstbild oder diese Einstellung nicht beabsichtigt ist, wäre zu überlegen, ob und wie man dieser Tendenz während der Ausbildung seitens der Ausbilder entgegenwirken kann.
Wie wir später sehen werden, ist das schulmedizinische Menschenbild auch für die Patienten oft ungenügend und unbefriedigend. Viele wenden sich alternativen Heilverfahren zu.

Handlangerei, menschliche Kälte und Suizid: Studenten und Assistenzärzte

Kirsten Deutschländer: Während des Studiums fällt auf, dass angehende Mediziner mit Wissen über die angeblichen Grundlagen des menschlichen Körpers vollgepfropft werden. Viele Stunden müssen sie damit zubringen, Detailwissen auswendig zu lernen, insbesondere physiologische Zusammenhänge, Regelkreise und Steuermechanismen. Diese erachte ich in der Tat als sehr wichtig und als Grundlage für ein tieferes Verständnis des menschlichen Körpers. In keiner Vorlesung jedoch wurde erwähnt, dass der Körper mit dem Geist interagiert. Schon gar nicht, dass ein geistiges Prinzip Reaktionen im Körper verursachen kann. Während meiner Studienzeit gab es nur eine kurze Vorlesung über Psychosomatik. Das mechanistische Weltbild von Newton durchdrang die Sichtweise der Professoren. In Prüfungen wurde spezielles Detailwissen abgefragt. Die Frage danach, was es eigentlich mit der menschlichen Seele auf sich haben könnte, konnte ich nur alleine ergründen. An der Universität war für die Suche nach der Seele kein Platz. Die ersten Jahre als Assistenzarzt war man sehr bemüht, sich neben dem Fachwissen auch praktisches Wissen und handwerkliches Geschick anzueignen.

Das Studium war für mich sonderbar. Rückblickend befand ich mich in einem Zustand, der mich von meinen Emotionen abschnitt. Ein Teil meiner Persönlichkeit war ausgeblendet, insbesondere der vorklinische Teil des Studiums, in dem vermittelt wurde, dass die menschliche Struktur sich aus rein mechanistisch aufgebauten Teilen zusammensetzt, die ein physiologisches Gesamtsystem bilden, erzeugte in mir ein Un-

wohlsein. Für mich persönlich am erschreckendsten – weil diametral entgegengesetzt zu meinem Ziel, Menschen zu heilen – war das Sezieren der Leichen in der Anatomie. Ich erinnere mich noch genau an den Tag, an dem die Leichen mit einer rotierenden Kreissäge in der Mitte durchtrennt wurden und sich uns ein abstruses Bild bot, als wir den Seziersaal betraten, das sich tief in meine Seele eingebrannt hat. Der untere Teil des Torsos war bei allen Leichen aufgerichtet, sodass der Betrachter in einen Saal mit 50 nach oben gerichteten Beinpaaren blickte. Quasi halbe Menschen, die in einer Position verharrten, die mich an die Turnübung »Kerze« erinnerte. Ich empfand das als pietätlos, irgendwie grausam, unmenschlich, obwohl es sich »nur« um Leichen handelte. Ich beschloss, das Medizinstudium abzubrechen, wenn ich die Anatomieprüfung nicht beim ersten Mal bestehen würde, was nie passierte. Mir war so, als hätten Anatomen und Pathologen das wahre Wesen des Menschen vollkommen vergessen.

Ich hatte sogar das Gefühl, es amüsierte sie, Studenten zu schocken, sozusagen als kleinen Härtetest für alle, die schließlich mal »richtige Mediziner« werden wollten. Mein Grundgefühl in Anatomie und Pathologie war ein Grauen vor dieser abgestumpften Zunft, was ich aber permanent zu verdrängen wusste.

Im klinischen Studium ereilte mich dasselbe Gefühl erneut, wenn Patienten im Hörsaal vor 300 Studenten uneinfühlsam befragt, zum Teil bloßgestellt und wie Objekte ohne Seele zur Schau gestellt wurden. Ich erinnere mich an einen Fall während meiner Famulatur in einer gynäkologischen Abteilung der Uniklinik. Ein Mädchen von 14 Jahren saß entblößt auf einem gynäkologischen Stuhl, und mehrere Studentengruppen

wurden an ihr vorbeigeführt, um eine besondere Form des ge-
nitalen Filzlausbefalls zu zeigen. Das Mädchen weinte stumm
vor sich hin, und keiner trat zu ihr, um ihr beizustehen oder sie
aus dieser extrem peinlichen Situation zu befreien.

Ich fühlte mich furchtbar, spürte ein Beklemmungsgefühl
und hatte eine riesige Wut im Bauch. Diese Situation habe ich
zweimal erlebt. Einmal in einer deutschen Frauenklinik und
erneut in der Uniklinik in Kingston, Jamaika. In Kingston ha-
be ich, vermittelt über den Deutschen Akademischen Aus-
tauschdienst, ein Auslandssemester verbracht, da es hieß, dass
man dort schon als Student lernt, wie man Geburten leitet,
was mich sehr interessiert hat. In der Tat wurden die Studen-
ten hier viel praxisbezogener ausgebildet, in Kleingruppen an-
geleitet und von Assistenzärzten ständig begleitet. Trotzdem
führte der enge Kontakt zum Patienten nicht dazu, dass Men-
schen einfühlsamer behandelt wurden, im Gegenteil: Als Arzt
und Student gehörte man zu einer privilegierten Minderheit,
die sich deutlich von der schwarzen Unterschicht zu distanzie-
ren wusste. Sehr einprägsam war für mich eine Exkursion mit
30 jamaikanischen Studenten im Rahmen eines Health-Care-
Programms für Arme in die dortigen Slums. Nicht nur ich,
sondern auch die einheimischen Studenten beschlich ein gro-
ßes Unbehagen und eine unterschwellige Angst, denn wir fuh-
ren durch den Slum in einem Bus und betrachteten die Men-
schen, als seien sie Tiere in einem exotischen Zoo.

In der Ausbildung Allgemeinmedizin fielen mir, insbeson-
dere in großen Kliniken, immer wieder dieselben, von mir als
unmenschlich empfundenen Behandlungsmethoden und Um-
gangsformen auf. Zum Beispiel die streng hierarchischen Struk-
turen:

Die Studenten im praktischen Jahr (PJler) holen die Bröt-chen für den Oberarzt, der Assistent kocht Kaffee, und beide erhalten während des gemeinsamen Frühstücks eine heftige Abreibung bezüglich gemachter Fehler oder ungenügendem Wissen. Bei der Visite wurde erst der PJler, dann der Assistent vor den Patienten bloßgestellt und abgewertet. Bei der Chef-arztvisite flogen 10 bis 15 Personen in weißen Kitteln an den Patienten vorbei. Es wurde nicht mit, sondern über die Pa-tienten gesprochen, und zwar in einer bewusst unverständli-chen Fachsprache. Jeder, der am Ende der Hierarchiekette stand, bekam schon vorher Angst vor den Fragen, die an ihn gerichtet werden könnten. Nach jeder Visite hatte das Selbst-wertgefühl wieder ein paar Kratzer mehr bekommen. Es fiel mir schwer, mich den universitären Strukturen unterzuordnen und mich an dieses System anzupassen.

Die Arbeit im Krankenhaus war gekennzeichnet durch ständigen Druck, Zeitmangel und die Fixierung auf Fakten. Es blieb keine Zeit für ein Gespräch mit dem Patienten oder gar für eine besondere Zuwendung. Es gab auch keine Vor-bilder oder Führungspersönlichkeiten, die sich um den Ärz-tenachwuchs gekümmert hätten. Je schwerer ein Patient erkrankt war, desto unangenehmer war es für mich, in sein Zimmer zu gehen, denn einerseits spürte ich ständig sein hilf-loses Flehen nach Erklärung und Zuwendung, konnte ihm aber andererseits sowohl aus mangelnder persönlicher Erfah-rung als auch aus zeitlichen Gründen diese Zuwendung nicht geben. Ich kann mich an keine Situation erinnern, in der ein erfahrener Kollege uns Anfänger zur Seite genommen hätte, um uns zu erklären, wie man zum Beispiel krebskranken Menschen ihre Diagnose schonend beibringt. Patienten hat-

ten keine Privatsphäre und auch keine Möglichkeit, ihre Ängste und Sorgen auszusprechen.

Leider habe ich in meiner Laufbahn sehr wenige ärztliche Vorbilder erlebt, von denen ich sowohl in fachlicher als auch in menschlicher Hinsicht lernen konnte.

In der Assistenzarztzeit in einem kleinen Kreiskrankenhaus habe ich enorm viel gelernt. Wir Assistenten waren in der Nacht zuständig für die Stationen Innere Medizin, Chirurgie und Gynäkologie. Wir mussten die Intensivstation mitbetreuen und auch Notarzteinsätze fahren. Das bedeutete für jeden jungen Mediziner Dauerstress, das ständige Gefühl, noch nicht genügend vorbereitet zu sein auf die kommenden Situationen, ständig ein Medizinbuch in Griffweite. Im Nachtdienst ist an erholsamen Schlaf nicht zu denken, sondern man muss immer bereit sein, aufzuspringen und zum nächsten Notfall zu rennen. Und die Geburten finden auch oft nachts statt. Arbeiten, schlafen, essen – für persönliche Interessen bleibt meist keine Zeit. Aber da es heißt, »Lehrjahre sind keine Herrenjahre«, findet sich jeder in dieses System hinein und leidet höchstens daran, dass man sich kaum von älteren Kollegen unterstützt fühlt.

Die zuständigen Oberärzte will man in der Nacht nicht wecken, da diese selbst eine 60-Stunden-Woche hinter sich haben. Diesen Dauerstress hält man nur aus, weil man jung genug und voller Elan und Motivation ist. Viele Ärzte neigen zum Helfersyndrom, übergehen ihre eigenen Bedürfnisse und leben über ihre Kräfte. Kommen dann noch persönliche Probleme hinzu, sind die Grenzen der Belastbarkeit schnell überschritten. Allein in den letzten fünf Jahren erinnere ich mich an vier Kollegen, die Selbstmord begangen haben.

Dieses Erleben steht im Zusammenhang mit der Beobachtung der Ärzte Zeitung[13], nachdem die Suizidrate bei Ärzten bis zu 3,4-mal höher ist als die anderer Bürger, bei Ärztinnen ist die Rate sogar 5,7-mal so hoch!

Mit zunehmender Sicherheit schläft es sich auch im Nachtdienst ruhiger. Nach einigen Jahren wird dies so zur Routine, dass kaum noch Anzeichen von Stressreaktionen wahrnehmbar sind, wenn ein Notruf eintrifft. Trotz alledem verzichtet man als junger Mediziner auf einen großen Teil seines Lebens, um sich beruflich so zu etablieren, dass man den Anforderungen gerecht werden kann, und gibt sich der Illusion hin, dass nach dem »Facharzt« alles besser wird. Doch dann erwarten einen wieder neue Aufgabenbereiche. Die ganze Medizin ist ein ständiger Lernprozess.

Diese Art zu arbeiten betrachte ich heute als »Verheizen und Ausnutzen von Arbeitskräften« in jungen Jahren. Es ist zu beobachten, dass nicht nur in der Medizin, sondern auch in vielen anderen Berufszweigen durch zunehmende Ökonomisierung die Tendenz wächst, immer mehr leisten zu müssen. Der gesellschaftliche Wandel unseres kapitalistischen Systems fordert seinen Tribut. Das scheint mir einer der Gründe zu sein, warum die psychischen Erkrankungen in den letzten 15 Jahren so exzessiv zugenommen haben. Die Arbeitswelt und die Lebensbedingungen überfordern die Menschen zunehmend. Das kapitalistische System scheint nicht nur dem Menschen, sondern erst recht den ökologischen Systemen zu schaden. Unsere Zeit ist geprägt von selbst gemachten Krisen und einer zunehmend lebensfeindlichen Gesamtatmosphäre. Mir

---

13 Ärzte Zeitung 2007

kommt es so vor, als hätte der Mensch die Verbindung zu seiner wahren Natur verloren, was sich in einer Lebensweise äußert, die ich als »nicht artgerecht« bezeichnen würde.

Zum ersten Mal rundherum wohlgefühlt habe ich mich bei der Arbeit in meiner eigenen Allgemeinmedizinpraxis. Hier erfuhr ich im engen Kontakt zu Menschen, was es bedeutet, Familien zu begleiten, und lernte, wie wichtig es ist, grundsätzlich das soziale Umfeld des Patienten miteinzubeziehen, seine Lebensumstände zu kennen.

Das Phänomen, das ich jetzt erlebte, war, dass viele Patienten in erster Linie zu mir kamen, weil sie sich verstanden und angenommen fühlten. Nicht mein Wissen oder meine ärztliche Kompetenz an sich waren das Wesentlichste, sondern das Gefühl des Vertrauens, das ich in den Menschen erzeugte, die Beziehung, die ich zu ihnen aufbauen konnte. Die ersten fünf Jahre der Praxistätigkeit waren für mich wie ein Traum, eine erfüllende, inspirierende, bereichernde Arbeit, ein Beruf als Berufung. Hierfür hatte sich alles gelohnt. Zunächst wird man sehr beflügelt vom Idealismus und dem guten Gefühl, sein eigener Chef zu sein. Doch dieser Schein trügt!

Pflegepersonal und Arzthelferinnen sind die Stoßdämpfer im System

Dazu die Erfahrungen einer medizinischen Fachangestellten: »*Meine Ausbildung war sehr interessant, ich hatte meist gute Dozenten und auch eine sehr gute Chefin. In der Praxis habe ich extrem viel gelernt, wurde motiviert, selbstständig zu arbeiten, und durfte zum Beispiel unter Aufsicht schon im zweiten Lehrjahr Blutabnahmen durchführen, EKGs schreiben und bei kleinen Operationen assistieren. Mir wurde bewusst, wie wichtig freundliches Auftreten ist, denn als Arzthelferin ist man auch ein Aushängeschild der Praxis. Als sehr schwierig habe ich es erlebt, den Patienten die ständigen Änderungen erklären zu müssen, die durch die vielen neuen bürokratischen Regelungen notwendig geworden waren, zum Beispiel die Praxisgebühr, die Rezeptgebühr, die Aut-idem-Regelung, die Hausarztmodelle, die Budgets für physikalische Therapie, dass bestimmte Medikamente ab sofort nicht mehr von den Krankenkassen erstattet werden usw. Ich stand immer an vorderster Linie. Jede Unzufriedenheit, etwa wenn ein Urlauber vorbeikam und eine Großpackung Medikamente oder ein Rezept für Massagen abholen wollte, weil er es beim Hausarzt am Heimatort nicht bekommen hatte, musste ich abfangen und mit ihm diskutieren, warum das nicht ging. Jeden Ärger über den Arzt, über die Gesundheitspolitik, über ungünstige oder geplatzte Termine und auch allen sonstigen persönlichen Frust der Patienten haben wir Arzthelferinnen als Erste abbekommen. Bei uns waren die Patienten manchmal sehr fordernd, zum Teil sogar unverschämt und aggressiv, während sie sich beim Arzt oder bei der Ärztin dagegen lammfromm gaben.*

Trotzdem immer freundlich zu sein, immer verständnisvoll, nie seinen Ärger zu zeigen – das ging schon oft an die Substanz, und abends bin ich völlig erschlagen ins Bett gefallen. Manchmal hatte ich vom Stress extreme Kopfschmerzen; kam dann noch Prüfungsstress oder Ärger mit dem Partner dazu, tat mein ganzer Rücken weh, und auch mein Magen revoltierte.«

Einer Pflegekraft im ambulanten Dienst erging es so: »Vor zehn Jahren hat alles so schön angefangen. Voller Idealismus haben wir den alten Menschen geholfen, hatten wirklich Freude bei der Arbeit. Mit dem Gesundheitsmodernisierungsgesetz wurde alles schwierig. Wir mussten immer mehr Zeit mit Dokumentation verbringen, alles musste bis ins kleinste Detail begründet werden. Ständig hatte man Auseinandersetzungen mit den Krankenkassen zu führen, die zum Beispiel die Blutzuckermessung oder auch bestimmte Hilfsmittel für Patienten nicht mehr bezahlen wollten. Dieser ständige Ärger und der zunehmende Zeitdruck haben mich an den Rand meiner Leistungsfähigkeit gebracht. Durch den Kostendruck musste ich Personal reduzieren und war 24 Stunden rund um die Uhr, auch am Wochenende, über Handy für meine Patienten erreichbar. Unter diesen Lebensumständen gingen meine sämtlichen sozialen Kontakte in die Brüche. Ich hatte keine Freizeit mehr und keine Möglichkeit, meine Freundschaften zu pflegen. Ich konnte selbst nicht mehr abschalten, und wenn mein Mann mich nicht finanziell entlastet hätte, wäre ich nicht mehr über die Runden gekommen. Dabei liebe ich meinen Beruf. Durch die Arbeit mit den alten Menschen erhalte ich so viel Dankbarkeit, und ich habe das Gefühl, etwas wirklich Sinnvolles zu tun. Ständig habe ich mir überlegt, ob es die richtige Entscheidung war, mich selbstständig zu machen.«

Die Medizin aus Sicht der Patienten

Patienten und Angehörige erleben Zeitdruck, Unmenschlichkeit, Vernachlässigung und Willensbeschneidung. Zeitdruck und Geschäftigkeit behindern die Kommunikation. Dazu einige Erlebnisberichte von Patienten und den Autoren. Wir gehen davon aus, dass ähnliche Erlebnisse in allen Familien vorgefallen sind.

Ein Beispiel dafür, wie Zeitdruck und Geschäftigkeit die Kommunikation behindern:

Kirsten Deutschländer: Meine Geschichte beginnt mit schwerem Asthma, das mich durch die gesamte Kindheit begleitet hat. Ich war häufig im Krankenhaus und kam mir jedes Mal sehr verloren vor. Bei der Visite habe ich mich nicht getraut, etwas zu fragen; zu ernst und beschäftigt haben die Ärzte gewirkt. Mir taten die Mitpatienten leid, die keinen Besuch bekamen. Die Schwestern waren immer so beschäftigt, dass man sich kaum zu klingeln traute. Es gab sehr nettes Personal, aber irgendwie hatte man immer das Gefühl, sie haben keine Zeit.

Ein Beispiel für Vernachlässigung, wie es sich täglich vor Radiologien etc. wiederholt:

M.G.: Ich hatte extreme Kopfschmerzen und sollte eine Lumbalpunktion erhalten, um eine Meningitis auszuschließen. Eine Schwester und der Zivildienstleistende schoben mich nach unten in die Diagnostik-Abteilung. Diese war noch besetzt, und so wurde ich im Gang mit den Worten abgestellt: Der

Doktor weiß Bescheid, es dauert noch etwas. Es war kalt, ich fror, und die Stunden vergingen. Nach drei Stunden stand ich dann immer noch auf dem Kellerflur. Es liefen zwar ständig Leute vorbei, doch keiner schien für mich zuständig zu sein. Aufgrund der Schmerzen konnte ich mich nicht bemerkbar machen und fühlte mich hilflos und ausgeliefert. Ich war zu der Zeit 13 Jahre alt. Letztendlich entdeckte mich meine Mutter, die mich im Zimmer vergeblich gesucht hatte. Sie befreite mich aus meiner hoffnungslosen Lage. Sie war total geschockt und hätte eigentlich eine Beruhigungsspritze benötigt.

Es folgen zwei Beispiele, die die Symptomfixierung und Einseitigkeit der klassischen schulmedizinischen Therapiemethoden und die Hilflosigkeit bei Fragen nach Ursachen der Symptome selbst bei Fachärzten verdeutlichen:

Jörg Tacke: Wegen einer Schleimbeutelentzündung suchte ich den Orthopäden auf. Bevor ich diesen zu Gesicht bekam, wurde erst mal ein Röntgenbild angefertigt. Nach kurzer Untersuchung wurde der Schleimbeutel punktiert und der Ellenbogen mittels einer Schiene fixiert. Ich erhielt keine weiteren Informationen, weder über die Ursache, noch wie ich mich verhalten sollte. Da es zu keiner Besserung kam, stellte ich mich erneut beim Orthopäden vor und erlebte wieder dasselbe. Ich wurde weder über eine Behandlungsalternative noch über unterstützende Maßnahmen aufgeklärt. Ich wurde auch nicht befragt, wie ich mir die Schleimbeutelentzündung zugezogen haben könnte; an der Ursache war der Orthopäde nicht interessiert. Wegen einer bevorstehenden Motorradtour ließ ich mir den starren Verband herunterschneiden und entschied mich somit quasi für eine entgegengesetzte Therapie: Bewegung und Vibration. Während der fünftägigen Motorradtour heilten Schwellung und Schleimbeutelentzündung vollständig aus.

Öfter schon habe ich erlebt, dass bei den Fachärzten der Blick für den gesamten Menschen verloren geht, dass man durchgeschleust wird wie eine Nummer und sich abgefertigt und nicht informiert fühlt. In meinem speziellen Fall führte der Abbruch der schulmedizinische Behandlung zur Heilung.

Jörg Tacke: Eigentlich ging es um keine große Sache. Ich hörte nicht gut und ging zum HNO-Arzt. Mich interessierte ein psychosomatisch denkender Arzt, da ich schon oft erlebt hatte, dass mein Körper in Form von Krankheiten oder Auffälligkeiten auf mentale Ereignisse reagierte. Der Praxisinhaber, Träger des psychosomatischen Wissens, war nicht anwesend. Er hatte die Praxis wohl schon verkauft oder übergeben. Meine Frage, wann er denn anwesend sei, konnte mir keiner beantworten. Die mich behandelnde Ärztin diagnostizierte einen Paukenerguss. Auf meine Frage nach der Ursache bekam ich ein Schulterzucken zur Antwort. Entweder wollte oder konnte sie mir keine Erklärung geben. Erst nach mehrmaligem Nachfragen wurde mir zumindest die Ursache für das Entstehen des Paukenergusses erklärt. Dann bekam ich ein Rezept für ein Medikament ausgehändigt. Ich hatte das Gefühl, irgendwie lästig zu sein und die Ärztin eigentlich nur zu stören.

Ein Beispiel für Umsatzmaximierung, therapeutischen Overkill und Abrechnung von Leistungen, die nicht erbracht wurden:

Jörg Tacke: Regelmäßig gehe ich zum HNO-Arzt, um mir das Ohrenschmalz entfernen zu lassen. Obwohl ich ausdrücklich immer nur die Ohren gesäubert haben möchte, geht der Arzt jedes Mal die volle Routine mit Rachenuntersuchung etc. durch. Sicherlich ist nicht in jedem Fall vonseiten des Patienten eindeutig zu erkennen, was den Arzt zu so einem Verhalten motiviert. Wenn allerdings eine bestimmte Tätigkeit gefordert ist und dann mehr ausgeführt wird, ohne ein Wort darüber zu verlieren, entsteht spätestens nach Erhalt einer Rechnung von über 100 Euro ein ungutes Gefühl. Vor allem, wenn eine nicht ausgeführte Laryngoskopie mit abgerechnet wird.

Ein Beispiel für das Nicht-Eingestehen eines für den Patienten tödlichen Arztfehlers:

Jörg Tacke (Der Vater des Autors ist mittlerweile verstorben, deshalb schildert der Autor diesen Fall): »Nachdem meinem Vater ein Herzschrittmacher eingesetzt worden war, ging es ihm daheim immer schlechter. Die Ursache wurde von ärztlicher Seite zunächst nicht gefunden. So musste er mit dem Notarztwagen nachts in die Klinik eingeliefert werden. Man stellte starken Blutverlust fest, verursacht durch die Verletzung eines Lungengefäßes bei der Operation. Wir wurden weder vorher auf so eine Komplikation vorbereitet, noch erhielten wir nachher eine Erklärung, was eigentlich passiert war. Möglicherweise wurde mein Vater aufgeklärt, denn er musste ja der Operation zustimmen, aber wir Angehörigen erhielten keinerlei Informationen. Es wurde einfach so getan, als sei das normal und bedürfe keiner Erklärung. Ich hätte mir gewünscht, dass der Arzt, der die Operation durchgeführt hatte, sich nach dem

Befinden meines Vaters erkundigt und wenigstens Mitgefühl gezeigt hätte, wenn er sich schon nicht entschuldigte. Aber es erfolgte überhaupt keine Reaktion. Nicht die Komplikation an sich war das Schlimmste, sondern die fehlende Empathie und Menschlichkeit.

Ein Beispiel für Kommunikationsmangel, mangelnde Ehrlichkeit und Hilflosigkeit, das ärztliche Scheitern nicht eingestehen zu können:

Jörg Tacke: Mein ältester Bruder wurde an einer deutschen Universitätsklinik wegen eines Hoden-Karzinoms behandelt. Der betroffene Hoden war so groß wie ein Tennisball, das Lymphsystem war befallen, und zudem befand sich eine kindskopfgroße Metastase im Bauch. Mein Bruder war zu dem Zeitpunkt 31 Jahre alt, und die Familie entsprechend gestresst und beängstigt. Als die Schmerzen so groß wurden, dass er einen Arzt aufsuchen musste, befand er sich in den USA, wo er auch wohnte. Durch Erkundigungen kamen drei Kliniken in Betracht: die Mayo-Klinik, die Universitätsklinik in Indianapolis mit Prof. Larry Einhorn, Erfinder des Einhorn-Protokolls, nach dem die Behandlung erfolgen sollte, oder die deutsche Universitätsklinik, da dort der behandelnde Arzt angeblich nach dem Einhorn-Protokoll arbeitete. Nicht exakt, wie sich später herausstellte. Er hatte aus unbekannten Gründen andere Chemotherapeutika eingesetzt (Kostenzwang?). Nach drei Monaten stationärer Behandlung, zwei Chemotherapien und einer Operation zur Entfernung des kindskopfgroßen Tumors, der, wie sich während der Operation herausstellte, hochmaligne war, wurden sämtliche

Therapien eingestellt. Dieses Vorgehen wurde nicht kommuniziert!

Das habe ich nur herausgefunden, als ich bemerkte, dass mein Bruder zwar im Krankenhaus lag, aber nichts mehr unternommen wurde. Erst durch Nachfragen beim leitenden Professor, was denn die Ursache für den Behandlungsabbruch sei, führte dieser als Grund die nicht heilende Wunde an. Wie hoch er denn die Überlebenswahrscheinlichkeit einschätze? Das könne er nicht sagen. Auf die Frage, über oder unter 50%, antwortete er: »Drunter.« Nach mehreren Rücksprachen mit anderen Ärzten des Krankenhauses und Prof. Einhorn in Indianapolis entschieden wir uns, meinen Bruder nach Indianapolis zu bringen. Dieser Entscheidung wurde mit der drohenden Warnung begegnet, dass wir dann für den möglichen Tod des Patienten verantwortlich wären. Nach zwei Monaten, fünf Chemotherapien und einer weiteren Operation konnte mein Bruder die Klinik in Indianapolis geheilt verlassen. Nachdem der ganzen Familie bewusst geworden war, wie viel Leiden durch die Entscheidungen des Professors entstanden war, nicht exakt gemäß dem Einhorn-Protokoll zu therapieren und das erkannte Scheitern nicht zu kommunizieren, überlegten wir, zu klagen. Wir waren jedoch durch diesen langwierigen Stress so ausgelaugt, dass sich keiner in der Lage sah, so einen Prozess zu führen.

Patienten kritisieren Ärzte

Das Allensbacher Institut[14] befragte die Bevölkerung zur Kritik an Ärzten und zur Schulmedizin. 59% gaben an, dass die Ärzte sich zu wenig Zeit für den einzelnen Patienten nehmen, 51% beklagten, dass oft nur die Symptome und nicht die Ursachen von Krankheiten behandelt würden. 45% sahen die Möglichkeiten alternativer Heilmethoden zu wenig genutzt. Bei 44% der Patienten kam bei der ganzen Medizin die Seele zu kurz. 39% waren der Meinung, dass die Ärzte die Patienten mehr ganzheitlich sehen und behandeln müssten. 37% wünschten sich, die Ärzte sollten sich mehr mit Naturheilmitteln beschäftigen. Ebenso viele glaubten, dass zu rasch starke Medikamente verschrieben werden, statt es erst einmal mit harmloseren Mitteln zu versuchen. 36% sagten, dass zu wenig auf Nebenwirkungen geachtet wird, dadurch werden mit jeder Behandlung neue Probleme ausgelöst. 28% fanden, dass zu sehr auf Apparate gesetzt wird. 19% gaben an, dass die Ärzte zu sehr spezialisiert sind.

Die Ärzte entscheiden am Patienten vorbei

In diesem Zusammenhang stellt sich die Frage, inwieweit die Patienten an individuellen Gesundheitsentscheidungen beteiligt sein wollen. Die Gesundheitsberichterstattung des Bundes[15] be-

---

14 IfD-Allensbach-Umfrage 6094/2007
15 Gbe 2006

zieht sich dabei auf eine europäische Studie[16], nach der mehr als 80% der Deutschen aktiv in Entscheidungsprozesse im Rahmen der Arzt-Patient-Indikation eingebunden werden wollen. Allerdings sehen nur 45% der Patienten, dass dies auch der Fall ist. Frauen und Männer haben ein ähnlich hohes Bedürfnis nach aktiver Beteiligung. Mit steigendem Lebensalter nimmt dieser Wunsch allerdings ab. Auch M. Dierks schreibt in seiner Habilitationsschrift, dass die Deutschen den Wunsch haben, sachgerecht informiert zu werden und sich gleichzeitig mit Fachleuten und anderen Betroffenen austauschen zu können. Es gibt kaum Unterschiede zwischen Gesunden und Kranken oder chronischen und akut kranken Patienten. Die Schlussfolgerung, die die Gesundheitsberichterstattung des Bundes daraus zieht, lässt erkennen, dass dieses Begehren nicht als lästig gesehen wird, sondern den Behandlungserfolg erhöhen und die Kosten senken kann. Hierbei bezieht sich das Amt auf internationale Erfahrungen. Wir zitieren hier den genauen Wortlaut, um deutlich werden zu lassen, dass der Erkenntnisstand der forschenden Wissenschaft auf der Ebene der Bundesberichterstattung angekommen ist:

Eine angemessene Patientenbeteiligung erleichtert nicht nur den Umgang mit einer Erkrankung und erhöht die Lebensqualität der Betroffenen, sondern verringert auch die Nachfrage überflüssiger medizinischer Leistungen. Dies beugt unnötigen Kosten und Kostensteigerungen vor.

---

16 Coulter/Magee 2003

Verschiedenen Studien zufolge lassen sich bei chronischen Schmerzen und chronischen psychischen Problemen, bei Diabetes, Rheuma sowie Kopfverletzungen bessere therapeutische Erfolge erzielen, wenn die Betroffenen gut informiert und an Entscheidungsprozessen beteiligt werden.[17] Als günstig gilt insbesondere das »shared decision making«, **eine partnerschaftliche Form der Entscheidungsfindung.** Dabei wird Wert darauf gelegt, die Bedürfnisse der Patientinnen und Patienten ganzheitlich zu erfassen, sie optimal über Chancen und Risiken verschiedener Behandlungsalternativen aufzuklären und ihnen die Möglichkeit zu geben, auch persönliche Werte und Präferenzen einfließen zu lassen.[18, 19]

Zusammenfassend lassen sich aus diesen Erfahrungen und Geschichten folgende Erkenntnisse über die Situation in unserem Gesundheitswesen ziehen:

> Die Menschlichkeit im Gesundheitssystem bleibt auf der Strecke!
> Es herrscht ein extremer Zeitdruck.
> Es besteht ein großer Mangel an wirkungsvoller Kommunikation.
> Es herrscht Hilflosigkeit aufseiten der Patienten und auch der Ärzte.
> Es fehlt an Einfühlungsvermögen und Empathie.
> Der Patient wird häufig nicht in den Entscheidungsprozess mit einbezogen.

---

17 Segal 1998
18 Elwyn 2000
19 Scheibler et al. 2003

Die hier geschilderten Patientenberichte stimmen damit überein. Die Mehrheit will eine aktive Entscheidungsbeteiligung, der gängige Duktus weicht zurzeit noch davon ab. Wir betrachten diese Fähigkeit als ärztliche Kunst, die richtigen Worte zum richtigen Zeitpunkt zu finden und dabei auch noch die Sprache zu verwenden, die der jeweilige Patient verstehen kann. Eine wirklich schwierige Kunst! In der Ausbildung kommt das Einüben dieser Fertigkeiten, die den bei Patienten »beliebten« Arzt kennzeichnen, vollkommen zu kurz.

Und das ist unverändert so, obwohl durch Studien belegt und auf Bundesebene erkannt ist, dass die effektive Kommunikation und Patientenbeteiligung nicht nur Leiden lindert, sondern auch unnötige Nachfolgebehandlungen und Folgekosten verhindert. Weil dies aber nicht umgesetzt wird, entsteht ein Teufelskreis: Man versucht, die so entstehenden Kosten durch pauschale Kürzungen in den Griff zu bekommen, wodurch noch mehr Zeitdruck etc. entsteht und das Grundproblem verstärkt wird.

Die Patienten werden kränker – und die Ärzte auch

Eigentlich sollte man meinen, dass wir durch die Errungenschaften der medizinischen Forschung gesünder werden. Trifft dies auch wirklich zu? Was sagen die Zahlen?

Wir werden zwar älter, aber nicht gesünder! Die weitere Lebenserwartung 65-Jähriger stieg in Deutschland von 1991/93 bis 2006/08 bei den Frauen um 2,4 Jahre – von 18,0 auf 20,4 Jahre – und bei den Männern sogar um 2,8 Jahre – von 14,3 auf 17,1 Jahre. Die steigende Lebenserwartung wird dafür verantwortlich gemacht, dass zunehmend altersbedingte Krankheiten auftreten. Dabei geht man davon aus, dass Krankheiten wie beispielsweise Krebs altersbedingt sind, da diese im Alter häufiger vorkommen. Wie wir später sehen werden, zeigen Untersuchungen jedoch, dass diese Krankheiten zwar häufig im Alter auftreten, aber nicht durch das Alter verursacht werden, sondern ganz andere Ursachen haben. Dabei werden die altersspezifischen Mortalitäts- oder Morbiditätsraten der Bezugsbevölkerung entsprechend dem Altersaufbau der Standardbevölkerung gewichtet. Dies nennt man die Altersstandardisierung. Nach einer Altersstandardisierung können Daten unterschiedlicher Jahre oder Regionen miteinander verglichen werden, ohne dass es zu Verzerrungen aufgrund unterschiedlicher Altersstrukturen kommt. Allerdings täuschen diese Zahlen, weil sie die Bevölkerung bei wachsendem Anteil alter Menschen gesünder darstellen, als sie in Wirklichkeit ist. Deshalb halten wir die Verwendung der altersstandardisierten Daten nicht für sinnvoll. Dazu kommt noch, dass sie suggerieren, man müsse krank sterben. Es lässt sich aber beobachten, dass dies nicht zwingend ist, sondern dass man auch »gesund« an Altersschwäche sterben kann.

Wir gehen immer öfter zum Arzt!

Das Institut für Sozialmedizin, Epidemiologie und Gesundheitsforschung (ISEG) in Hannover hat im Auftrag der Gmünder Ersatzkasse GEK[20] diese Frage analysiert: 9,7 Millionen Patienten suchten allein an einem Montag, dem 1. Oktober 2007, eine Arztpraxis auf. Dies bedeutet 70 Patienten

---

20 GEK-Report ambulant-ärztliche Versorgung 2008

pro Arzt und Tag. Im Schnitt errechnet sich daraus eine Kontaktdauer zwischen Arzt und Patient von 6 Minuten. Nach dem GEK-Report 2011 suchten 90,8% der Bevölkerung innerhalb eines Jahres einen Arzt auf, wobei im Schnitt pro Werktag 5,2 Millionen Arztbesuche anfallen; aufgrund des Wochenendes sind es am Montag naturgemäß doppelt so viele. Dies bedeutet, **dass 8% der Bevölkerung montags zum Arzt gehen**, während an den restlichen Werktagen 4% der Bevölkerung einen Arzt aufsuchen. Im Jahr 2004 waren es 16,4 Arztbesuche, 2007 waren es 17,7 und 2008 18,1 Arztbesuche im Jahr.[21] Innerhalb von nur 5 Jahren sind 122 Mio. mehr Behandlungsfälle eingetreten: 2004 waren es 536 Mio., 2009 schon 658 Mio. Daraus ergeben sich für 2008 1,5 Mrd. Arztkontakte![22] Eine Steigerung von 8,4% in drei Jahren bei rückläufiger Bevölkerung. Für 2009 beträgt die Zahl an Arztkontakten 1,65 Mrd., das sind 350 Mio. mehr als 2004. Wird man gesünder, muss man wohl kaum 350 Mio. Mal öfter zum Arzt.

Wir sind immer häufiger im Krankenhaus!

Die Aufnahmen von vollstationären Patienten in deutschen Krankenhäusern stiegen um 19% von 15,3 Millionen im Jahr 1994 auf 18,2 Millionen im Jahr 2009, wobei sich die Bevöl-

---

21 Barmer-GEK Arzt-Report 2011
22 Da mit der Einführung von Versicherten- und Grundpauschalen auch mehrere Arztkontakte im Quartal oftmals nur noch zu einer einmaligen Dokumentation der Ziffer für die entsprechende Pauschale führen, kann aus der Anzahl der unterschiedlichen Datumsangaben zu dokumentierten Abrechnungsziffern nicht mehr auf die Anzahl der Tage mit Arztkontakten geschlossen werden.

kerungszahl nur um 0,3% geändert hat. Das bedeutet, fast 25% unserer Bevölkerung waren 2009 im Krankenhaus. Die Zahl der Krankenhausaufnahmen beträgt 2,7% der ambulanten Behandlungsfälle in Arztpraxen.

Chronische Erkrankungen

Chronische Erkrankungen nehmen kontinuierlich zu und werden immer mehr zu einem finanziellen Problem. Nach dem Arztreport 2011 der GEK-Barmer sind die häufigsten Einzeldiagnosen im ambulanten Bereich: Hypertonie (25% oder 21 Mio.), Rückenschmerzen (25% oder 21 Mio.), Fehlsichtigkeit (21% oder 17,3 Mio.), Fettstoffwechselstörungen (18% oder 15,3 Mio.) sowie Atemwegsinfektionen (18%). An Adipositas leiden 7,8% oder 6,4 Mio., an Diabetes mellitus (Typ 2) 6,9% oder 5,6 Mio., an chronischen ischämischen Herzkrankheiten ebenso viel. Nach Diagnosekapiteln sind 52% der Bevölkerung von Erkrankungen des Muskel-Skelett-Systems, 50% von Erkrankungen des Atmungssystems, 39% von Erkrankungen des Kreislaufsystems und 31% von psychischen und Verhaltensstörungen betroffen. 17,6 Mio. oder 21,5% leiden an Krebs, wobei jährlich ca. 400.000 Neuerkrankungen hinzukommen.

Aufschlussreich für unsere spätere Analyse der Krankheitsursachen ist die Statistik der Mehrfachdiagnosen. Hier steht an erster Stelle die Kombination Fettstoffwechselstörung und Bluthochdruck, die etwa bei 12% der Bevölkerung (9,8 Mio.) erfasst ist. Auffällig sind die häufigsten Beteiligten der Mehrfachdiagnosen: Fettstoffwechselstörungen, Bluthochdruck, Rückenschmerzen.

Behandlungsanlässe in Arztpraxe nach IDC-10	Anteil in % der Behandlungsfälle	Beide Geschlechter Rang
I10 Essentielle (primäre) Hypertonie	32,6	1
E78 Störungen des Lipoproteinstoffwechsels und sonstige Lipidämien	23,6	2
M54 Rückenschmerzen	15,5	3
I25 Chronische ischämische Herzkrankheit	10,3	4
E04 Sonstige nichttoxische Struma	10,2	5
E11 Nicht primär insulinabhängiger Diabetes mellitus [Typ-II-Diabetes]	9,6	6
I83 Varizen der unteren Extremitäten	8,8	7
E66 Adipositas	8,6	8
K76 Sonstige Krankheiten der Leber	7,5	9
M53 Sonstige Krankheiten der Wirbelsäule und des Rückens, anderenorts nicht klassifiziert	7,4	10
K29 Gastritis und Duodenitis	7,3	11
F32 Depressive Episode	7	12
M47 Spondylose	6,7	13
M17 Gonarthrose [Arthrose des Kniegelenkes]	6,4	14
J44 Sonstige chronische obstruktive Lungenkrankheit	6,4	15
K21 Gastroösophageale Refluxkrankheit	6,2	16
M51 Sonstige Bandscheibenschäden	6	17
J45 Asthma bronchiale	5,9	18
E79 Störungen des Purin- und Pyrimidinstoffwechsels	5,9	19
J30 Vasomotorische und allergische Rhinopathie	5,5	20
F45 Somatoforme Störungen	5,1	21
J06 Akute Infektionen an mehreren oder nicht näher bezeichneten Lokalisationen der oberen Atemwege	5	22
J20 Akute Bronchitis	4,6	23
G47 Schlafstörungen	4,5	24
K80 Cholelithiasis	4,5	25
M81 Osteoporose ohne pathologische Fraktur	4,5	26
Z00 Allgemeinuntersuchung und Abklärung bei Personen ohne Beschwerden oder angegebene Diagnose	4,4	27
F17 Psychische und Verhaltensstörungen durch Tabak	4,3	28
E14 Nicht näher bezeichneter Diabetes mellitus	4,3	29
I49 Sonstige kardiale Arrhythmien	4,2	30

Quelle: ZI-ADT-Panel, Zentralinstitut für die Kassenärztliche Versorgung in der Bundesrepublik Deutschland

Dieses ADT-Panel ist für Nordrhein typisch, sodass in anderen Bundesländern Abweichungen in der Rangfolge und in der Häufigkeit auftreten können.

Die Analyse des Bundes sagt dazu:[23] »Neben dem Rauchen gehören Übergewicht, mangelnde körperliche Bewegung, Bluthochdruck und Fettstoffwechselstörungen zu den Risikofaktoren, die für einen großen Teil der Krankheitsbelastung der Deutschen verantwortlich sind. Diese Risikofaktoren sind meist durch einen spezifischen Verhaltens- und Lebensstil bedingt.«

Todesursachen: Wir leiden an den sogenannten Zivilisationskrankheiten, an denen wir auch sterben.

ICD-10		Todesfälle	
I00 bis I99	Krankheiten d. Kreislaufsystems	356.729	42%
C00 bis D48	Neubildungen	221.920	26%
J00 bis J99	Krankheiten d. Atmungssystems	59.049	7%
K00 bis K93	Krankheiten d. Verdauungssystems	43.686	5%
E00 bis E90	Endokrine, Ernährungs- und Stoffwechselkrankheiten	27.331	3%
R00 bis R99	Symptome u. abnorme Befunde	23.916	3%
G00 bis G99	Krankheiten d. Nervensystems	19.830	2%
F00 bis F99	Psychische u. Verhaltensstörungen	18.850	2%
N00 bis N99	Krankheiten d. Urogenitalsystems	18.537	2%
V01 bis X59	Unfälle	18.146	2%
A00 bis B99	Infektiöse u. parasitäre Krankheiten	14.637	2%
	übrige	12.357	1%
X60 bis X84	Selbstbeschädigung	9.451	1%
		844.439	

Nicht enthalten in der Statistik sind Todesfälle durch Krankenhauskeime und Behandlungsfehler, die mit über 100 000 Fällen pro Jahr die drittgrößte Todesursache ausmachen, wie wir detailliert in Kapitel 3 sehen werden.

Quelle: Gesundheitsberichterstattung des Bundes, Robert-Koch-Institut, Themenheft 52

---

23 Gbe 2006

Wir nehmen mehr Medikamente

Jährlich werden ca. 560 Mio. Verordnungen[24] bei ca. 81 Mio. Einwohnern rezeptiert und eingelöst. 36 Mrd. Tagesdosen[25] bei steigender Tendenz. Wie aus untenstehender Grafik zu ersehen, steigen die Verordnungen der Hauptumsatzträger deutlich. Bei Asthma stieg der Anteil innerhalb von drei Jahren um über 20 Prozent, bei Cholesterinsenkern innerhalb von vier Jahren um 40 Prozent. Verordnungen für schmerztherapierende Medikamente stiegen in den letzten zwei Jahren um ca. 20 Prozent. Kreislauf-Präparate sind in den letzten vier Jahren ebenfalls um 20 Prozent mehr verordnet worden.

Da die Bevölkerungszahl in Deutschland stagniert, bedeutet dies, dass der Medikamentenkonsum pro Patient zunimmt. Innerhalb von nur drei Jahren hat sich der jährliche Medikamentenverbrauch um 37,2 Millionen Packungen und 4,8 Milliarden Tagesdosen erhöht.

So beantwortet sich die Frage: Wir werden kränker! Die ambulanten Behandlungsfälle bei Ärzten sind innerhalb von 5 Jahren um 122 Mio., die Krankenhausaufnahmen zwischen 1994 und 2009 um 2,9 Mio. gestiegen, der Medikamentenverbrauch hat sich von 2007 auf 2010 um 4,87 Mrd. Tagesdosen erhöht.

Dies ist nicht der höheren Lebenserwartung geschuldet, da diese nicht so schnell steigt wie der Medikamentenkonsum

24 http://www.zi-berlin.de
25 http://www.zi-berlin.de

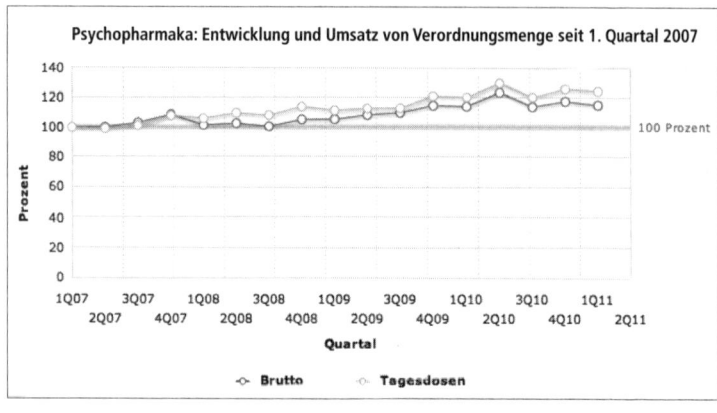

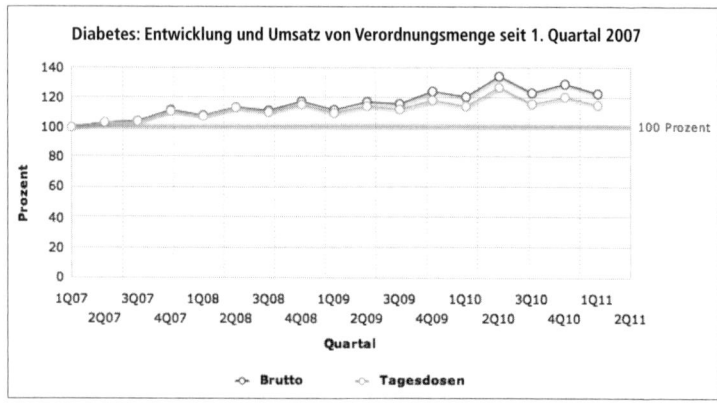

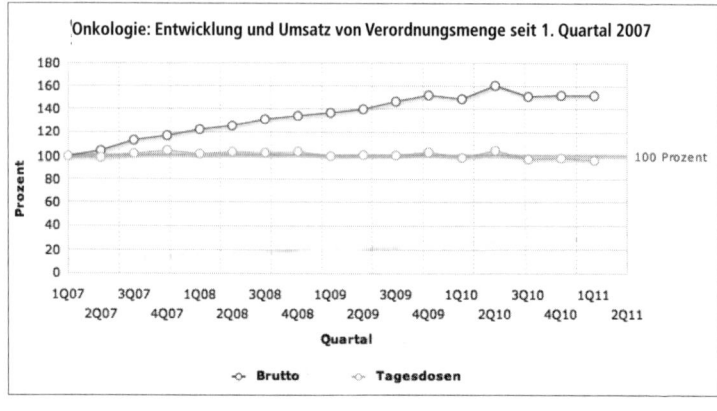

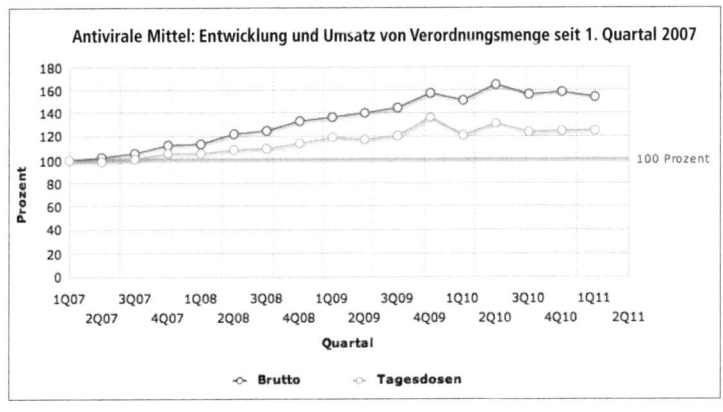

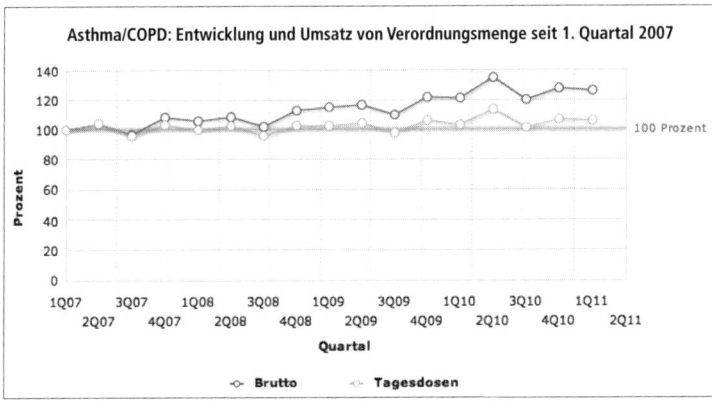

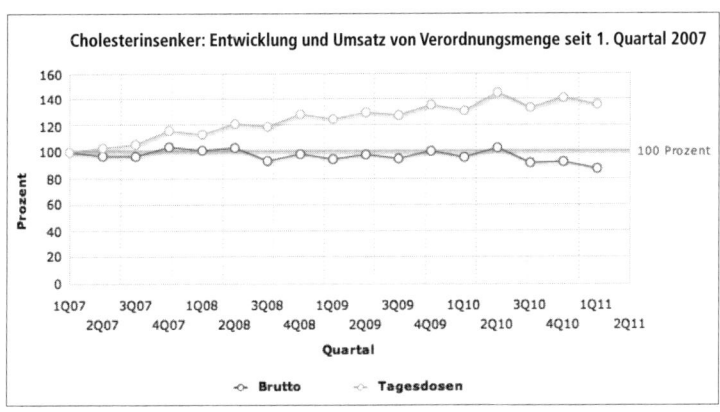

Quelle: Zentralinstitut für die Kassenärztliche Versorgung in der Bundesrepublik Deutschland

und die wachsende Zahl an Diagnosen, Arzt- und Kranken-
hausbesuchen. Jetzt bleibt nur noch die Frage: Was kostet es
uns, kränker zu werden?

Wir geben immer mehr Geld für Gesundheit aus

Die Kosten unseres gesamten Gesundheitssystems betrugen
2009 278 Mrd. Euro – das sind 11,6 Prozent unseres Bruttoin-
landproduktes[26], also der Summe dessen, was die deutsche
Volkswirtschaft leistet. Sie haben sich von 2005 auf 2009 um
38 Mrd. Euro erhöht! Die Kosten unseres Gesundheitssystems
setzen sich zusammen aus: 76,7 Mrd. Euro (28 Prozent) für
Waren, also Arzneimittel, Zahnersatz und sonstiger medizinischer Bedarf, 5,9 Mrd, Euro (27 Prozent) für ärztliche Leistungen, also Leistungen, Sonderleistungen, Laborleistungen und
strahlendiagnostische Leistungen, 65,6 Mrd. Euro (24 Prozent) für pflegerische und therapeutische Leistungen und Mut-
terschaftsleistungen. Unterkunft und Verpflegung kosten 20
Mrd. Euro (7 Prozent), Beratungsleistungen 14,3 Mrd. Euro (5
Prozent), Prävention und Gesundheitsschutz 11,1 Euro (4 Prozent). Dazu gehören der allgemeine Gesundheitsschutz, die Gesundheitsförderung, die Früherkennung von Krankheiten sowie Gutachten und Koordination. Damit bleiben 9,6 Mrd.
Euro (3 Prozent) für Investitionen und 4,8 Mrd. Euro (2 Prozent) für Transporte übrig.

Die teuersten Leiden sind die Herz-Kreislauf-Erkrankun-

---

26 Das **Bruttoinlandsprodukt** gibt den Gesamtwert aller Güter (Waren und
Dienstleistungen) an, die innerhalb eines Jahres innerhalb der Landesgren-
zen einer Volkswirtschaft hergestellt wurden und dem Endverbrauch dienen. Bei der Berechnung werden Güter, die nicht direkt weiterverwendet,
sondern auf Lager gestellt werden, als Vorratsveränderung berücksichtigt.

gen. Das Statistische Bundesamt beziffert in seinem aktuellsten Bericht[27] die reinen Krankheitskosten nach Diagnosen für das Jahr 2008 mit 254 Mrd. Euro, was einer Steigerung von 18 Prozent gegenüber 2002 entspricht. Dabei entfielen allein auf die Herz-Kreislauf-Krankheiten 36 Mrd. Euro, das sind 14 Prozent. Dahinter lagen Krankheiten des Verdauungssystems mit 35 Mrd. Euro, des Muskel-Skelett-Systems mit 29 Mrd. Euro sowie psychische und Verhaltensstörungen mit 28 Mrd. Euro. Neubildungen 18 Mrd. Euro, Endokrine, Ernährungs- und Stoffwechselkrankheiten 14 Mrd. Euro, Krankheiten des Atmungssystems 13 Mrd. Euro, Verletzungen und Vergiftungen 13 Mrd. Euro und sonstige 68 Mrd. Euro.

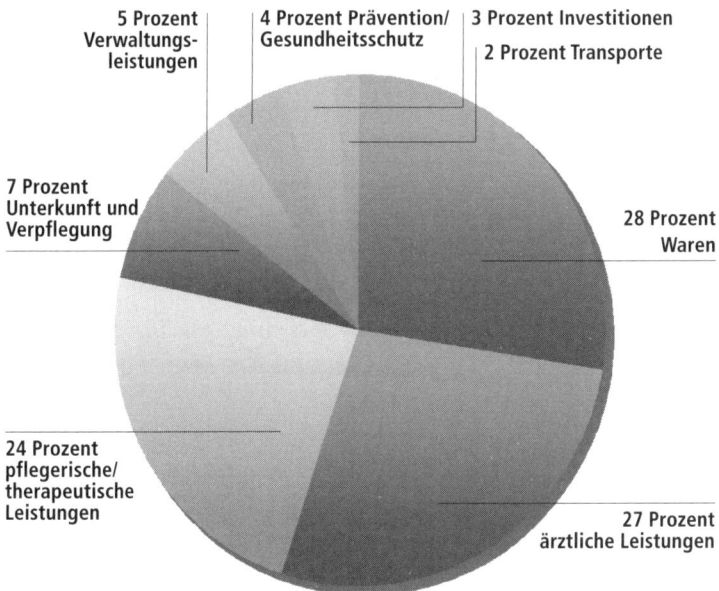

5 Prozent Verwaltungsleistungen

4 Prozent Prävention/ Gesundheitsschutz

3 Prozent Investitionen

2 Prozent Transporte

7 Prozent Unterkunft und Verpflegung

28 Prozent Waren

24 Prozent pflegerische/ therapeutische Leistungen

27 Prozent ärztliche Leistungen

27 Statistisches Bundesamt, Fachserie 12

Art der Leistung Jahr (aufsteigend)	1992	1995	2000	2005	2006	2007	2008	2009
Gesundheitsausgaben in Mio. €	158.628	187.069	212.951	240.475	246.077	254.291	264.506	278.345
Investitionen	6.605	7.248	8.292	9.155	8.740	8.704	9.308	9.650
laufende Gesundheitsausgaben	152.023	179.821	204.658	231.320	237.338	245.587	255.198	268.695
Prävention/Gesundheitsschutz	6.073	7.454	7.507	8.943	9.254	10.142	10.703	11.135
Allgemeiner Gesundheitsschutz	1.710	1.790	1.915	2.107	2.069	2.090	2.153	2.176
Gesundheitsförderung	3.134	4.008	3.874	4.666	4.900	5.852	6.113	6.250
Früherkennung von Krankheiten	603	834	889	1.239	1.378	1.271	1.481	1.693
Gutachten und Koordination	627	822	829	932	907	929	956	1.016
Ärztliche Leistungen	44.824	51.405	57.058	64.066	66.199	68.649	71.617	75.939
Grundleistungen	16.972	18.952	19.550	20.280	20.607	21.309	22.068	23.097
Sonderleistungen	19.982	23.138	26.789	31.404	32.920	34.354	36.035	38.407
Laborleistungen	4.286	5.101	5.348	5.966	6.089	6.220	6.432	6.863
Strahlendiagnostische Leistungen	3.584	4.214	5.370	6.417	6.583	6.767	7.082	7.572
Pflegerische/therapeutische Leistungen	32.616	43.579	52.203	57.584	58.761	59.903	61.938	65.674
Pflegerische Leistungen	25.086	34.149	40.977	44.429	45.219	45.825	47.197	50.089
Therapeutische Leistungen	7.151	8.949	10.626	12.490	12.862	13.385	14.010	14.776
Mutterschaftsleistungen	378	482	600	665	680	693	732	809
Unterkunft und Verpflegung	13.615	15.926	16.421	17.714	18.391	18.585	19.114	20.014
Waren	45.099	48.704	56.715	65.958	67.628	70.941	73.805	76.788
Arzneimittel	25.411	26.330	31.520	39.315	39.641	41.679	43.247	45.175
Hilfsmittel	8.452	9.811	11.614	12.094	12.508	13.073	13.552	13.924
Zahnersatz (Material- und Laborkosten)	5.460	5.434	5.401	5.096	5.510	5.731	6.012	6.278
sonstiger medizinischer Bedarf	5.777	7.130	8.180	9.453	9.969	10.458	10.994	11.412
Transporte	1.985	2.844	3.423	3.961	4.063	4.228	4.511	4.835
Verwaltungsleistungen	7.812	9.908	11.332	13.095	13.042	13.139	13.509	14.311

Quelle: http://www.gbe-bund.de/oowa921-install/servlet/oowa/aw92/WS0100/_XWD_PROC?_XWD_2/10/XWD_CUBE.DRILL/_XWD_28/D.733/4444
Indikator 10.3 des Indikatorenstzes der GBE DER Länder

Privathaushalte tragen einen immer größer werden Anteil an den Gesundheitskosten

Nach dem Bericht[28] des Statistischen Bundesamts tragen die privaten Haushalte und privaten Organisationen ohne Erwerbszweck den größten Anteil der Finanzierungslast im deutschen Gesundheitswesen. Im Jahr 2009 kamen von ihnen 47,4 Prozent der insgesamt 366 Mrd. Euro, die für Gesundheits- und Einkommensleistungen ausgegeben wurden. Den zweitgrößten Finanzierungsanteil von 35,5 Prozent schulterten die Arbeitgeber, die öffentlichen Haushalte trugen 17,1 Prozent bei.

245,7 der insgesamt 366 Mrd. Euro flossen in Form von Beiträgen und Zuschüssen an die Sozialversicherungsträger und privaten Krankenkassen. 84,1 Mrd. Euro wurden für Di-

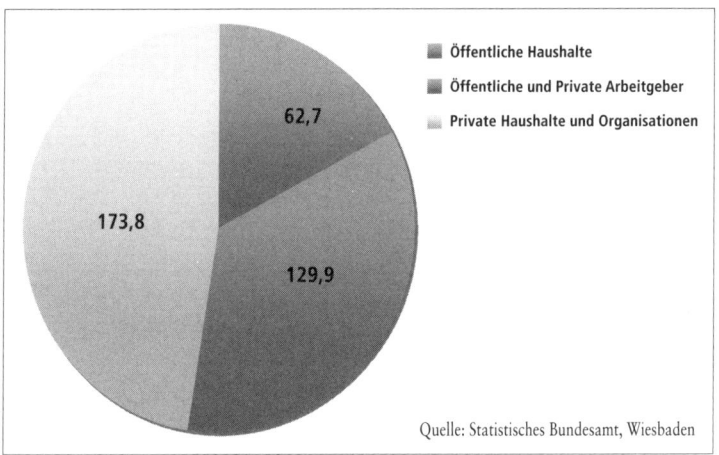

■ Öffentliche Haushalte

■ Öffentliche und Private Arbeitgeber

■ Private Haushalte und Organisationen

62,7

173,8

129,9

Quelle: Statistisches Bundesamt, Wiesbaden

Finanzierungsanteile Gesundheitssystem

28 Gbe, Themenhefte (2009)

rektkäufe und Zuzahlungen ausgegeben. Die 36,6 Mrd. Euro zahlten die öffentlichen Haushalte und Arbeitgeber direkt an die privaten Haushalte, beispielsweise in Form von Lohnfortzahlungen.

Seit 1993 hat sich die Finanzierungslast der öffentlichen Haushalte verringert, die der privaten Haushalte und privaten Organisationen ohne Erwerbszweck dagegen deutlich erhöht. Auch der prozentuale Finanzierungsanteil der Arbeitgeber ist gesunken.

Ein Folge dieser Entwicklungen sind die Fusionswellen und drohenden Insolvenzen der Krankenkassen. Existierten 1995 noch 960 gesetzliche Krankenkassen,[29] gab es 2010 noch 165. Die damit verbundenen Notstände der Beteiligten, also der Arbeitnehmer, Versicherten und Dienstleister, kann sich jeder ausmalen.

Die Politik ist machtlos

Das Bundesministerium für Gesundheit hat im Jahr 2000 die Kooperation Gesundheitsziele gegründet, einen Zusammenschluss von Bund, Ländern, Sozialversicherungsträgern, Privatversicherer und der Leistungserbringer im Gesundheitswesen.

Die erklärten Ziele dieser Initiative lauten:

> Diabetes mellitus Typ 2: Erkrankungsrisiko senken, Erkrankte früh erkennen und behandeln (2003)

---

29 http://www.gbe-bund.de

Finanzierungsströme im Gesundheitswesen 2009
Mrd. Euro

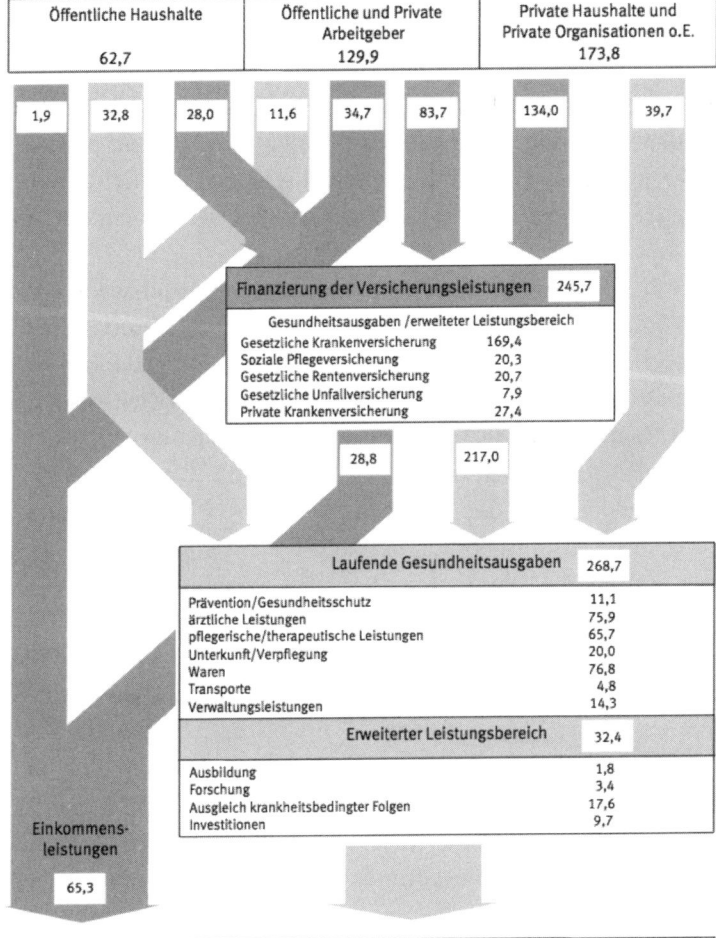

Öffentliche Haushalte	Öffentliche und Private Arbeitgeber	Private Haushalte und Private Organisationen o.E.
62,7	129,9	173,8

1,9 | 32,8 | 28,0 | 11,6 | 34,7 | 83,7 | 134,0 | 39,7

Finanzierung der Versicherungsleistungen 245,7

Gesundheitsausgaben / erweiteter Leistungsbereich

Gesetzliche Krankenversicherung	169,4
Soziale Pflegeversicherung	20,3
Gesetzliche Rentenversicherung	20,7
Gesetzliche Unfallversicherung	7,9
Private Krankenversicherung	27,4

28,8 | 217,0

Laufende Gesundheitsausgaben 268,7

Prävention/Gesundheitsschutz	11,1
ärztliche Leistungen	75,9
pflegerische/therapeutische Leistungen	65,7
Unterkunft/Verpflegung	20,0
Waren	76,8
Transporte	4,8
Verwaltungsleistungen	14,3

Erweiterter Leistungsbereich 32,4

Ausbildung	1,8
Forschung	3,4
Ausgleich krankheitsbedingter Folgen	17,6
Investitionen	9,7

Einkommens-leistungen

65,3

Private Haushalte
366,4

Quelle: Statistisches Bundesamt, Fachserie 12, 2009

> Brustkrebs: Mortalität vermindern, Lebensqualität erhöhen (2003)
> Tabakkonsum reduzieren (2003)
> Gesund aufwachsen: Lebenskompetenz, Bewegung, Ernährung (2003; Aktualisierung 2010)
> Gesundheitliche Kompetenz erhöhen, Souveränität von Patienten/Patientinnen stärken (2003)
> Depressive Erkrankungen: verhindern, früh erkennen, nachhaltig behandeln (2006)

Das Präventionsgesetz ist 2005 gescheitert. Seit dem 23.11. 2007 liegt ein Gesetzesentwurf[30] zur Stärkung der Gesundheitsförderung und gesundheitlicher Prävention sowie zur Änderung anderer Gesetze der Bundesregierung vor. Ziele sind die Aufklärung und Stärkung der Eigenverantwortung.

93 Prozent der Ärzte und 75 Prozent der Bevölkerung haben Zweifel[31], ob die Gesundheitsreform 2010 die Finanzierung des Gesundheitssystems langfristig sichert. 55 Prozent der Ärzte und 29 Prozent der Bevölkerung sind von der Handlungsfähigkeit überzeugt. Dennoch sind 77 Prozent der Bevölkerung und 81 Prozent der Ärzte skeptisch, dass es der Politik gelingen wird, langfristig eine gute Gesundheitsversorgung für alle sicherzustellen.

Fazit: Die Zusammenhänge zwischen Gesundheit, Eigenverantwortung und Bildung sind in der Politik erkannt. Ein Konsens aber konnte nicht gefunden werden. Die bisherigen Ini-

---

30 http://www.gesundheitberlin.de
31 MLP Gesundheitsreport 2010

tiativen sind gescheitert. Betrachtet man die Geldströme in den Gesundheitssektor, so fließen nur rund 6,25 der 287 Mrd. Euro, also nur 2,2 Prozent, in echte Prävention. Unter echter Prävention verstehen wir Gesundheitsförderung. Wir investieren also nur ca. 4 Prozent in die gesamte Prävention und Gesundheitsförderung. Obwohl die Wichtigkeit erkannt ist, sieht die harte Realität, die sich an den Geldströmen ablesen lässt, so aus: Wir investieren ca. 96 Prozent in die Symptombehebung und investieren trotz vorhandener Einsicht nicht in die Ursachenbehebung. Der Schwerpunkt der heutigen Medizin liegt auf der Behandlung manifester Erkrankungen, und nicht auf der Prävention. Chronische Erkrankungen sind jedoch per definitionem nicht heilbar, das heißt, die Schulmedizin kommt regelmäßig zu spät, da sie erst nach dem Auftreten von Symptomen tätig wird. Nach der Weltgesundheitsbehörde WHO ist die Idee der Prävention, Risikofaktoren zu verringern bzw. zu vermeiden, mittlerweile überholt. Zielführend ist vielmehr die

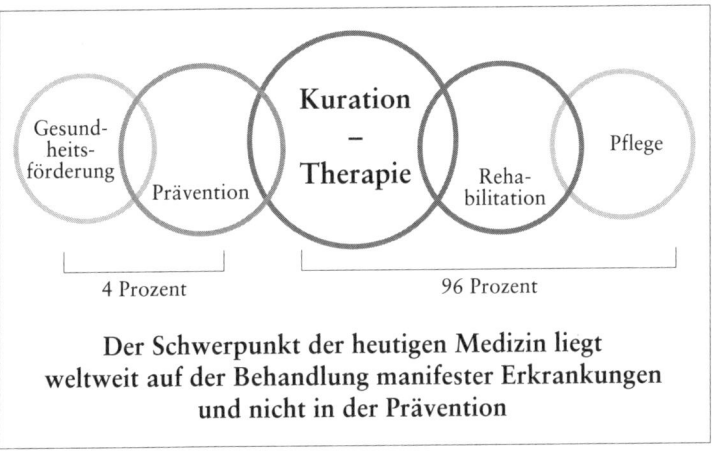

Der Schwerpunkt der heutigen Medizin liegt
weltweit auf der Behandlung manifester Erkrankungen
und nicht in der Prävention

Gesundheitsförderung, die vor allem die Schutzfaktoren erhöhen und die gesundheitlichen Lebensbedingungen stärken will, und das mit ökonomischen, kulturellen, sozialen, bildungsmäßigen und hygienischen Aspekten.

Der Grund für das Scheitern der Gesetzesvorlagen und Initiativen mag darin liegen, dass der Nutzen der Gesundheitsförderung langfristigen Charakter hat und zunächst scheinbar keiner daran verdienen kann. Wirksame Gesundheitspolitik lässt sich nicht mit einer auf kurzfristige Ergebnisse zielenden Tagespolitik umsetzen. Im Wahlkampf verstärken sich dazu noch die konkurrierenden Zielsetzungen der Parteien. Dieses vermeintliche Dilemma und den Lösungsansatz beschreiben wir in Kapitel 6.

Weitermachen wie bisher können wir uns nicht mehr leisten

Dazu zunächst die Analyse des Gbe:[32] »Ein weiterer Motor der sich verändernden Krankheitsbelastung der Deutschen ist der demografische Wandel. So könnte sich durch den wachsenden Anteil älterer und alter Menschen die Häufigkeit von Demenzerkrankungen bis zum Jahr 2050 verdoppeln. Ebenso muss bei anderen im höheren Lebensalter häufigen Leiden, beispielsweise Krebs, Diabetes, Osteoporose und Schlaganfall, mit steigenden Erkrankungszahlen gerechnet werden.

Auch psychische Erkrankungen, wie Depressionen und Angststörungen, gewinnen an Bedeutung und spielen bei Arbeitsunfähigkeitsfällen und Frühberentungen bereits jetzt eine führende Rolle. Die Zunahme psychischer Krankheiten, die durch Gesundheits-Surveys in der Bevölkerung belegt ist,

---

32 Gbe 2006

dürfte teilweise auf verstärkte seelische Belastungen zurückgehen. 25% aller Europäer sollen aktuell schon betroffen sein. Eine eigene Dynamik entfalten die Infektionskrankheiten, die in den letzten Jahrzehnten stark rückläufig waren, in jüngster Zeit aber wieder an Bedeutung gewinnen. Beispielsweise ist der Anteil resistenter Tuberkulosebakterien in den vergangenen Jahren gestiegen. Zudem verbreiten sich Krankheitserreger durch weltweiten Handel und touristischen Reiseverkehr schnell auf der ganzen Welt.«

Die Kostentrends des Gesundheitssystems im Detail erkennt man am besten visuell. Ohne über die Zukunft zu spekulieren: Jeder Leser kann die Linien der einzelnen Kosten in der bestehenden laufenden Rechnung weiterführen. Dadurch ist ersichtlich, wo wir landen werden, wenn wir weitermachen wie bisher.

> Unsere Gesundheitsausgaben wachsen schneller als unser Bruttoinlandsprodukt, schneller als die Inflation, schneller als die Bevölkerung – die eher schrumpft.

Analysiert man die Kosten nach Krankheiten und vergleicht die Jahre 2002 und 2008, so verursachen die größten Mehrkosten von 5 Mrd. Euro die Bereiche Neubildungen (Krebs) und psychische Krankheiten, gefolgt von Krankheiten des Verdauungsapparates und des Muskel-Skelett-Systems mit 4 Mrd. Euro und Herz-Kreislauf-Krankheiten mit 3 Mrd. Euro. Eine rein mathematische Fortführung der Kostensteigerung würde zu Krankheitskosten von 623 Mrd. Euro im Jahr 2020 und 2 277 Mrd. Euro im Jahr 2030 führen. Dies berücksichtigt nicht den Verlauf einzelner Krankheiten wie z. B. die über-

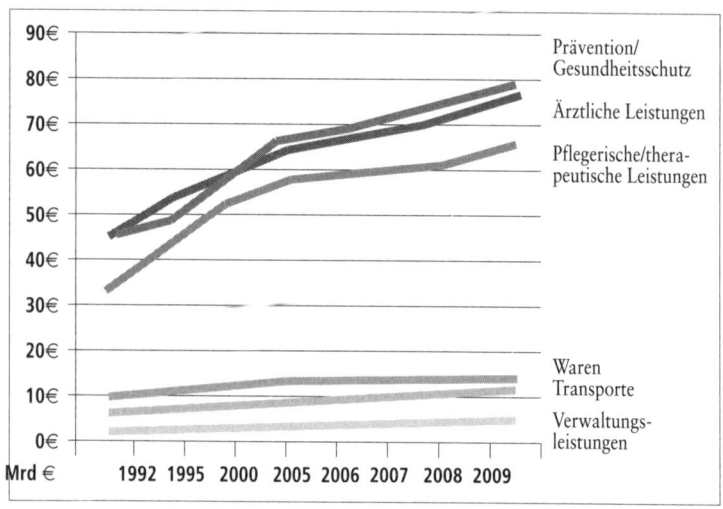

durchschnittliche 38 prozentige Steigerung der Neubildungs-
kosten zwischen 2002 und 2008 und die unterdurchschnitt-
liche 9 prozentige Kostensteigerung der Herz-Kreislauf-
Krankheiten im gleichen Zeitraum. Auch wenn diese Zahlen
schockieren, so sind die Berechnungen von Professor Dr. med.
Michael Schütte, Leiter des Fachbereichs Health-Care-
Management, FMO, aufgrund der Entwicklung der Haupt-
volkskrankheiten auch nicht erbaulich:

Die Einwohnerzahl in Deutschland wird von 82 auf ca. 68
Mio. sinken – bei 30 Prozent weniger Arbeitnehmern.[33] Die Altersgruppe der über 67-Jährigen wird um 55 Prozent ansteigen,
ebenso wie die Lebenserwartung und der Pflegebedarf. 1,1 Mio.
Demenzerkrankte verursachen im Jahr 2010 bereits Kosten

---

33 Statistisches Bundesamt 2006

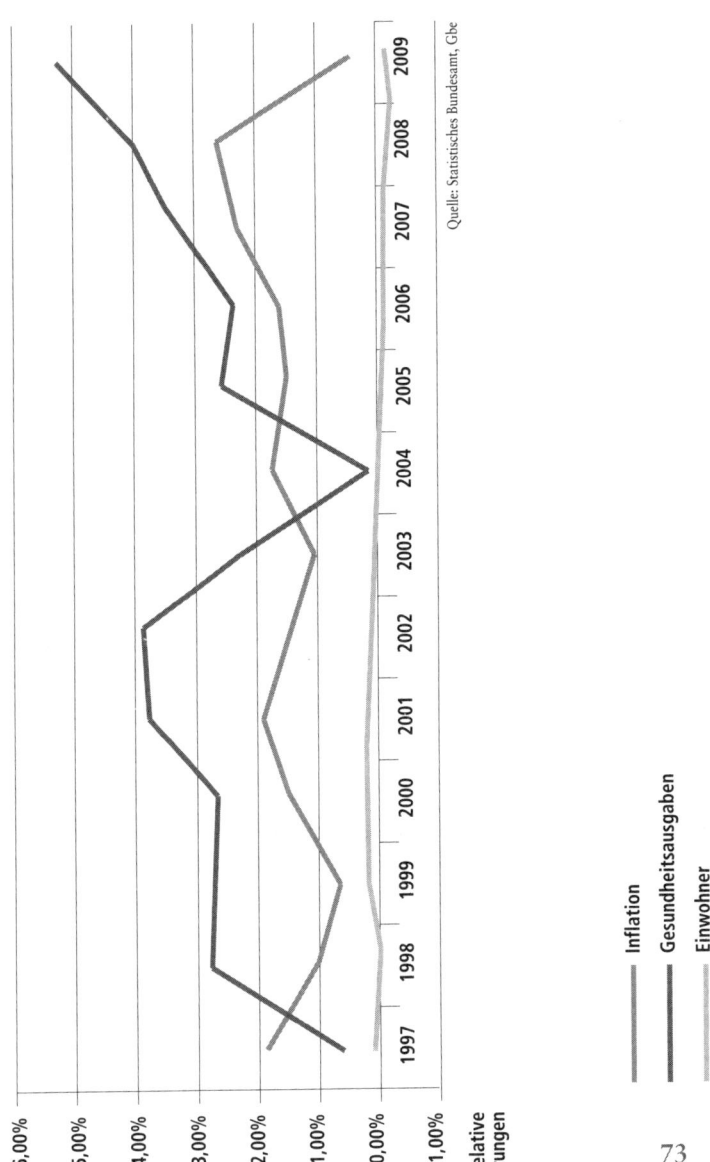

6,00%
5,00%
4,00%
3,00%
2,00%
1,00%
0,00%
−1,00%

relative
Änderungen

1997 1998 1999 2000 2001 2002 2003 2004 2005 2006 2007 2008 2009

Quelle: Statistisches Bundesamt, Gbe

—— Inflation

—— Gesundheitsausgaben

—— Einwohner

73

von 23 Mrd. Euro pro Jahr. Diese Zahl wird nach der Gbe[34] auf 1,6 Mio. Demenzkranke im Jahr 2030 steigen. Derzeit gibt es 6 bis 7 Millionen Diabetiker in Deutschland mit einer Dunkelziffer von 2 Millionen und einer konstanten jährlichen Wachstumsrate von ca. 5 Prozent. Dies bedeutet 20 Mio. Diabeteskranke im Jahr 2035. In den nächsten 25 Jahren wird erwartet, dass die Kosten allein für die Diagnose Diabetes mellitus auf 70 bis 80 Mrd. Euro und für Demenz auf 50 bis 60 Mrd. Euro jährlich steigen.

Der WHO-Bericht von 2010 betitelt die Zunahme der Adipositas als Epidemie. Jede Großstadt hat mittlerweile eine Schwerpunktambulanz für Adipositas bei Kindern und Jugendlichen. Es entsteht ein Todesquartett: Durch die Fettsucht steigen Blutdruck und Cholesterin und somit das Risiko für Arteriosklerose und Schlaganfall, Herzinfarkt und Diabetes mellitus. Dies deckt sich mit den Beobachtungen der Mediziner, die von zunehmender Multimorbidität berichten.

Ein wichtiger Aspekt des Problems Multimorbidität ist die Tatsache, dass das Vorliegen mehrerer (körperlicher) Erkrankungen das Risiko für eine psychische Co-Morbidität erhöht. Beispielsweise kann ein langjähriger Diabetes mellitus die Ausbildung einer Depression begünstigen und ist mit einer erhöhten Wahrscheinlichkeit für Angststörungen assoziiert. Der Alterssurvey[35] ergab zu diesem Thema: Der Anteil be-

---

34 GbE 2006

troffener Patientinnen und Patienten nimmt ab der Altersgruppe 40 bis 54 Jahre von Altersstufe zu Altersstufe stark zu. Der Prozentsatz der Befragten, die über fünf oder mehr gleichzeitig bestehende Erkrankungen berichten, verdreifacht sich von 4 Prozent in der Gruppe der 40- bis 54-Jährigen auf 12 Prozent in der Gruppe der 55- bis 69-Jährigen. Bei den 70- bis 85-Jährigen hat schließlich rund ein Viertel fünf und mehr Erkrankungen (24 Prozent). Die Ergebnisse des Surveys zeigen auch, dass Mehrfacherkrankungen nicht allein eine Herausforderung des hohen Alters sind, da bereits viele jüngere Personen darüber berichten.

Daher die Schlussfolgerung der Gesundheitsberichterstattung des Bundes, dass 80 Prozent der Gesundheitskosten Verhaltens- und Lebensstil-bedingt sind.

Die psychische Gesundheit, sowohl bei Kindern als auch bei Erwachsenen, verschlechtert sich dramatisch. Dies zeigt sich in der starken Zunahme der depressiven Erkrankungen bei Erwachsenen sowie den Verhaltensauffälligkeiten und emotionalen Störungen im Kindes- und Jugendalter.

Fazit: Ein Beibehalten der momentanen Verfahrensweisen ist unmöglich. Uns geht das Geld dafür und vor allem die Gesundheit dazu aus. Die Frage, ob wir uns diese Trends im Gesundheitssystem leisten wollen, mündet in die Frage, ob wir sie uns leisten können. Die Kostenschere in der untenstehenden Grafik läuft schon lange auseinander. Vereinfacht gesagt: Wir leisten unter steigendem Stress immer mehr, um immer mehr Geld für Gesundheit aufwenden zu können und im Er-

---

35 Bundesministerium für Familien, Senioren, Frauen und Jugend 2008

gebnis immer kränker zu werden. Kränker bedeutet weniger Leistungsfähigkeit. Das heißt wiederum Unfähigkeit, diese steigenden Kosten zu erwirtschaften.

Die Lösung liegt in der Krise

Nun mögen Sie sich denken: »Es ist doch absolute Utopie, zu meinen, dass sich im System etwas ändern lässt, da sich alle unsere Systeme am Rande eines Kollaps befinden: Finanzsystem, Gesundheitssystem, Rentensystem etc. Ich bin als Arzt frustriert. Jedes Mal, wenn eine neue Gesundheitsreform angesetzt wird, entstehen mehr Bürokratie und Vorschriften, mehr Aufwand, weniger Ertrag, und stets weniger Freiheit im ärztlichen Handeln. Alle reden immer nur. Besser wird nie etwas. Ich merke, dass auf die Politik kein Verlass ist. Ich muss wohl selbst etwas ändern, um diesem System zu entkommen.«

Aus der Systemanalyse ist bekannt: Jedes System lebt nur so lange, wie es mit Energie und Nachschub versorgt wird. Bricht dieser Strom ab oder verändert er sich, hört das System auf zu existieren. Die Wirksamkeit und Gültigkeit dieser Beobachtung sind am Fall der deutschen Mauer zu beobachten. Zunächst ging das Gerücht um, dass man ab sofort ohne Papiere ausreisen könne. Die Menschen drängten an die Grenzen, und diese öffneten sich, ohne dass ein Schuss fiel. Keiner der Beteiligten vermochte die alten Glaubenssätze und das alte System aufrechtzuerhalten, weder die Beteiligten, die das alte System mit Energienachschub versorgt hatten, noch die Bewohner der DDR und ein Teil dieser in der kontrollierenden Doppelfunktion.

Unser Gesundheitssystem wird von zwei Protagonisten mit Energie und Nachschub gefüttert: von den Patienten und von den Ärzten. Ändern diese ihr Verhalten, verändert sich das gesamte System.

Erfahrungsgemäß erweisen sich nur Lösungen als nachhaltig, die zum Wohle der Mehrheit der Beteiligten beitragen. Fast logischerweise stellt sich die Frage: Mit welcher Verhaltensänderung fühlen sich die Beteiligten wohl und sicher? Inspirationen und erprobte Verhaltensweisen liefert das vorliegende Buch, besonders für Ärzte.

Zu den betriebswirtschaftlichen und volkswirtschaftlichen Aspekten: Analysiert man verschiedene betriebswirtschaftliche und volkswirtschaftliche Axiome, so lässt sich beobachten, dass sich eins davon überlebt hat. Dies lässt sich umgangssprachlich so ausdrücken: Des einen Gewinn ist des anderen Verlust. Dies muss nicht mehr so sein. Viele Märkte beweisen beispielhaft, dass dieses Modell gewinnbringend für alle Beteiligten überwunden werden konnte, zum Beispiel die einstmals stagnierenden Branchen für Fahrräder, Telekommunikation und Kinos. Die Liste lässt sich beliebig verlängern. Wiederum stellt sich die Frage: Mit welchen Ideen lassen sich diese Erkenntnisse in der Gesundheitsbranche umsetzen? Inspirationen werden in den nächsten zwei Kapiteln präsentiert, konkrete Anleitungen finden sich im Praxisteil dieses Buches.

Unbestritten ist eins: Die Grundlage für ein wirtschaftliches Arbeiten ist der wichtigste Sicherheitsfaktor im selbstständigen Berufsleben. Muss sich ein Arzt Sorgen machen, wie

TREND BEHANDLUNGSANLÄSSE KRANKENHÄUSER	Veränderungen 1996–2009	2009	2008	2007	2006	2005
Alle Diagnosen/Behandlungsanlässe	13%	18.231.569	17.937.101	17.568.576	17.142.476	17.033.775
Faktoren, die den Gesundheitszustand beeinflussen und zur Beanspruchung des Gesundheitswesens führen	258%	592.482	611.456	621.616	617.430	656.960
Krankheiten des Nervensystems	94%	707.325	697.242	678.937	672.490	694.826
Symptome und abnorme klinische und Laborbefunde, die anderenorts nicht klassifiziert sind	34%	767.841	751.836	693.522	653.688	601.540
Infektiöse und parasitäre Krankheiten	65%	484.209	497.236	483.969	451.116	415.410
Krankheiten des Muskel-Skelett-Systems und des Bindegewebes	55%	1.647.486	1.589.775	1.523.927	1.439.927	1.400.064
Psychische und Verhaltensstörungen	40%	1.151.390	1.127.971	1.093.641	1.057.564	1.046.365
Krankheiten des Blutes und der blutbildenden Organe sowie bestimmte Störungen mit Beteiligung des Immunsystems	17%	124.921	124.128	118.966	117.695	115.318
Bestimmte Zustände, die ihren Ursprung in der Perinatalperiode haben	48%	175.845	182.212	174.471	167.686	162.561
Krankheiten des Verdauungssystems	19%	1.803.275	1.777.641	1.736.084	1.718.742	1.706.286
Krankheiten, Verletzungen und Vergiftungen	11%	17.635.534	17.317.671	16.943.940	16.524.523	16.372.136
Krankheiten des Kreislaufsystems	4%	2.704.239	2.675.770	2.627.928	2.567.816	2.556.680
Verletzungen und Vergiftungen und bestimmte Foilgen äußerer Ursachen	7%	1.833.391	1.755.071	1.709.480	1.710.768	1.665.610
Endokrine, Ernährungs- und Stoffwechsel-krankheiten	10%	482.555	483.972	473.444	471.375	463.384
Krankheiten des Atmungssystems	9%	1.169.430	1.086.070	1.088.890	1.035.987	1.086.910
Krankheiten der Haut und der Unterhaut	10%	252.203	246.942	239.995	233.276	228.294
Neubildungen	-3%	1.856.127	1.861.651	1.856.121	1.833.302	1.843.435
Krankheiten des Ohres und des Warzenfortsatzes	-15%	150.800	148.215	147.839	144.855	142.657
Angeborene Fehlbildungen, Deformitäten und Chromosomenanomalien	-15%	107.590	108.505	106.111	103.253	107.273
Komplikationen der Schwangerschaft, Geburt und Wochenbett	-21%	920.314	936.854	942.250	922.466	933.377
Krankheiten des Urogenitalsystems	-16%	974.007	948.869	934.813	908.656	891.951
Krankheiten des Auges und Augenanhangs-gebildes	-27%	322.586	317.711	313.552	313.861	310.195
Ohne Diagnoseangabe	-93%	3.517	7.830	2.974	509	4.677

2004	2003	2002	2001	2000	1999	1998	1997	1996
7.233.624	17.313.222	17.398.538	17.259.596	17.187.527	17.027.961	16.825.974	16.388.506	16.124.015
629.841	325.464	297.758	288.861	109.298	182.251	181.915	179.999	165.648
700.420	691.001	684.562	673.813	648.072	417.938	392.950	377.062	364.344
558.054	537.788	552.624	535.504	536.781	681.024	673.106	633.428	571.506
412.958	409.155	394.828	352.785	329.936	308.892	300.425	297.099	294.135
1.389.520	1.394.152	1.363.949	1.323.087	1.264.040	1.211.776	1.159.034	1.101.319	1.062.143
1.019.154	993.732	986.573	981.269	926.300	896.190	885.011	852.548	823.164
116.533	116.319	113.579	111.114	106.089	114.571	113.681	110.755	106.804
144.749	108.409	108.576	109.323	114.560	111.406	111.827	115.726	118.428
1.747.304	1.786.271	1.760.472	1.715.738	1.704.716	1.613.585	1.584.922	1.540.345	1.511.767
6.596.997	16.985.072	17.086.241	16.948.705	17.043.722	16.821.993	16.618.168	16.176.680	15.908.202
2.652.786	2.748.657	2.808.526	2.798.176	2.818.895	2.852.047	2.811.995	2.664.228	2.591.360
1.687.473	1.721.509	1.710.617	1.683.621	1.725.939	1.715.371	1.699.757	1.711.974	1.708.979
469.626	486.261	487.638	505.019	491.764	472.992	477.270	463.022	457.752
1.042.041	1.102.542	1.093.143	1.066.476	1.089.252	1.107.447	1.107.721	1.058.102	1.077.650
232.012	241.431	243.762	243.799	241.796	246.789	243.277	234.007	229.583
1.928.029	1.924.063	1.979.940	2.001.368	2.104.721	2.080.082	2.036.312	1.954.725	1.916.062
149.569	162.730	176.340	186.513	191.999	188.259	188.801	181.735	177.713
112.094	117.737	124.137	126.115	131.469	121.586	123.005	126.497	127.312
968.098	1.006.106	1.031.048	1.050.411	1.103.446	1.123.570	1.151.431	1.185.686	1.171.421
934.327	1.067.921	1.071.390	1.079.419	1.093.521	1.126.267	1.125.631	1.125.447	1.158.572
332.250	369.288	394.537	405.155	420.426	432.201	432.012	442.975	439.507
6.786	2.686	14.539	22.030	34.507	23.717	25.891	31.827	50.165

Quelle: www.gbe-bund.de

er im nächsten Monat sein Personal, seine Leasingraten und seine Miete bezahlt, oder wird er durch Medikamentenregresse bedroht, so kann es kaum gelingen, mit Freude und ohne Stress an die Arbeit zu gehen. Die finanzielle Sicherheit der Hausärzte und auch mancher Facharztkollegen ist heutzutage real bedroht. Daher scheint es nahezu absurd, die Lösung der oben beschriebenen Probleme anzugehen.

Aber nur nahezu: Der Verlust an eigener Lebensqualität wird den Arzt spätestens bei Eintritt des Burn-outs dazu zwingen, das eigene Verhalten zu reflektieren. Spätestens dann erlebt der Arzt, dass die bisherige Strategie, mehr und schneller das Bisherige zu wiederholen, für ihn nicht mehr überlebbar ist. Der körperliche und seelische Zustand zwingt ihn, sich selbst zu hinterfragen. Hierbei handelt es sich keinesfalls um eine individuelle Schwäche oder einen individuellen Mangel. Es ist nicht hilfreich, sich in dieser Situation persönlich infrage zu stellen, sondern eher die täglich immer wieder gewählte Strategie zu überdenken: Was trage ich dazu bei, dass es ist, wie es ist?

Angeregt durch diesen Prozess haben wir eine Strategie und eine Arbeitsanleitung entwickelt, die nicht nur die Lebensqualität des Arztes, sondern auch die des Patienten und anderer Beteiligter wesentlich verbessert.

Quantenmedizin als Weg aus der Krise
Das hier vorgestellte Modell der Quantenmedizin ist nicht am grünen Tisch entstanden, sondern aus der Praxis. Es wird erfolgreich gelebt. Erfreulicherweise zeigt sich, dass diese Methode das Potenzial hat, viele der oben beschriebenen negativen Symptome der Gesundheitsbranche zu ändern bzw. umzukehren.

Um aus dieser festgefahrenen Situation herauszukommen, betrachten wir in den nächsten Kapiteln zunächst die Grundlagen und Sichtweisen, um die es eigentlich geht: das momentan verfügbare Wissen über die Entstehung von Krankheit und Heilung. Gestärkt durch diese Einsichten, stellen wir die Methodik und Arbeitsanleitung vor, mit denen der Therapeut seine Praxis individuell und phasenweise umstellen kann, ohne sich, seine Mitarbeiter, seine Patienten oder seine finanziellen Ressourcen zu überfordern, ohne Angst davor zu haben, sich lächerlich zu machen oder pleitezugehen. Zudem bieten wir Ihnen begleitende Unterstützungsmaßnahmen in Form von Seminaren, Beratungen und Schulungen an.

Wir nutzen die Chance, die in der vermeintlichen Krise liegt. Das chinesische Wort für Krise besteht aus zwei Charakteren: Gefahr und Gelegenheit. Wenn wir auf die Gefahr starren, werden wir an den verkehrten Stellen ängstlich sparen und in andere überinvestieren. Fokussieren wir die Gelegenheit und pauschalieren nicht, erkennen wir Gelegenheiten früher und detaillierter. So wird rasche Wandlung möglich. Diese Wahl, eine Situation als Gelegenheit und nicht als Gefahr wahrzunehmen, ist beispielsweise die Ursache für schnelle Wohlstandsentstehung in angeblichen Wirtschaftskrisen.

Bevor wir spekulieren, welche Lösungsansätze existieren, wollen wir uns mit dem Fundament unseres Gesundheitssystems auseinandersetzen. Wie entstehen Krankheit und Heilung. Kann es sein, dass wir wesentliche Grundlagen auf dem Weg zu Heilung und Gesundheit übersehen?

»Die reinste Form des Wahnsinns ist es, nichts zu verändern und zu hoffen, dass alles besser wird.«

Albert Einstein

KAPITEL 3:
WIE ENTSTEHT
KRANKHEIT?

Kirsten Deutschländer: An mir selbst konnte ich folgende Beobachtungen machen: Bei mentalem Stress, zum Beispiel vor Prüfungen, habe ich keinen Appetit und neige zu Magenschmerzen. Einen grippalen Infekt ziehe ich mir überwiegend dann zu, wenn ich mich gleichzeitig sowohl in der Arbeit als auch in der Partnerschaft ärgere. Asthmatische Beschwerden treten nur dann noch auf, wenn ich mich in Situationen befinde, in denen ich mich hilflos ausgeliefert fühle und zusätzlich traurig oder verzweifelt bin. Kopfschmerzen oder Schmerzen im Bereich der Halswirbelsäule bekomme ich immer dann, wenn ich mir zu viel Arbeit aufhalse und zu wenig auf Entspannungspausen und Bewegung achte. Schlafstörungen habe ich nur dann, wenn ich die Probleme aus der Arbeit nicht loslassen kann. Körperlich und emotional erschöpft fühle ich mich nur dann, wenn ich nicht regelmäßig meditiere.

In meiner Praxiszeit konnte ich unzählige Beispiele beobachten, die auf ähnliche Zusammenhänge verwiesen. Recht typisch ist der Migränekopfschmerz durch unterdrückte Wut und unterdrückte Aggressionen, die häufig einer nahestehenden Person oder auch dem Vorgesetzten gelten. Doch jeder Mensch scheint unterschiedlich zu reagieren, je nach Disposition.

Mich beschäftigte eine wichtige Frage: Wieso konnte ich mir als Medizinerin nach zehn Jahren Ausbildung die gerade beschriebenen Zusammenhänge nicht genau erklären? Wieso konnte mir keiner meiner Professoren und Ansprechpartner in der Ausbildungszeit diese Effekte erläutern? Interessant ist, dass sich in den letzten 20 Jahren in der ärztlichen Sichtweise zwar ein multifaktorielles Erklärungsmodell durchgesetzt hat, aber aufgrund der enormen Komplexität oft der Blick für das Wesentliche verloren geht. Man postuliert zwar mehrere Einflussfaktoren, hat aber Schwierigkeiten, die Zusammenhänge genau zu verstehen, zu hinterfragen und zu gewichten. So werden beispielsweise 90% aller Bluthochdruckformen als essenziell bezeichnet. Analog verwenden wir als Mediziner laufend den Begriff der »unspezifischen Krankheit«; das bedeutet, die Ursache ist unbekannt (weil zu komplex), was uns aber nicht weiter stört. Wir sind es schon lange so gewohnt und geben uns damit zufrieden, ohne die Hintergründe genauer zu hinterfragen.

Natürlich konnte ich mir die Grippe mit einem geschwächten Immunsystem und den Magenschmerz mit einem überaktiven Vegetativum erklären. Warum aber nicht den Zusammenhang mit meinen Beobachtungen, der meinen Lebenswandel betrifft? Warum asthmatische Beschwerden auftreten in Situationen, in denen ich mich hilflos und traurig fühle, konnte ich mir mit der üblichen schulmedizinischen Sichtweise nicht erklären. Zunächst glaubte ich noch an die Koinzidenz, also das zufällige gleichzeitige Auftreten von Asthma und Traurigkeit und Hilflosigkeit. Dagegen sprach allerdings meine Statistik. Es stellte sich die Frage, wie die medizinische Forschung diese Zusammenhänge erklären kann. Wie hängen mein Bewusstsein, mein geistiger Zustand, mein seelisches Empfinden, also kurz gesagt, die Aspekte meiner Wahrnehmung mit meinem körperlichen Befinden zusammen?

Frustrierend für mich war, dass diese Zusammenhänge während meiner Ausbildung nie erwähnt wurden. Psychosomatik war damals nur ein minimaler Bestandteil der allgemeinmedizinischen Vorlesung. Erst während meiner Zeit als Assistenzärztin in der orthopädischen Abteilung wurde mir bei der Arbeit mit Fibromyalgiepatienten klar, wie groß der Einfluss der Psyche auf Schmerzerkrankungen zu sein scheint. Ich beobachtete die Tendenz der Kollegen, alles, was nicht erklärt werden konnte, mit der Bemerkung abzutun: »Ach, das ist psychisch.«

Eine Antwort auf die Frage, wie Wahrnehmung mit körperlichem Befinden zusammenhängt, liefern verschiedene wissenschaftliche Gebiete, darunter die Psychoneuroimmunologie, Psychoneuroendokrinologie, Neurobiologie, Hirnforschung, Genetik und Epigenetik, sowie die Forschungsergebnisse aus dem Bereich Psychophysiologie und Psychologie. Die psychosomatische Medizin erforscht systematisch seit ca. 1935 als eigenes Fach die geistig-seelischen Fähigkeiten und Reaktionsweisen von Menschen in Bezug auf körperliche Vorgänge. Durch die Erkenntnisse der Psychoneuroimmunologie und der Psychoneuroendokrinologie können diese Vorgänge genauer verstanden werden.

Robert Ader und Nicholas Cohen gelten als die Wegbereiter der interdisziplinären psychoneuroimmunologischen Forschung. Sie legten mit ihren Studien die Möglichkeit einer experimentellen Konditionierung der immunsuppressiven Effekte von Pharmaka nahe und prägten die Auffassung, dass das Immunsystem Signale vom Gehirn erhält.[36] Diese Forschungsgebiete zeigen uns, dass körperliche Faktoren wie der Mangel an Bewegung, minderwertige Ernährung oder Missbrauch von Genussmitteln, Umweltfaktoren wie Lärm, Strahlung, Schadstoffe, Bakterien und Viren sowie geistig-mentale Faktoren bei gestörtem Gleichgewicht Krankheiten auslösen können.

Zum Schluss werfen wir noch einen Blick auf Krankheiten, die durch medizinische Behandlungen entstehen und auf Erkrankungen, die eigentlich keine sind, sondern durch veränderte Laborwerte »gemacht« werden.

> Die **Psycho-Neuro-Endokrino-Immunologie** hat bewiesen, dass der geistig-mentale Faktor ausschlaggebend ist. Trotz vorhandener körperlicher oder umwelttechnischer Störfaktoren entscheidet letztendlich die geistig-mentale Ebene darüber, ob Krankheit entsteht.

Um diese Dominanz zu verstehen, beginnen wir mit der Psychoneuroendokrinologie, der Schnittstelle zwischen Psyche und Physis.

Psychoneuroendokrinologie

Die Psychoneuroendokrinologie untersucht die bidirektionale Kommunikation zwischen Gehirn und peripheren Organen über hormonelle Signale und ihre Bedeutung für Erleben und Verhalten. Insbesondere die Stressforschung führte zu vielen

---

36 Ader 1974; Ader/Cohen 1975

neuen Erkenntnissen, wie endokrine Anpassungsreaktionen des Organismus an psychische oder physische Belastungen erfolgen. Die Hauptrolle spielt die Hypothalamus-Hypophysen-Nebennierenrinden-Achse (HHNA): Das Steroidhormon Cortisol wird bei Bedarf, zum Beispiel bei Stress, durch Stimulation des aus der Hypophyse sezernierten adrenocorticotropen Hormons (ACTH) freigesetzt. ACTH wiederum wird durch die Sekretion des Corticotropin-releasing Hormon (CRH) des Hypothalamus reguliert. Durch negatives Feedback wird die Freisetzung der Hormone gehemmt. Zahlreiche Studien belegen, dass verschiedene psychische und physische Erkrankungen mit Veränderungen der HHNA-Aktivität einhergehen. Zum Beispiel zeigte sich eine hyperaktive HHNA bei depressiven Erkrankungen, bei Angststörungen und interessanterweise auch beim Metabolischen Syndrom.[37]

Eine erniedrigte HHNA-Aktivität mit Hypocortisolismus wird hingegen bei posttraumatischer Belastungsstörung (PTBS), Fibromyalgie sowie bei chronischem Erschöpfungssyndrom beschrieben.[38] Die Forschung in diesem Bereich führte dazu, dass neue endokrine Messverfahren entwickelt wurden. So können jetzt Cortisol, Testosteron und andere Steroidhormone sehr praktikabel und zuverlässig im Speichel gemessen werden.

Selbsttest: Beobachten Sie bewusst Ihre individuellen vegetativen Reaktionen auf Ärger. Steigt Ihre Herzfrequenz, atmen Sie schneller, kommen Sie ins Schwitzen, spannen Sie die Muskeln an, spüren Sie die Wut körperlich?

---

37 Chrousos/Kino 2007
38 Heim et al. 2000

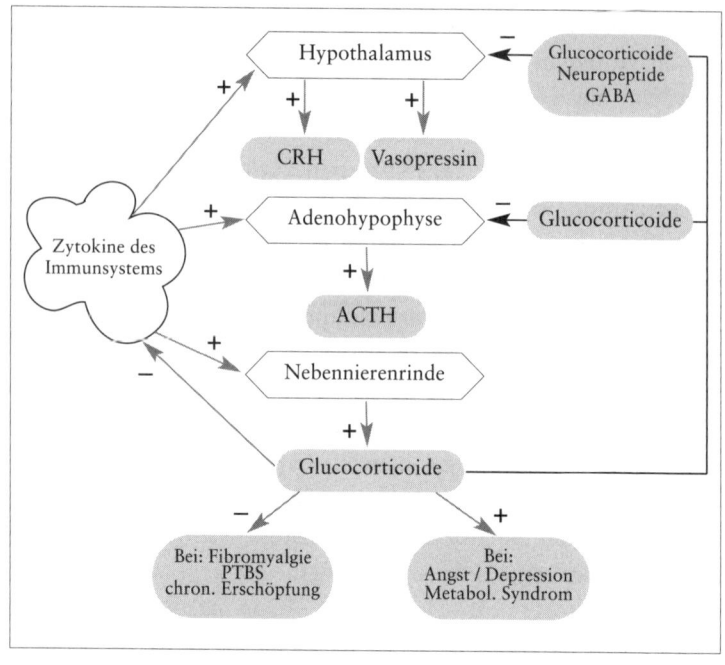

Psycho-Neuro-Endokrino-Immunologie

Das Forschungsgebiet Psychoneuroimmunologie untersucht den Einfluss psychischer und psycho-sozialer Faktoren auf die Kommunikationsprozesse zwischen Nerven-, Hormon- und Immunsystem. Heute sind die Forschungsgebiete Psychoneuroimmunologie und Psychoneuroendokrinologie zu einem Bereich verschmolzen.

Zahlreiche Untersuchungen lassen erkennen, dass Krebs erst entstehen kann, wenn unser Immunsystem gestört ist. Das belegt auch folgende Krankengeschichte:[39] Einem Patienten wurde versehentlich eine Niere mit Krebsknoten transplantiert. Um die Abstoßreaktion des Systems zu verhindern, verabreichte man Immunsuppressiva. Daraufhin vergrößerte sich die Niere, und wenige Tage später entdeckte man einen Tumor im Brustraum des Patienten, der bei der gleichen Untersuchung vor der Operation noch nicht vorhanden war. Ungewöhnlich war das schnelle Wachstum der Krebszellen. Die Ärzte beschlossen, die Immunsuppressiva abzusetzen. Obwohl sie sich so rasch ausgebreitet hatten, bildeten sich die Krebszellen ebenso schnell zurück, nachdem das Immunsystem wieder normal funktionierte. Diesen Untersuchungen ist es zu verdanken, dass die meisten Mediziner heute die sogenannte Überwachungstheorie akzeptieren.[40] Das heißt: Krebszellen entstehen permanent. Sie werden aber vom Immunsystem in Schach gehalten. Erst wenn dies gestört ist, entstehen Tumore.

Sehr interessant in diesem Zusammenhang ist die Feststellung, dass das Immunsystem konditioniert werden kann.

Wir können unser Immunsystem programmieren

Eines der wohl beeindruckendsten Beispiele dafür, wie das Nervensystem Einfluss auf das Immunsystem zu nehmen vermag, ist die klassische Konditionierung von Immunfunktionen.[41] Seit den ersten Versuchen von Ader und Cohen (1975) wurde die klassische Konditionierung des Immunsystems im-

39 Glaser 1976
40 Simonton 2010
41 Ader/Cohen 2001

mer wieder überprüft. Die Konditionierbarkeit von zellulären[42] und humoralen[43] Immunantworten sind sowohl tier- als auch humanexperimentell[44] gut dokumentiert. Prinzipiell handelt es sich bei der klassischen Konditionierung um ein simples Reiz-Reaktions-Lernen. Koppelt man einen physiologisch relevanter Reiz, der eine reflektorische physiologische Reaktion im Organismus hervorruft, zeitlich mit einem neutralen Reiz, so kann die Reaktion zukünftig auch von dem vormals neutralen Reiz ausgelöst werden (Pawlow 1928).

Das klassische Konditionieren ist durch den pawlowschen Hundeversuch bekannt geworden; dabei wird dem Hund Fressen verbunden mit einem Klingelton angeboten, und nach einiger Zeit löst allein der Klingelton die Speichelsekretion aus.

Selbsttest: Aktiviert sich bei Ihnen die Speichelsekretion, wenn sie an bestimmte Speisen denken?

Auf diese Weise kann man auch das menschliche Immunsystem durch gekoppelte Reize programmieren. Dazu wurde folgender Versuch durchgeführt:

Testpersonen wurde Adrenalin injiziert und gleichzeitig ein Brausebonbon gegeben. Anschließend wurde gemessen, inwieweit sich die Aktivität der natürlichen Killerzellen durch die Adrenalininjektion gesteigert hatte. Nach mehrfacher Paarung (Injektion plus Brausebonbon) konnte der alleinige Ge-

---

42 Ader/Cohen 1982; Hiramoto et al. 1987; Exton et al. 1998b
43 Ader/Cohen 1975; Ader 1993; Alvarez-Borda et al. 1995
44 Kirschbaum et al. 1992; Goebel et al. 2002

nuss des Brausebonbons die Aktivität der natürlichen Killerzellen erhöhen.[45]

Lassen Sie sich diese Erkenntnis auf der Zunge zergehen! Durch so einfache Konditionierung soll es möglich sein, unserem Immunsystem zu mehr Aktivität zu verhelfen? Die Antwort ist eindeutig Ja! Dies eröffnet ganz neue Möglichkeiten der Therapie.

Es ist klar bewiesen, dass die Steigerung der Aktivität natürlicher Killerzellen konditionierbar ist.[46] Diesen Zellen kommt bekanntermaßen eine wesentliche Bedeutung in der immunologischen Auseinandersetzung mit viralen Erregern und mit Krebszellen zu.

Die Konsequenzen hieraus müssten in jede Krebs- und Schmerztherapie mit einfließen und gehören unbedingt zum Grundwissen eines jeden Mediziners bzw. eines jeden Therapeuten!

In einer Arbeit von 1994 zeigten Gauci und seine Mitarbeiter, dass bei Allergiepatienten die Auslösung der Mastzelldegranulation konditioniert werden kann. Vereinfacht heißt das: Allergische Reaktionen können durch die Psyche und Denkvorgänge beeinflusst werden. Sehr häufige Beispiele aus der Praxis sind Lebensmittelallergien, die nahezu unberechenbar auftreten. Vermutlich entscheidet die aktuelle psychische Verfassung darüber, ob es zur Histaminfreisetzung und somit zur allergischen Reaktion kommt oder eben nicht.

---

45 Buske-Kirschbaum et al. 1992
46 Buske-Kirschbaum et al. 1992

Gauci und seine Mitarbeiter verabreichten zum auslösenden Allergen (unkonditionierter Reiz) ein Getränk, das eine neuartige Geschmacksrichtung aufwies (konditionierter Reiz). Bereits nach einem einzigen Lerndurchgang führte daraufhin die alleinige Gabe des Getränks zu einem im Vergleich zur Kontrollgruppe signifikanten Anstieg der Mastzelltryptase im Nasensekret (konditionierte Immunreaktionen) der Versuchspersonen.[47]

Diese Reaktion kann unterbunden werden, indem man den Testpersonen die Versuchsanordnung erklärt. Dies weist darauf hin, dass der entscheidende auslösende Faktor die Bewertung des Versuchs durch das Bewusstsein der Testperson ist. Hieraus entstehen immer mehr Ansätze und Möglichkeiten, neue Therapieformen zu entwickeln, beispielsweise ein Training zur Optimierung des Immunsystems, das die Konditionierung nutzt.

Aufgrund zahlreicher Untersuchungen und Forschungsergebnisse entsteht immer mehr Detailwissen, wie sich äußere Faktoren auf die innere Gefühlswelt auswirken und welche körperlichen Reaktionen daraus folgen.

> Man hat erkannt, dass es für das eigene Immunsystem, für die eigene Selbstheilungskraft keinen äquivalenten äußeren Ersatz gibt. Synthetische Mittel besitzen durchaus ihre Berechtigung, finden allerdings dann ihre Grenzen, wenn die Selbstheilungskräfte unseres Immunsystems nicht dazukommen.

47 Gauci et al. 1994

In einer Reihe von Studien konnte an HIV-positiven Probanden – zumeist homosexuellen Männern – gezeigt werden, dass psychosoziale Belastungen zu einer verstärkten Abnahme von T-Helferzellen und damit einem stärkeren Voranschreiten der Erkrankung führten.[48]

Unsere durch Technik und Chemie geprägte Umwelt hat dafür gesorgt, dass sich ein Ungleichgewicht zuungunsten unseres Immunsystems entwickelt hat. Unterfunktionen des Immunsystems zeigen sich in Infektanfälligkeit sowie Tumorerkrankungen, Überfunktionen in Allergien und Autoimmunerkrankungen.

Die Psycho-Neuro-Immuno-Endokrinologie lehrt uns, dass Immunstörungen nicht primär auf der körperlichen Ebene entstehen, sondern dass das Immunsystem von Empfinden, Fühlen und Denken beeinflusst wird. Negative seelische Befindlichkeiten wie Depressionen, Ängste oder Einsamkeit wirken sich hemmend auf das Immunsystem aus. Lebensfreude, Gelassenheit, Fröhlichkeit und Liebe fördern dagegen unsere Abwehrkraft. Diese Beziehung zwischen Seelenleben und Selbstheilungskraft konnte durch zahlreiche Fakten wissenschaftlich belegt werden und ist rund um die Uhr wirksam. Ist es da nicht zwingend notwendig, jede Möglichkeit auszuschöpfen, um die Lebensbedingungen des Einzelnen und der Gesellschaft im Allgemeinen zu verbessern?

Krankheit signalisiert Ungleichgewicht

Um die Wechselwirkungen zwischen Hormon-, Immun- und Nervensystem besser zu verstehen, ist »**sickness behavior**« ein

---

48 Kemeny et al. 2003

Schlüsselphänomen. Darunter versteht man eine Konstellation von Erlebens- und Verhaltensweisen, die ein Organismus durchmacht, wenn er gegen infektiöse Erreger kämpft. Dazu gehören Erschöpfung, Appetitverlust, Schlafstörungen sowie Traurigkeit, Interesselosigkeit und Konzentrationsstörungen. Diese Symptome werden als notwendige Anpassungsleistungen des Organismus angesehen, um unnötigen Energieaufwand zu vermeiden und möglichst viel Energie in Richtung Erregerabwehr zu kanalisieren.[49]

Selbsttest: Erinnern Sie sich an Lustlosigkeit etc. bei Infektionen?

Diese Konstellation der Symptome ist nicht nur typisch für Infektionskrankheiten, sondern liegt auch bei depressiven Erkrankungen vor. Für die Annahme, dass depressive Symptome Ausdruck einer proinflammatorischen Reaktionslage sind, gibt es mittlerweile valide Daten: Aus einer Reihe von Tierversuchen und Studien zur Immuntherapie von Krebserkrankungen und Hepatitis C geht hervor, dass proinflammatorische Zytokine ein depressionsähnliches Krankheitsbild mit Stimmungsveränderung, Antriebs- und Interesseverminderung, Libidoverlust, Konzentrationsstörungen und sozialem Rückzug sowie Erschöpfung, Appetitverlust und Schlafstörungen hervorrufen können.[50]

---

49 Danzer/Kelley 2007
50 Üxkuell 2011

Klinisch depressive Patienten mit akutem Koronarsyn-drom weisen im Vergleich zu psychopathologisch un-auffälligen Patienten innerhalb von einem Jahr ein mehr als vierfach erhöhtes Herzinfarkt- und Mortalitätsrisi-ko auf. Dies ist unabhängig von der Schwere ihrer kar-dialen Erkrankung, dem Therapieregime und einschlä-gigen weiteren Risikofaktoren.[51]

Hier stellt sich wieder die Frage, was war zuerst da: die Henne oder das Ei? Führen äußere Faktoren zur Depression oder werden wir durch chronische Entzündungen depressiv?

Sicher ist, dass chronische seelische Belastungen, wie zum Beispiel Partnerkonflikte oder Sorgen um die Kinder, über die HHN-Achse zur Erhöhung von Entzündungsparametern füh-ren – und damit verbunden zu depressiven Symptomen –, aber umgekehrt wohl auch Depressionen chronische Entzündungs-prozesse unterhalten. Dies zeigt die ständige bidirektionale Ver-bindung zwischen Gehirn und peripheren Organen. So wird der Boden für die Entstehung chronischer Krankheiten bereitet.

Die alte naturheilkundliche Lehre von der Selbstheilungs-kraft des Organismus (im Wesentlichen vom Immunsystem vermittelt) wird damit in der heutigen Zeit glänzend bestätigt und erweitert. Die Fähigkeit der Selbstheilung – und mehr noch die Gesunderhaltung – erfordert ein aktives Immunsys-tem, und das wiederum ist von unserer seelischen und körper-lichen Befindlichkeit abhängig.

---

51 Lesperance et al. 2000

Eindeutig messbar ist zum Beispiel das Gleichgewicht von Helfer- und Suppressorzellen (T4- bzw. T8-Lymphozyten). Diese aktivierenden bzw. dämpfenden Zellsysteme sind vielfältig mit anderen Zellreihen (zum Beispiel Makrophagen, B-Zellen und Killerzellen) vernetzt. Der Informationsaustausch zwischen diesen Zelllinien erfolgt über Interleukine (Zytokine) als Botenstoffe. Dabei handelt es sich um Eiweißverbindungen (Peptide), die vom Körper, das heißt von den immunologisch aktiven Zellen, selbst gebildet werden. Gefühle, die im limbischen System durch Input aus neokortikalen Strukturen entstehen, werden auf molekularer Ebene in Neurotransmitter übersetzt, die ihrerseits wieder die Ausschüttung von Hormonen anregen. Das Immunsystem besitzt Rezeptoren für Neurotransmitter, und das Gehirn kann Botschaften der Zytokine aus dem Immunsystem verarbeiten. Über diesen Mechanismus können äußere Faktoren die seelische Befindlichkeit und dadurch immer auch die körperliche Befindlichkeit beeinflussen.

Psychische Belastung führt zu viralen Infektionskrankheiten

In vielen Studien konnte gezeigt werden, dass psychische Belastungen zu einer erhöhten Infektanfälligkeit führen.

Cohen und Mitarbeiter führten Studien durch, bei denen Probanden mit Viren entweder unter Quarantänebedingungen infiziert oder aktiv geimpft wurden. Sie stellten fest, dass Menschen, die sich stärker psychosozial belastet und gestresst fühlten, wesentlich eher Symptome entwickelten als Menschen, die sich als seelisch stabiler einstuften. Die Interleukin-6-Konzentration, die Schleimmenge sowie die Beschwerden

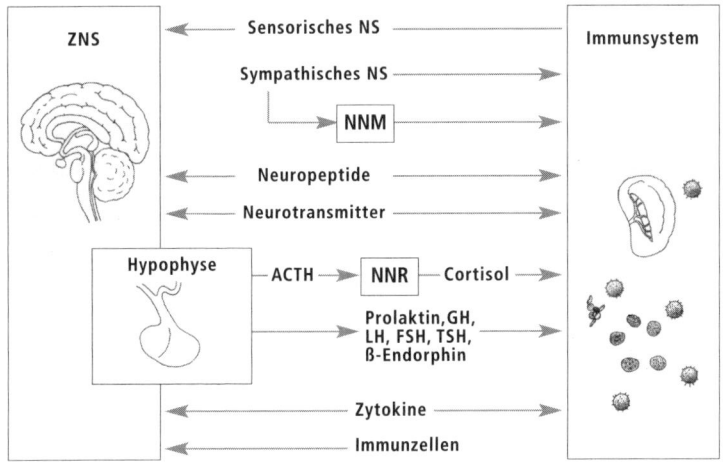

Bidirektionale Kommunikation zwischen ZNS und Immunsystem

der oberen Atemwege standen dabei in positivem Zusammenhang mit dem psychischen Belastungsgrad der Probanden.[52]

*Selbsttest: Kennen Sie das Symptom, dass Sie in einem dringend
benötigten Urlaub krank werden? Gegebenenfalls ein Hinweis
darauf, dass durch den Urlaub noch mehr Stress entstanden ist
und so die Infektanfälligkeit weiter angestiegen ist.*

*Kirsten Deutschländer: Während meiner Arbeit als Chefärztin
in einer Reha- und Präventionsklinik für Eltern und Kinder
beobachtete ich diese Effekte am laufenden Band. Mütter mit*

---

52 Cohen et al. 1999

Kindergartenkindern, die normalerweise zur Reifung des Immunsystems alle sechs Wochen einen Infekt durchmachen, erkranken nur dann selbst, wenn sie stark unter Stress stehen. Je häufiger die Mütter erkranken, desto schlechter steht es um ihre seelische Verfassung. Dahinter stecken häufig Partnerkonflikte oder die Situation, alleinerziehend zu sein.

Kiecolt, Glaser und Mitarbeiter bewiesen 1998 die negative Auswirkung von chronischem Pflegestress und Prüfungsstress sowie eine reduzierte Immunantwort bei Impfungen durch Stress anhand der Erhöhung verschiedener biochemischer Marker sowie mittels Reaktivierung von latenten Viren (EBV, HZV, HSV 1).[53]

Stress behindert die Wundheilung

Chronischer Pflegestress sowie eheliche Auseinandersetzungen führen ebenfalls zu einer Verschlechterung der Immunität und zu einer verlängerten Wundheilungszeit. Kiecolt und Glaser (2005) verglichen den Wundheilungsverlauf von Ehepaaren, die sich stritten oder einen harmonischen Umgang pflegten. Dabei konnten sie zeigen, dass es bei Ehepaaren, die im Clinch lagen, zu einer verzögerten Wundheilung kam. Es zeigte sich eine verminderte Produktion von Interleukin-6, Interleukin-1-Beta und Tumornekrosefaktor-alpha (TNF-alpha). An chronisch gestressten Frauen, die Alzheimer-Patienten pflegten, zeigte sich eine um 25% verzögerte Wundheilung.[54]

53 Glaser/Kiecolt-Glaser 1998
54 Kiecolt-Glaser et al. 2005

Im Zusammenhang mit den Ergebnissen, die sich zwischen Stress und Wundheilung ergaben, ist die Frage interessant, wie sich der Stress in Krankenhäusern auf postoperative Komplikationen und den Heilungsverlauf auswirkt. Der Heilungsverlauf jeder Erkrankung könnte durch verbesserte Arbeitsbedingungen im Krankenhaus aufseiten des Personals und durch menschlicheren Umgang mit den Patienten deutlich verbessert werden.

Elterlicher Stress macht Kinder krank

Weiterhin ist empirisch gut belegt, dass Stress und Depression mit einer erhöhten Anfälligkeit für atopische Dermatitis, allergische Rhinitis und Asthma einhergehen.[55]

Kinder aus Familien mit atopischer Diathese zeigen erhöhte IgE-Konzentrationen sowie eine verstärkte Reaktion auf Hausstaubmilben, Vermehrung von Lymphozyten und erhöhte TNF-alpha-Spiegel nach Stimulation peripherer Blutmonozyten, wenn sich die Betreuungspersonen in den ersten 18 Monaten nach der Geburt des Kindes verstärkt gestresst fühlen. Kinder wiesen zudem innerhalb der ersten 14 Lebensmonate wiederholte Anzeichen asthmatischer Beschwerden auf, wenn ihre elterlichen Bezugspersonen 2 bis 3 Monate nach ihrer Geburt vermehrt Stress empfanden.[56]

Kirsten Deutschländer: Ein befreundetes Arztehepaar, beide in der Assistenzarztzeit, kam mit der dreijährigen Tochter in meine Sprechstunde. Beide berichteten über ihr Problem, dass die Tochter immer dann starke Asthmaanfälle entwickelte,

---

55 Wright et al. 2005
56 Wright et al. 2002

*wenn die Mutter Nachtdienst hatte. Sobald der Vater Nacht-
dienst hatte und die Mutter zu Hause war, traten keine Asthmaanfälle auf. Die Kollegin hatte bis kurz vor der Geburt und
auch sechs Wochen nach der Geburt des Kindes wieder arbeiten müssen, da sie Angst hatte, ihre Ausbildungsstelle in der
Praxis zu verlieren. Den Stress, den die beiden hatten, kann
man sich als Mediziner lebhaft vorstellen.*

Überforderung, Depression und Angst führen zu chronischen Krankheiten

Die möglicherweise wichtigste Erkenntnis aus der Psycho-Neuro-Immuno-Endokrinologie ist, dass chronische Stressoren, die
den Körper in seiner Reaktionsmöglichkeit überfordern, im
ganzen Organismus zu chronischen Entzündungsprozessen führen können. Die proinflammatorischen Zytokine IL-6, IL-1 und
TNF-alpha fördern nicht nur lokale Entzündungs- und Wund-
heilungsprozesse, sondern regulieren auch systemisch, das heißt
im ganzen Körper die mit inflammatorischen Prozessen verbundenen Veränderungen des Stoffwechsels und der Körpertempe-
ratur: Sie induzieren die Bildung von Akute-Phase-Proteinen
wie CRP und hemmen die Bildung von Albumin; sie stimulieren
die Freisetzung von Neutrophilen aus dem Knochenmark, induzieren im Hypothalamus Fieber und andere Krankheitssympto-
me (sickness behavior), aktivieren die HHP-Achse und die Freisetzung von Cortisol, fördern die Koagulation und mobilisieren
die für die Temperaturerhöhung notwendige Energie durch Ka-
tabolismus in Fettgewebe und Muskulatur.[57]

---

57 Murphy et al. 2008

Wenn diese Wirkung der proinflammatorischen Zytokine, die im Rahmen von akuten Infekten normalerweise zum Schutze des Organismus dient, unangemessen stark ist und lange dauert und die Entzündung dadurch nicht zum Stillstand kommt, kann dies den Organismus schädigen und zu chronischen Erkrankungen führen.

Es steht mittlerweile außer Frage, dass chronische Entzündungsprozesse wesentlich an der Pathogenese von chronisch-entzündlichen Krankheiten beteiligt sind, so zum Beispiel an kardiovaskulären Krankheiten (unter anderem Bluthochdruck, koronarer Herzkrankheit, zerebralem Insult), Osteoporose, gewissen lymphoproliferativen Erkrankungen und einigen Krebsformen (unter anderem multiples Myelom, Non-Hodgkin-Lymphom, chronische lymphatische Leukämie), Morbus Alzheimer und Zahnfleischentzündungen.[58] Erhöhte Serumwerte von Entzündungsmarkern im Alter korrelieren mit einer verringerten Lebenserwartung.[59]

Es gibt mittlerweile ausreichend Belege dafür, dass Depression, Angst und psychische Belastung die Bildung von proinflammatorischen Zytokinen, insbesondere von Interleukin-6, stimulieren und damit Entzündungsprozesse unterhalten können.[60]

58 Ershler/Keller 2000
59 Harris et al. 1999
60 Kiecolt-Glaser et al. 2003

Lässt man diese Erkenntnisse auf sich wirken, so öffnet sich ein ganz neues Bild davon, wie Krankheiten entstehen, und vor allem auch darauf, wie wir durch unsere Lebensweise der Entstehung von chronischen Krankheiten Vorschub leisten.

In einer interessanten Studie von 2007 konnten Friedmann und Mitarbeiter zeigen, dass Entzündungswerte niedriger sind, wenn Patienten sich selbst verwirklichen wollen, zweckbestimmt leben und eine persönliche Entwicklung anstreben. Dagegen wirkt sich Wohlbefinden, das nur durch kurzfristige Vergnügungen und schnelle Befriedigung erreicht wird, wenig positiv auf die Entzündungswerte aus.

Religiöse Menschen, die häufig in gemeinsamen Gottesdiensten zusammenkommen oder die Stätte ihres Glaubens aufsuchen, haben ein um 25 % verringertes Mortalitätsrisiko.[61] Dies lässt uns schon erahnen, wie die lange nicht verstandene, weit unter dem amerikanischen Durchschnitt gelegene Herzinfarkt- und Krebserkrankungsrate in dem pennsylvanischen Dorf Roseto zustande kam. Als einzigen protektiven Faktor fanden die Wissenschaftler die ausgeprägten sozialen Beziehungen und die kommunikative und unterstützende Lebensweise. Alle anderen Risikofaktoren glichen denen der amerikanischen Durchschnittsbevölkerung.[62]

---

61 McCoullough et al. 2000
62 Wolffl Bruhn 1995

Positive soziale Beziehungen halten gesund.

Für folgende Faktoren wurde in Studien der Nachweis erbracht, dass sie das Immunsystem schwächen: Tod des Partners, Pflege von demenzkranken Angehörigen, pflegebedürftige behinderte Kinder, Scheidung, Trennung, Eheprobleme, Arbeitslosigkeit, Naturkatastrophen, Depressionen.
Dieser Zusammenhang besteht 24 Stunden am Tag.

Die Wirkmechanismen erklären, warum dauerhafter Ärger zu körperlichen Auswirkungen wie Magenkrämpfen, Kopfschmerzen, Rückenschmerzen etc. führen kann.

Bevor Sie weiterlesen, überprüfen Sie bitte diesen Mechanismus durch einen *Selbsttest*. Dies ermöglicht Ihnen sofort, die Gültigkeit dieser wissenschaftlichen Erkenntnisse am eigenen Körper zu überprüfen:
Wird Ihnen warm ums Herz, wenn Sie an Ihre/n Liebste/n denken? Welche körperliche Reaktion nehmen Sie wahr, wenn Sie einen Brief öffnen und lesen, dass das Finanzamt eine fünfstellige Nachzahlung fordert, oder Sie einen Brief von der KV oder der Prüfungsstelle Ärzte erhalten mit der Aufschrift »persönlich«? Wenn Sie bei keinem dieser Beispiele den Zusammenhang zwischen Gedanken und körperlichen Reaktionen wahrnehmen, dann sollten Sie vor und nach einem dieser Erlebnisse eine Speichelprobe machen und zur

Cortisol-Bestimmung an Ihr Labor schicken, dann können Sie die Auswirkung Ihrer mentalen Erlebnisse anhand biochemischer Werte ablesen.

Der Zusammenhang zwischen den Aspekten der Wahrnehmung und der körperlichen Befindlichkeit ist somit erklärbar. Das ist die Grundlage zum Verständnis des Nocebo-Effekts.

Nocebo-Effekt

Die Placebo-Forschung macht deutlich, wie stark Wertvorstellungen, Überzeugungen, Prägungen, Sichtweisen und Glauben den Körper beeinflussen können. Immer wieder wird von Fällen berichtet, bei denen die Diagnoseaussage des Arztes das eigentlich krank machende Agens war.

Fallbeispiel: Ein Mann, der an Kehlkopfkrebs erkrankt war und dem der Arzt eine Lebenserwartung von einem Jahr mitgeteilt hatte, starb exakt nach diesem einen Jahr. Für die Ärzte war das überraschend, sodass eine Obduktion veranlasst wurde. Diese ergab, dass der Tumor vollkommen verschwunden war. Der Mann war anscheinend aufgrund seiner festen Überzeugung verstorben, dass er nur noch ein Jahr zu leben habe.

Fallbeispiel: Derek Adams wollte nicht mehr leben, da er von seiner Freundin verlassen worden war. Nachdem der 26-Jährige 29 Tabletten eines Antidepressivums geschluckt hatte, bekam er Todesangst. Der Blutdruck sackte aufgrund der massiven Überdosis ab, und auch in der Klinik konnte er zunächst nicht stabilisiert werden. Die Tabletten, mit denen sich Adams töten wollte, hatte er als Teilnehmer einer Medikamentenstudie erhalten. Wie bei solchen Studien üblich, bekam allerdings nur die eine Hälfte der Teilnehmer das richtige Medikament. Die andere Hälfte bekam ein Placebo, ohne es zu wissen. Der suizidgefährdete Adams gehörte zur Placebo-Gruppe, wie sich im Krankenhaus herausstellte. Als er davon erfuhr, hatte er innerhalb kürzester Zeit keine Beschwerden mehr und war – zumindest körperlich – kerngesund.[63]

Bayer[64] hat das Phänomen des Nocebo-Effekts bei klinischen Untersuchungen zu Aspirin beobachtet: Nachdem ein Teil der Probanden über eventuelle Nebenwirkungen im Magen-Darm-Trakt aufgeklärt worden war, zeigten die Testpersonen dreimal häufiger entsprechende Symptome als jene Teilnehmer, die diese Information nicht erhalten hatten. Ähnliche Erfahrungen machten Wissenschaftler bei einer Studie zum Einsatz von Aspirin bei Migräne. Hier erhielten die Probanden unterschiedliche Fragebögen zur Auswertung: Testpersonen, die auf einer Checkliste ihre Beobachtungen ankreuzen sollten, verspürten plötzlich doppelt so viele Beschwerden wie diejenigen, die auf offene Fragen zu antworten hatten.

»Wer die Packungsbeilage genau liest, ein Gespräch mit dem Arzt oder Apotheker über Begleiterscheinungen führt oder Medienberichte zu einer neuen Erkältungswelle hört, kann schnell davon betroffen sein«, erläutert Bayer-Sprecher Hartmut Alsfasser.

63 General Hospital Psychiatry 2009
64 Welt 2009

Dieser Effekt, bekannt als Nocebo-Effekt, ist eine der gefährlichsten »Waffen« des Arztes. Daher unterstützen wir die Forderung der Ärztekammer,[65] die Forschungsergebnisse den Studenten und Ärzten in der Ausbildung nahezulegen. Wir müssen ein Bewusstsein dafür schaffen, wie gefährlich es im Einzelfall sein kann, Menschen mit negativen Aussagen allein zu lassen. Wie man sieht, ist es nicht nur möglich, an einer Erkrankung zu sterben, sondern auch aufgrund der negativen Aussagen eines Therapeuten. Die Voraussetzungen, die einen Nocebo-Effekt begünstigen, sind ängstliche Persönlichkeitsstruktur, traumatische Erlebnisse und erst kürzlich durchgemachte Erkrankungen.

Kirsten Deutschländer: Während meiner Praxistätigkeit in der Allgemeinmedizin habe ich diese Phänomene häufig erlebt. Patienten waren aufgrund einer schnell dahingesagten Diagnose in einer kalten Krankenhausatmosphäre, in der immer das Damoklesschwert des Todes über einem schwebt, total verunsichert. Zum Beispiel erinnere ich mich an einen Patienten, dem die Diagnose Niereninsuffizienz mitgeteilt wurde. Eine Aufklärung, darüber, was das genau bedeutet, erfolgte zunächst nicht. Als ich den Patienten einige Monate später wiedersah, war er abgemagert, wirkte depressiv und litt an Panikattacken. Auf Nachfragen, was passiert sei, beschrieb er, dass er allein durch die ohne Kommentar in den Raum gestellte Diagnose sofort daran denken musste: »Jetzt kann ich meine Kinder nicht mehr aufwachsen sehen. Ich bin sterbenskrank und muss an die Dialyse, mein Leben ist zu Ende.«

---

65 Deutsches Ärzteblatt 107/2010

Dabei hatte er nur einen leicht erhöhten Kreatininwert von 1,3–1,6 mmol/dl. Viel Leid wäre ihm erspart geblieben, wenn der behandelnde Arzt anfangs mit ihm ein ausführliches und einfühlsames Gespräch geführt hätte.

Viele Patienten kamen mit der Bitte zu mir, ihnen die Aussagen der Krankenhauskollegen oder auch der Spezialisten zu erklären. Ich möchte hier den Facharztkollegen keine Vorwürfe machen, denn die gegebenen Strukturen ermöglichen kein adäquates Gespräch. Ich sah eine meiner Hauptaufgaben als Hausärztin genau darin, unterschiedliche Befunde aus Krankenhäusern und von Fachärzten zu sammeln, zu koordinieren und den Patienten so zu vermitteln, dass sie die wichtigen Informationen verstehen und daraus Mut schöpfen konnten. Meine Aufgabe war es, den Nocebo-Effekt zu relativieren, Hoffnung zu machen, das Glaubenssystem der Patienten auf Ressourcen zu überprüfen und Wege aufzuzeigen, wie sie aus dieser negativen Programmierung wieder herauskommen konnten.

Es kann gar nicht oft genug wiederholt werden, wie wichtig die Wortwahl in jedem einzelnen Fall ist. Dazu muss man in jedem Moment präsent und achtsam sein, voll konzentriert auf den Patienten, damit man genau die Worte trifft, die dem Patienten am meisten bei seiner Heilung unterstützen und die ihn am tiefsten berühren. Diese Art von Arbeit hat für mich etwas Heiliges, sie beschreibt die ursprüngliche Aufgabe des Arztes. Das gelingt aber nur in einem Medizinsystem, in dem Zeit für den Vertrauensaufbau zwischen Arzt und Patient zur Verfügung steht.

Und noch ein Beispiel, das die maximale Auswirkung von Überzeugungen und Glaubensmustern auf erschreckende Weise deutlich macht: In den 1930er-Jahren wurde in Indien ein erstaunliches Experiment zugelassen:[66] Opfer des Versuchs war ein zum Tod durch den Strang verurteilter Verbrecher. Ein Arzt überzeugte den Delinquenten, dass es wesentlich angenehmer sei, zu verbluten, weil er dabei keine Schmerzen verspüre. Der Gefangene willigte ein, ließ sich ans Bett fesseln und die Augen verbinden. Der Arzt hatte mit Wasser gefüllte Beutel am Bett angebracht. Er ritze die Haut des Gefangenen an Händen und Füßen ein. Im selben Moment ließ er das Wasser in Blechschüsseln tropfen. Erst schnell, dann langsamer, dazu stimmte er einen monotonen Singsang an. Der Gefangene hörte es tropfen und fühlte sich bald schwächer. Als alles Wasser in die Schüssel getropft war, hörte der Arzt auf zu singen. Er dachte, der Gefangene schlafe, doch das stellte sich als Irrtum heraus: Der gesunde junge Mann war gestorben, dabei hatte er kaum Blut verloren.

Wir haben jetzt erfahren, welche Auswirkungen unser Bewusstsein, unser Unterbewusstsein, unsere Gedanken und Gefühle auf unsere Gesundheit haben. Durch unsere Gedanken und Gefühle können wir Stress wahrnehmen. Stress lässt sich auch als eine bestimmte Konstellation von Gedanken und Gefühlen beschreiben. Wenden wir uns jetzt dem Phänomen Stress zu, dem Nährboden akuter und chronischer Krankheiten. Wie wir gleich sehen werden, gibt es kaum eine Krankheit, die ohne die Zutat Stress auskommt. Wir betrachten das wohl bekannteste und berühmteste Stress-Modell, das Hans

---

66 SZ-Magazin 6 (2010)

Selye[67], Endokrinologe und Leiter des Instituts für experimentelle Medizin und Chirurgie an der University of Montreal, schon 1936 ins Gespräch brachte.

Stress ist der Nährboden für Krankheit

Das Stressmodell nach Selye ist hervorragend geeignet, um körperliche und emotionale Grundlagen für die menschliche Stressverarbeitung sowie ihre Relevanz für die Aufrechterhaltung und das ständige Neuerschaffen von Gesundheit oder für die Entwicklung von Krankheit zu erhellen. Zum Verständnis, wie wichtig die emotionale Befindlichkeit für die körperliche Gesundheit ist, haben vor allem Beobachtungen aus der Nachkriegszeit beigetragen: Damals bestand die Vorstellung, man müsse den Körperkontakt zu Kindern, die im Waisenhaus lebten, aus hygienischen Gründen vermeiden. Doch es zeigte sich, dass Kinder mit weniger Körperkontakt wesentlich anfälliger für Infektionskrankheiten waren als Kinder, die genügend emotionale Zuwendung und körperliche Nähe erfuhren. Man konnte beobachten, dass diese Waisenhauskinder sowohl körperlich als auch seelisch weniger stabil waren; es zeigten sich Weinerlichkeit, sozialer Rückzug, Appetitverlust, Gewichtsverlust, Kontaktverweigerung, Schlaflosigkeit, Infektionsanfälligkeit, Ticks, häufigere Krankheitsfälle und auffallend hohe Sterblichkeit. Bei einer Masernepidemie starben 40 Prozent der im Waisenhaus lebenden Kinder, während die Mortalität bei Kindern außerhalb des Waisenhauses nur 1 Prozent ausmachte.

---

67 Selye 1957

Stress- bzw. Anpassungsprozesse erfolgen in Phasen. Auf eine Alarmphase folgt eine Abwehrphase und schließlich im günstigen Fall eine Erholungsphase bzw. im weniger günstigen Fall eine Erschöpfung. Wenn die Anforderung erfolgreich bewältigt wird, können Entspannung und Befriedigung einsetzen – ein durch Dopamin modulierter Prozess, der im Gehirn das Belohnungszentrum aktiviert. Sobald die Stresseinwirkung die Kompensationsmöglichkeiten des Organismus übersteigt, entstehen anhaltende, zum Teil nicht mehr reversible Veränderungen, die letztendlich in eine Zivilisationskrankheit einmünden können.[68]

Hinsichtlich der Stressbewältigungskapazitäten gibt es erhebliche individuelle Unterschiede. Die Kompetenzen müssen sich während unserer Entwicklung und Reifung erst herausbilden, und sie sind störanfällig. Dabei besteht eine genetische Disposition, die von Umwelteinflüssen moduliert wird. Das Gleiche gilt für die individuellen körperlichen Anpassungsressourcen wie Konstitution und Kondition und die psychische Widerstandskraft, die sogenannte Resilienz – das ist die Fähigkeit, mit Belastungen so umzugehen, dass man daran nicht zerbricht und krank wird.

In biologischen Systemen und Regelkreisen aktiviert Stress zunächst die sogenannten klassischen Stressachsen: die Hypothalamus-Hypophysen-Nebennierenrinden-Achse (HHNA), die Cortisol ausschüttet, sowie die sympathische Achse (SA), die Noradrenalin und Adrenalin freisetzt. Nach jüngeren Erkenntnissen kommt eine dritte Stressachse hinzu, die Neuropeptide (zum Beispiel Substanz P) und Entzündungsmediatoren wie Zytokine (Black 2002) ausschüttet.

68 Temoshok et al. 1983, van Dyke et al. 1984

Diese dritte Achse ist entscheidend wichtig für das Verständnis, wie chronische Krankheiten (unsere Zivilisationskrankheiten) durch Entzündungsprozesse entstehen und durch seelische Prozesse unterhalten, verstärkt oder ausgelöst werden. Diese drei Achsen interagieren und modellieren gemeinsam, zum Beispiel die Immunantwort, die Schmerzverarbeitung oder auch die Stimmungslage. Diesem Zusammenspiel kommt nach neuen Erkenntnissen eine zentrale Bedeutung in der Entwicklung von Stress-assoziierten Erkrankungen zu.

Die über diese drei Stress-Achsen ermittelte Stressantwort bewirkt eine Vielzahl von körperlichen Veränderungen, etwa im Bereich Herz-Kreislauf-Leistung, Tonus der glatten Muskulatur, Sekretion von Schweiß und Verdauungssäften, Aktivierung des Energiestoffwechsels, Immunbalance, Aktivierung von Vigilanz und Bewusstsein wie auch der Tonus des Halte-, Stütz- und Bewegungsapparates.

Insgesamt schaltet der lebende Organismus auf Angriff bzw. Flucht und ermöglicht dadurch, die Anforderung zu bewältigen. Wenn diese Bewältigung gelingt und dies zu Entspannung führt, sprechen wir von Eustress. Dieser fördert Gesundheit und Wohlbefinden und dient dazu, die Homöostase wiederherzustellen. Der Begriff wurde 1920 von Walter Cannon, Professor für Physiologie an der Harvard University, geprägt.

Anhaltender, nicht kontrollierbarer Stress wird als Disstress bezeichnet und zieht vegetative Störungen nach sich. Zu-

111

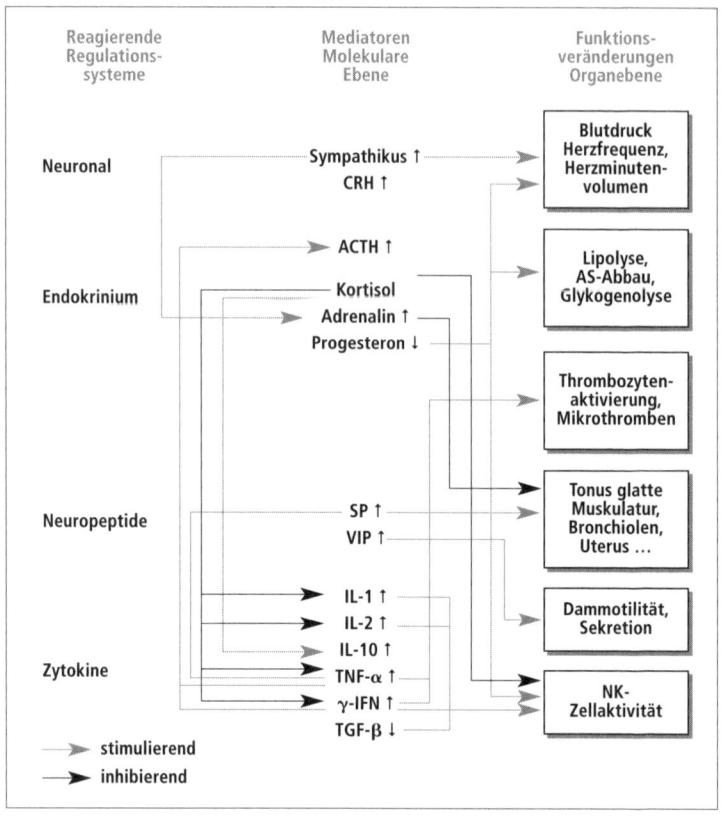

Reagierende Regulationssysteme	Mediatoren Molekulare Ebene	Funktionsveränderungen Organebene

Neuronal — Sympathikus ↑ · · · CRH ↑ → **Blutdruck Herzfrequenz, Herzminutenvolumen**

Endokrinium — ACTH ↑ — Kortisol — Adrenalin ↑ — Progesteron ↓ → **Lipolyse, AS-Abbau, Glykogenolyse**

→ **Thrombozytenaktivierung, Mikrothromben**

Neuropeptide — SP ↑ — VIP ↑ → **Tonus glatte Muskulatur, Bronchiolen, Uterus …**

Zytokine — IL-1 ↑ — IL-2 ↑ — IL-10 ↑ — TNF-α ↑ — γ-IFN ↑ — TGF-β ↓ → **Dammotilität, Sekretion**

→ **NK-Zellaktivität**

→ stimulierend
→ inhibierend

nächst persistieren Angst und Ärger und führen zur Ressourcenverarmung. Daraus folgt häufig ein selbstschädigendes Verhalten in Form von Nikotin- und Alkoholmissbrauch, Bewegungsmangel, schlechter Ernährung und weniger Schlaf, das schließlich zur Entwicklung von Depressionen oder strukturellen körperlichen Erkrankungen führen kann. Ein selbstverstärkender Teufelskreis ist entstanden.

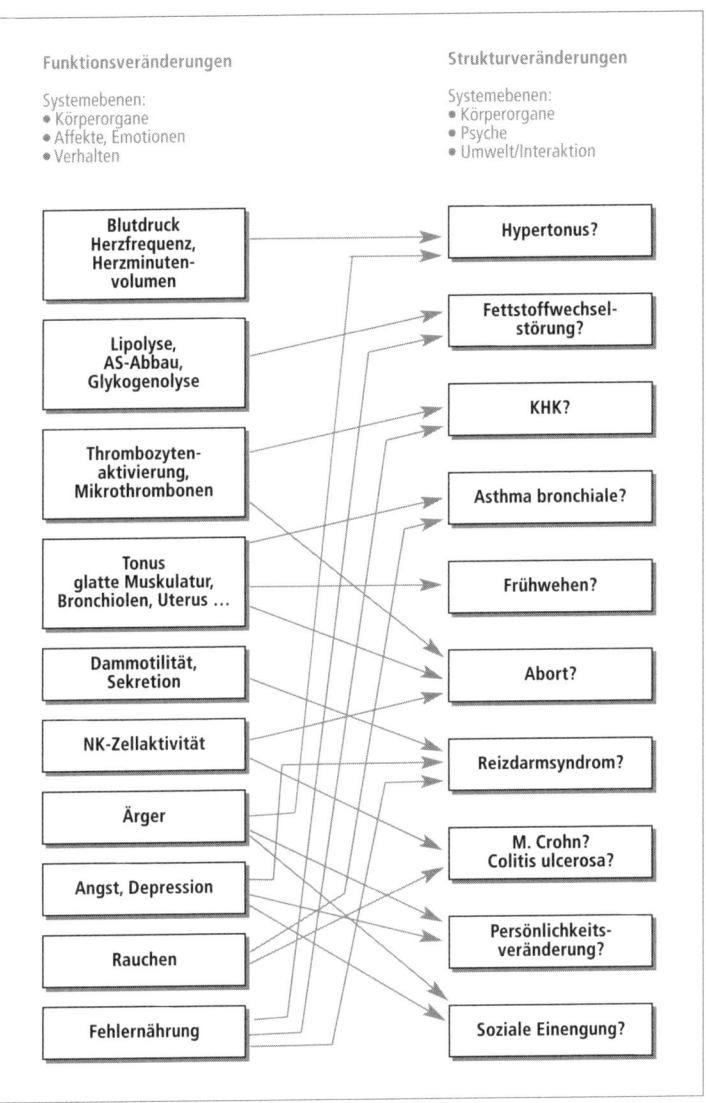

Funktionsveränderungen

Systemebenen:
● Körperorgane
● Affekte, Emotionen
● Verhalten

Strukturveränderungen

Systemebenen:
● Körperorgane
● Psyche
● Umwelt/Interaktion

Blutdruck
Herzfrequenz,
Herzminuten-
volumen

Lipolyse,
AS-Abbau,
Glykogenolyse

Thrombozyten-
aktivierung,
Mikrothrombonen

Tonus
glatte Muskulatur,
Bronchiolen, Uterus ...

Dammotilität,
Sekretion

NK-Zellaktivität

Ärger

Angst, Depression

Rauchen

Fehlernährung

Hypertonus?

Fettstoffwechsel-
störung?

KHK?

Asthma bronchiale?

Frühwehen?

Abort?

Reizdarmsyndrom?

M. Crohn?
Colitis ulcerosa?

Persönlichkeits-
veränderung?

Soziale Einengung?

113

Bei genetisch entsprechend disponierten Menschen kann die stressinduzierte verstärkte Ausschüttung von Neuropeptiden in peripheren Organen eine neurogene Entzündung auslösen. Dadurch werden entzündungsfördernde Signalmoleküle (Histamin, Zytokine, Neuropeptide) freigesetzt; außerdem führt es zu Blutgefäßweitstellung (Rötung) und Fensterung (Ödem). Die Folgen einer lokalen Entzündungsreaktion bereiten so den Boden für manifeste organische Erkrankungen.[69]

Wie man aus den Abbildungen erkennen kann, sind die Regulationsvorgänge vielschichtig miteinander verknüpft.

Stress fördert Krebswachstum

Dr. Vernon Riley von der University of Washington führte einen Versuch[70] durch, der erhebliche Zweifel an jeder reinen Vererbungstheorie von Krebserkrankungen aufkommen ließ. Dafür verwendete er Mäuse, die mit 80prozentiger Wahrscheinlichkeit Krebsgeschwulste ausbilden würden. Er versetzte eine Gruppe in einen erhöhten Stresszustand, während die andere einer stressfreien Umgebung ausgesetzt wurde. 92 Prozent der gestressten Gruppe entwickelten Krebs, während in der nicht gestressten Gruppe hingegen nur bei 7 Prozent Krebsgeschwulste auftraten.

Untersuchen wir unseren Lebensstil, ist die Tatsache, dass in den westlichen Ländern jeder vierte Mensch an Krebs stirbt, wenig verwunderlich. Unser Körper produziert ständig Zellen neu, darunter auch defekte, aus denen Tumoren entstehen können. Die Summe der wissenschaftlichen Erkenntnisse

---

69 Black 2002; Pavlovic et al. 2008
70 Vernon 1975

zeigt, dass unsere natürlichen Abwehrkräfte eine entscheidende Rolle beim Kampf gegen Krebs spielen, die durch Stress geschwächt werden. Der französische Arzt und Wissenschaftler David Servan Schreiber, der selber an einem Hirntumor erkrankte und kürzlich, 20 Jahre nach der Erstdiagnose, seinem Leiden erlegen ist, hat sich intensiv mit den Ursachen für die Entstehung von Krebs beschäftigt. Er fand in vielen Studien immer mehr Beweise dafür, dass auch unsere Zivilisationskrankheiten zum überwiegenden Teil (bis zu 80%) durch unsere Lebensweise und Umwelt bedingt sind.

Zum Beispiel berichtet er über eine onkologische Studie, die 2005 von Dr. Dean Ornish, Professor für Innere Medizin an der University of California in San Francisco, durchgeführt wurde. 93 Männer mit Prostatakrebs im Frühstadium, die sich gegen eine Operation entschieden hatten, wurden per Losverfahren in zwei Gruppen geteilt. Bei der einen Gruppe wurde nur der PSA-Wert ermittelt, um den Krankheitsverlauf zu kontrollieren. Die andere Gruppe erhielt ein umfassendes Programm mit vegetarischer Ernährung, Bewegung, Entspannung, verschiedenen Nahrungsergänzungsmitteln und Meditation. Das Programm bedeutete eine radikale Änderung des Lebensstils. Nach 12 Monaten zeigte sich, dass die Tumoren in der ersten Gruppe langsam, aber stetig wuchsen. 6 Männer mussten operiert werden, der PSA-Wert stieg um mindestens 6 Prozent. In der Gruppe mit dem Ornish-Programm benötigte kein einziger Patient eine Operation, die PSA-Werte waren um 4% gesunken, die Werte des Immunsystems der Männer waren siebenmal höher, was die Fähigkeit betraf, Krebszellen zu zerstören.[71]

---

71 Ornish et al. 2005

Das internationale Krebsforschungszentrum der WHO sammelt seit 1964 Daten über die Häufigkeit und die Verteilung von unterschiedlichen Krebsarten. Wenn wir uns beispielsweise die Statistik für Brustkrebs, Darmkrebs und Prostatakrebs anschauen und die gleiche Altersgruppe vergleichen, so zeigt sich, dass diese Krebsarten vor allem in den westlichen Ländern bis zu 9-mal häufiger auftreten als in Asien.[72] Sind die Asiaten gegen diese Krebserkrankungen genetisch geschützt? Es stellte sich heraus, dass sich die Krebsrate der Chinesen und Japaner an die der einheimischen Bevölkerung anpasste, nachdem sie in die USA übergesiedelt waren.[73]

Leben Asiaten zwei Generationen im Westen, stimmt die Erkrankungshäufigkeit exakt mit der der Einheimischen überein. Anscheinend sind diese Krebserkrankungen eine Geißel der reichen Nationen. Etwas an unserer Lebensweise schwächt unsere Abwehr gegen Krebs bzw. fördert sein Wachstum. Dies ist ein eindeutiger Beweis für den Einfluss, den Umwelt und Lebensweise auf die Gesundheit ausüben.

Der Generaldirektor der WHO erklärt in seiner Einleitung zum Bericht des Internationalen Krebsforschungszentrums: »Bis zu 80% der Krebserkrankungen sind wahrscheinlich von äußeren Faktoren wie Lebensweise und Umwelt beeinflusst«.[74]

72 Stewart/Kleinhues 2003
73 Simonton 2001
74 Stewart/Kleinhues 2003

Chronische Krankheiten entstehen durch chronischen Stress

Der Körper ist so eingerichtet, dass ihm Stressbelastungen, auf die er mit spontaner Angriff- oder Fluchtreaktion antworten kann, kaum schaden. Wenn sich jedoch die physiologische Stressreaktion nicht frei äußern kann – aufgrund sozialer Konsequenzen oder gesellschaftlicher Normen oder einfach weil der Stress zu viel wird –, dann hat das eine negative, kulminierende Wirkung auf den Körper zur Folge. Durch diese ständige Hemmung entsteht Disstress, der die beschriebenen schädigenden Entzündungsreaktionen hervorruft. Er spielt – das wird immer deutlicher erkannt – bei vielen Erkrankungen eine bedeutsame Rolle.

Seit vielen Jahren beobachten Ärzte, dass Menschen nach hochgradig stressauslösenden Ereignissen in ihrem Leben eine deutlich größere Neigung zu Erkrankungen entwickeln. Wer eine große seelische Erschütterung erlebt, wird nicht nur von Krankheiten befallen, die man für gewöhnlich psychischen Ursachen zuschreibt – wie etwa Magengeschwüren, Bluthochdruck, Herzleiden, Kopfschmerzen usw. –, sondern auch von Infektionskrankheiten und Rückenschmerzen.[75]

Dr. Thomas H. Holmes[76] von der University of Washington entwickelte ein System, mit dem sich seelischer und emotionaler Stress in Zahlenwerten reflektieren lässt. So entspricht der Tod des Ehepartners dem Wert 100, Scheidung 73, Trennung der Ehepartner 65 etc. Holmes stellte fest, dass 94 Prozent der Probanden, die innerhalb von 12 Monaten mehr als 300 Punkte

75 Simonton 2001
76 Holmes/Rahe 1967

der Skala erreichten, krank wurden, während von Probanden mit weniger als 200 Punkten in der gleichen Zeit nur 9% erkrankten. Stress erzeugt also eine deutliche Krankheitsprädisposition. Anders gesagt: Liegen Sie bei unter 150 Punkten innerhalb der vergangenen 12 Monate, erhöht sich die Wahrscheinlichkeit eines Unfalls oder einer Erkrankung um 30%. Zwischen 150 und 300 Punkten ist die Wahrscheinlichkeit eines Unfalls oder einer Verletzung um 50%, und bei über 300 Punkten um 80% erhöht. Also verursacht Stress auch akute Krankheiten. Entscheidend ist jedoch die Fähigkeit des Menschen, Stress bewältigen zu können. Müssen wir uns zu sehr anstrengen, um uns an unsere Umwelt anzupassen, so bleibt wenig übrig, um Krankheiten zu verhindern. Wenn die Bemühungen, mit einem zu hektischen Alltag fertig zu werden, scheitern, sind die Bedingungen für das Entstehen von Krankheiten erfüllt.[77]

Frustrierend ist, dass der Zusammenhang zwischen einer emotionalen Schieflage und Krebs seit 2000 Jahren bekannt ist und dass er an den Universitäten zwar erforscht, aber nicht gelehrt wird. Der griechisch-römische Arzt Galenus (Galen, 129–199 n.Ch.) wusste schon damals, dass fröhliche Frauen weniger zu Krebsleiden neigen als schwermütige. Im Jahre 1701 veröffentlichte D. Gendron eine Abhandlung über den Zusammenhang zwischen Sorgen und Krebs. Die Liste lässt sich beliebig fortführen.[78] Obwohl sich die Fachleute des späten 19. und frühen 20. Jahrhunderts über den Zusammenhang zwischen emotionaler Verfassung und Krebserkrankung einig waren, verblasste das Interesse daran angesichts der neuen

---

77 Simonton 2001
78 Simonton 2001

technischen Errungenschaften wie Anästhesie und Strahlen-therapie sowie der neuen chirurgischen Verfahren. Die Heiler-folge auf dieser Basis trugen wesentlich dazu bei, den Stand-punkt zu festigen, dass Störungen der Körperfunktionen nur mit irgendeiner auf den Körper einwirkenden Behandlung be-hoben werden könnten. Die Zahl der Studien, die nachweisen, dass Stress zu Krankheiten führt, ist überwältigend. Bislang ha-ben wir uns mit den psychoneuroimmunologischen Zusam-menhängen von Stress und Krankheit beschäftigt, jetzt erkun-den wir die Auswirkung auf neuronale Netzwerke.

Stress im Gehirn: Neurobiologisches Substrat sozialer Beziehungen

In vielen Studien konnte mittlerweile gezeigt werden, dass sich der Einfluss früherer Beziehungserfahrungen auf die Gehirn-entwicklung auswirkt. Wenn man Rattenjunge sehr früh von ihren Müttern trennt, führt dies zu einer sehr hohen Rate an gastrointestinalen Blutungen, während Junge, die zwei Wo-chen später von ihren Müttern isoliert werden, weniger emp-findlich auf Stress reagieren. Die Mutter erwies sich als der re-gulierende Faktor für das Verhalten und die Physiologie ihres Kindes – insbesondere vor dem Abstillen. Dies betrifft den Se-rum-Katecholaminspiegel, das Wachstumshormon, die Kör-pertemperatur, den Blutdruck, die Herzfrequenz, die immuno-logischen Faktoren und die Verhaltensmerkmale. Diese Studien an Säugetieren stehen in Übereinstimmung mit zahl-reichen klinischen Beobachtungen zu Hospitalismusschäden bei Kindern, z. B. von Spitz, A. Freud et al.[79]

---

79 Beutel 2002

119

Weaver und Mitarbeiter untersuchten das Fürsorgeverhalten bei Ratten verschiedener Generationen. Verglichen mit Nachkommen wenig fürsorglicher Mütter, wiesen Nachkommen fürsorglicher Mütter eine vermehrte Aktivität des Neurotransmitters Serotonin auf. Gleichzeitig konnte eine Aktivierung der Genexpression des Glukokortikoid-Rezeptors und des Wachstumsfaktors TNF-alpha im Hippocampus nachgewiesen werden. Folgen der beschriebenen Genaktivierung sind eine hohe Glukokortikoidrezeptordichte (bessere Regulation), ein geringerer Glukokortikoidspiegel und ein fürsorglicheres Verhalten gegenüber der Folgegeneration.[80] Das bedeutet allgemein, dass sich das Verhalten der Bezugspersonen auf die Strukturen im Gehirn auswirkt. Wieder einmal beeinflusst die Umgebung die körperliche Struktur.

In neurobiologischen Studien zum Thema Schmerz konnte gezeigt werden, dass seelischer Schmerz, wie er etwa bei sozialer Isolation auftritt, eine erhöhte Aktivität im rechtsseitigen zentralen präfrontalen Kortex auslöst.[81]

Sozialer Ausschluss führt zu verletzten Gefühlen, die häufig als körperlicher Schmerz erlebt werden und die das Flucht-oder-Kampf-Verhalten aktivieren. Physisches und soziales Schmerzsystem sind offenbar eng miteinander verknüpft. Evolutionsbiologisch dürfte der Vorteil dieser Verknüpfung darin liegen, dass die Verletzung sozialer Beziehungen durch das Schmerzerleben frühzeitig erkannt und dadurch behoben werden kann.[82]

---

80 Weaver et al. 2004
81 Eisenberger/Liebermann 2004
82 Panksepp 2004

Klinisch bedeutsam erscheint, dass sich beide Schmerzsysteme gegenseitig verstärken. Häufig sind chronisch Schmerzkranke nicht nur aufgrund von Depressivität sozial isoliert, sondern reagieren auch besonders empfindlich auf soziale Zurückweisung.

Kirsten Deutschländer: Einen Fall habe ich als extrem interessant und eindrucksvoll in diesem Zusammenhang in Erinnerung behalten: Es ging dabei um eine Mutter, die von ihrem Partner während der Schwangerschaft regelmäßig geschlagen und misshandelt wurde. Mit einer Schädelfraktur wurde sie schwer traumatisiert im achten Monat stationär aufgenommen. Als das Baby geboren war, konnte sie keine Liebe für das Kind empfinden. Beim Versuch, das Kind zu stillen, entwickelte ihr Körper jedes Mal eine Narkolepsie (Schlaflähmung) mit kataplektischen Anfällen (Sturz). Durch den Tonusverlust der gesamten Muskulatur wurde es unmöglich, ihr das Kind zur Pflege anzuvertrauen. Der Vater, dessen Gewalttätigkeit sie nicht verraten hatte, kümmerte sich während der ersten Monate allein um das Baby. Auf die Idee, dass familiäre Hintergründe ursächlich an der Narkolepsie beteiligt sein könnten, kamen die Ärzte der Neurologischen Uniklinik nicht. Die Folgen für die Mutter-Kind-Interaktion waren furchtbar. Im Alter von drei Jahren war das Kind aggressiv und mit all seinen Kräften bemüht, die Liebe der Mutter zu erzwingen; es hatte gelernt, dass dies nur durch Beißen, Kratzen, Schlagen, Treten und Schreien gelingt. Auffallend war eine Schmerzunempfindlichkeit beim Kind. Es zeigte ein selbstverletzendes Verhalten ohne sichtbare Schmerzreaktion. Dafür bestanden eine erhöhte Infektanfälligkeit, eine ständige Weinerlichkeit und ein teilweise autistisches Verhalten. Die Mutter war sehr bemüht, ihr Bestes zu geben, wirkte jedoch in den Auseinandersetzungen mit dem Kind hilflos und verzweifelt. Auch das Kind wirkte verzweifelt, hilflos, resigniert.

Einerseits zeigt das Beispiel den Einfluss einer extrem schlechten seelischen Verfassung der Mutter auf das Kind und andererseits die Auswirkungen auf die kindliche Entwicklung. Dies bestätigt die Studien aus der Neurobiologie und der Hirnforschung, wie sich Stress und Fürsorgeverhalten der Eltern auf die Gesundheit des Kindes auswirken. Bei der zwischenmenschlichen Interaktion spielt möglicherweise das Spiegelneuronsystem eine große Rolle.

Spiegelneuronsystem und Empathie

In den frühen 1990er-Jahren wurde an Makaken (asiatische Primatengattung) festgestellt, dass sich beim Beobachter die gleichen neuronalen Netzwerke aktivieren, die bei demjenigen aktiv sind, der die Handlung ausführt. Auch am Menschen ließ sich mithilfe funktioneller Bildgebung nachweisen, dass es eine Hirnregion gibt (die obere temporale Furche, SPS), die auf die Beobachtung sich bewegender Körperteile reagiert.[83]

Ein Beispiel: Die Beobachtung von Ekel im Gesicht einer anderen Person aktiviert dieselben neuronalen Strukturen wie das eigene Erleben von Ekel. In einem weiteren Experiment zeigten Singer und Mitarbeiter 2006, dass Personen, die Schmerzen durch Elektrostimulation ihrer Hände erlebten, ähnliche Regionen aktivierten (vordere Insel und anteriores

---

83 Gallese et al. 2007

Zingulum) wie bei der Beobachtung von Elektroden auf der Hand einer Testperson. Singer schloss daraus, dass Empathie auch auf einer körperlich repräsentierten Simulation beruht. Es gibt einen unbewussten, präreflexiven Mechanismus, um verdeckte Intentionen im Verhalten des anderen zu ermitteln. Die Emotionen des anderen werden direkt erlebt und verstanden. Wenn also jemand das Verhalten eines anderen beobachtet, wird in ihm automatisch dasselbe motorische Programm aktiviert, das dem beobachteten Verhalten zugrunde liegt.[84]

Neuste Untersuchungen im Bereich der Hirnforschung relativieren die Wichtigkeit der Spiegelneurone. Das Modell sei zu reduktionistisch. Das Spiegeln sei eine Leistung des gesamten Gehirns. Das Spiegelsystem wird weiträumig im Gehirn verortet, z. B. auch in der Gedächtnispforte »Hippocampus«.[85]

Wie dem auch sei, diese äußerst interessante Beobachtung verdeutlicht, warum wir innerhalb von Sekundenbruchteilen die Stimmung einer anderen Person erfassen können. Sie leistet auch einen Beitrag zur Erklärung des Übertragungs-Gegenübertragungs-Phänomens in der psychotherapeutischen Arbeit. Der Therapeut spürt – durch sein Spiegelneuronsystem vermittelt – körperlich die Emotionen des Klienten. Mittlerweile lassen sich die strukturellen Veränderungen im Gehirn, die durch psychotherapeutische Maßnahmen erfolgen, mittels f-MRT-Aktivierungsstudien und PET-Studien nachweisen.

Über diese Mechanismen können wir Gene und epigenetische Prozesse beeinflussen, und zwar nicht nur bei uns selbst, sondern auch bei anderen.

---

84 Gallese et al. 2007
85 www.zeit.de/2010/51/N-Spiegelneuronen

Beziehungen verändern die Gene

Der derzeitige Forschungsstand der **Psycho-Neuro-Endokrino-Immunologie** verdeutlicht, dass die Exposition gegenüber bio-psycho-sozialen Belastungen in kritischen frühen Zeitrahmen (prä-, neonatal) die Programmierung der HHP-Achse des autonomen Nervensystems und des Immunsystems über verschiedene Gene (z. B. zytosolische Glukokortikoidrezeptoren) dauerhaft verändert.[86] Diese Feststellung ist umso bedeutsamer, wenn wir die gerade behandelte Wirkung von Stress in Beziehungen auf die neurobiologischen Faktoren bedenken. Mit welchem Stressniveau ist wohl die Entscheidung einer Frau verbunden, die beruflich erfolgreich sein, die Familie versorgen und selbstverständlich auch eine hingebungsvolle Mutter sein möchte? Wie sich der permanente Zeitdruck, die Schuldgefühle und die innere Zerrissenheit vieler Frauen dabei auf die Gene und die Gesundheit ihrer Kinder auswirken, wäre ein wichtiger weiterer Forschungsgegenstand – obwohl wir die Mechanismen und die Auswirkungen bereits kennen.

Seit James Watson und Francis Crick 1957 die Doppelhelix-Struktur der DNS entdeckten, machte sich die Hoffnung breit, dass man diese nur bis ins letzte Detail entschlüsseln müsse, dann könnten alle Krankheiten durch Gen-Manipulation geheilt werden. Im Lauf der Jahre wurde immer klarer, dass sich diese Hoffnung nicht erfüllen würde. Einer der ersten Wissenschaftler, die den Irrtum des wissenschaftlichen Mainstreams erkannten, war der Zellbiologe Bruce Lipton. Durch Laborversuche entdeckte er, dass primär die Umgebung der DNS für die Zellentwicklung entscheidend ist, und nicht

---

86 Karrow 2006

das Genom selbst. Die Gene sind als ein Potenzial zu verstehen, das bei der Zellreproduktion eingesetzt wird, aber die Umgebung bestimmt darüber, ob und wie dieses Potenzial genutzt wird.

Krebs durch Umgebung

Die Tatsache, dass Adoptivkinder auch den vererbbaren, also als genetisch bedingt eingestuften Krebs der Adoptiveltern entwickeln, spricht für den Einfluss der Umgebung auf die Gene. Wenn Krebs tatsächlich allein über die Gene weitergegeben würde, müssten Adoptivkinder die gleiche Krebsrate aufweisen wie ihre biologischen Eltern, aber nicht wie die ihrer Adoptiveltern. Eine Untersuchung in Dänemark mit 1000 adoptierten Patienten zeigte jedoch, dass es keinen Einfluss auf das Krebsrisiko hat, wenn die biologischen Eltern eines Adoptivkindes an Krebs starben. Dagegen war das Risiko um das Fünffache erhöht, wenn ein Adoptivelternteil an Krebs starb.[87]

Einen weiteren Hinweis, welche Wirkung die Umwelt auf die Gene ausübt, liefert folgende Studie: Im Jahr 2005 untersuchten Wissenschaftler eines internationalen Forscherteams das Erbgut von insgesamt 80 eineiigen Zwillingen, darunter Männer und Frauen. Eineiige Zwillinge kommen mit identischem Erbgut auf die Welt, sie besitzen exakt die gleichen Ge-

---

87 Sorensen et al. 1988

ne. Die untersuchten Personen waren zwischen 3 und 74 Jahre alt. Bei den ganz jungen Zwillingen gab es keine Unterschiede im Erbgut. Je älter die Versuchspersonen jedoch waren, umso unterschiedlicher war ihr Erbgut – und umso größer war der Unterschied im Aussehen, in der Persönlichkeit, in der Krankheitsgeschichte und in ihrer Epigenetik.

Bruce Lipton drückt den Zusammenhang zwischen den Genen und unserem Geistig-Mentalen so aus:

>*Nicht die Gene kontrollieren dich, du kontrollierst die Gene! Und zwar so, wie du in Beziehung zur Welt stehst! Der Geist ist der Interpret, das Gehirn ist der Chemiker, die Interpretation bewirkt unterschiedliche chemische Mischungen. Was auch immer du in der Welt siehst, es verursacht unterschiedliche chemische Mischungen. Diese gelangen in dein Blut und verändern das Schicksal deiner Zellen! So einfach ist das mit der Verbindung zwischen Körper und Geist.*«
Bruce Lipton, Zellbiologe, USA

Im Jahr 2002 wurde das menschliche Genom vollständig entschlüsselt. Dabei stellte sich überraschenderweise heraus, dass die Anzahl der Gene beim Menschen (20.000–25.000) durchaus mit der eines Fadenwurms vergleichbar ist, der nur aus einigen hundert Zellen besteht. Darüber hinaus wurde festgestellt, dass nur ca. ein Drittel der Gene im jeweiligen Zelltyp aktiv ist. Die Schlussfolgerung war, dass der wesentliche Regulationsmechanismus nicht über die Anzahl der Gene, sondern uber deren Aktivierungsmuster bestimmt werden kann. Von besonderer Bedeutung ist, dass Gene nicht nur in bestimmten Geweben des Körpers an- oder abgeschaltet werden können, sondern auch prinzipiell durch äußere Faktoren beeinflussbar sind. Dies war eine wesentliche Erkenntnis, wie psychische Faktoren in Bezug auf die Auslösung einer Krankheit zum Tragen kommen.

Die **Epigenetik** betrachtet, wie die Aktivitätsmuster von Genen an die Nachkommen weitergegeben werden. Sie rüttelt damit an einem Dogma der Evolution, das davon ausgeht, dass die Weitergabe von Erbinformationen ausschließlich durch Gene erfolgt. Die Epigenetik beschäftigt sich außerdem mit der Weitergabe von Eigenschaften an Nachkommen, die nicht auf eine Abweichung in der DNS-Sequenz zurückgehen, sondern auf einer Änderung der Genregulation und Genexpression beruhen. Darwins Evolutionstheorie sagt, dass es aufgrund von Mutationen zu einer Veränderung der genetischen Ausstattung kommt, die dem jeweiligen Lebewesen einen Selektionsvorteil verschafft. Diese Mechanismen sind jedoch so langsam, dass man infrage stellen muss, ob dadurch das Überleben in einer sich schnell verändernden Umwelt möglich ist. Mit der Entdeckung der epigenetischen Steuerung von Genaktivitäten lässt sich Darwins Evolutionstheorie erweitern. Damit ist eine schnelle, zielgerichtete Antwort des Organismus auf seine Umwelt möglich.

Experimente mit Ratten ergaben, dass diejenigen Tiere, die viel Zuwendung in der Neugeborenenperiode erfuhren, als selbstbewusste Tiere aufwuchsen, während die vernachlässigten Tiere ängstlich waren. Dieser Mechanismus korreliert mit epigenetischen Veränderungen des Glukokortikoid-Rezeptors. So konnte gezeigt werden, dass Methylierungsmuster durch spätere intensive Zuwendung veränderbar, also durch Verhalten prinzipiell beeinflussbar waren.[88]

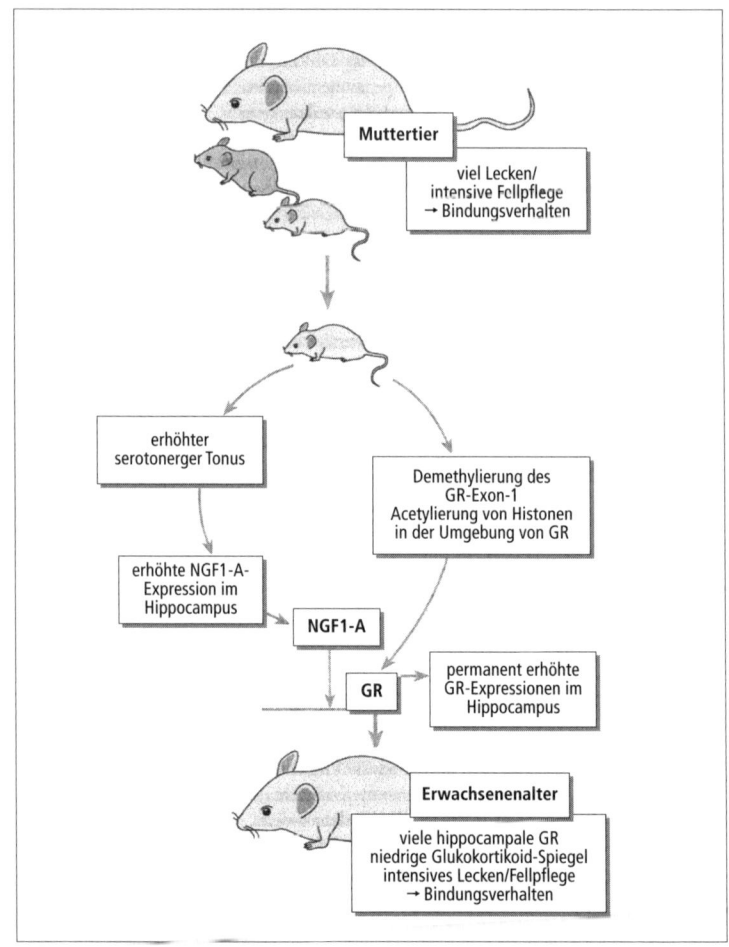

88 Weaver et al. 2004

Wie wichtig mütterliche Brutpflege für die Entwicklung des Hippocampus ist, konnte in sogenannten Fremdpflegeexperimenten bestätigt werden. Die Hippocampus-Entwicklung von Jungtieren, die nicht von ihren leiblichen Müttern, stattdessen aber von Fremdmüttern intensiv umsorgt wurden, entsprach genau derjenigen von Jungtieren, die von ihren leiblichen Müttern selbst intensiv umsorgt worden waren. Diese Befunde unterstreichen eindrucksvoll, welche Bedeutung die Auswirkung von Verhalten auf die Hirnfunktion hat. Das Pflegeverhalten beeinflusste jedoch das epigenetische Muster vieler weiterer Gene und verweist damit auf dessen komplexe Folgen. Nicht nur Cortisol, sondern auch Oxytozin und Vasopressin, die Einfluss auf das Sozialverhalten haben, unterliegen der epigenetischen Steuerung. Es existieren Befunde, dass auch Serotonin- und Dopaminspiegel, die beide Psyche und Verhalten beeinflussen, einer epigenetischen Regulation unterliegen. Die wichtigsten Erkenntnisse aus der epigenetischen Forschung sind bis dato:

> Epigenetische Mechanismen können durch exogene Einflüsse (Ernährung, Verhalten) moduliert werden.
> Epigenetische Muster einzelner Gene können an nachfolgende Generationen weitergegeben werden (Transgenerationseffekt).[89]
> Epigenetische Mechanismen können geschlechtsspezifisch wirken.
> Epigenetische Mechanismen sind an der Entstehung jeder Krankheit beteiligt, da die Umwelt die Gene beeinflusst.

---

89 Uexküll 2011

Es steht jedoch heute bereits außer Frage, dass die epigenetische Forschung wesentliche Beiträge für das Verständnis der Pathogenese von Krankheiten liefern wird. Dies unterstreicht erneut, welche Bedeutung die Umgebungsfaktoren bei der Entwicklung chronischer Krankheiten haben. Eine Umgebung, die uns unter Druck setzt, konfliktreich ist und uns wenig fördert, wird eher zur Entwicklung einer depressiven Erkrankung führen als eine liebevolle, fürsorgliche Atmosphäre im Elternhaus.

Mittlerweile konnte auch am Menschen nachgewiesen werden, welche Auswirkungen ein Mangel an elterlicher Zuwendung hat. In diesen Untersuchungen wurden die Gehirne einer Gruppe von Suizidopfern, die als Kind missbraucht worden waren, seziert und mit einer Kontrollgruppe von Suizidopfern verglichen, die nicht missbraucht worden waren. Es zeigte sich, dass die Gruppe der missbrauchten Suizidopfer im Vergleich zur anderen Gruppe einen Glukokortikoid-Rezeptor aufwies, dessen Methylierungsstatus stark erhöht war.[90]

Weiterhin wurde festgestellt, dass traumatische Ereignisse Einfluss auf unser epigenetisches Muster haben. In einer umfangreichen holländischen Studie konnte nachgewiesen werden, dass für Kinder ein erhöhtes Schizophrenierisiko bestand, wenn ein naher Verwandter der Mutter im Zeitraum von sechs Monate vor der Konzeption bis zur Geburt plötzlich verstorben war. Diese Daten stimmen mit Untersuchungen an größeren Bevölkerungsgruppen überein, für deren Nachfahren ebenfalls erhöhte Erkrankungsrisiken nach enormen Stresssituationen gezeigt werden konnten.

---

90 Mc Gowan et al. 2009

Mittlerweile ist die Forschung dank der Ergebnisse von Familien-, Zwillings- und Adoptionsstudien so weit, dass folgende Feststellung als bestätigt gilt: Sowohl genetische als auch Umweltfaktoren tragen zur Entstehung jeder Erkrankung bei, da sie in ständiger Wechselwirkung stehen. Dies gilt sowohl für körperliche als auch für psychische Erkrankungen. Dabei kann man vermuten, dass die Gewichtung des genetischen Einflusses umso stärker ist, je schwieriger die Erkrankung zu behandeln ist. Je schwerer die Symptomatik z. B. bei einer Aufmerksamkeits-Überaktivitäts-Störung, einer Borderline-Persönlichkeitsstörung oder einer Essstörung ist, desto stärker ist die genetische Komponente.

Kirsten Deutschländer: Aus meiner Erfahrung in der Rehaklinik, in der wir spezielle ADHS-Schwerpunktkuren durchgeführt haben, kann ich sagen, dass die Genetik zwar die Grundlage für das Auftreten von ADHS bildet, aber die Umgebung doch den wesentlichen Faktor darstellt. Die Mehrzahl der ADHS-Kinder entwickelte ihre Symptome in Zeiten, in denen es in der Familie Schwierigkeiten gab, sei es in Form von Ehekonflikten oder anderen belastenden Faktoren wie Pflege von Angehörigen usw. Wenn man die Kinder von ihrer Rolle des schwarzen Schafes der Familie entlastet und ihnen die Möglichkeit gibt, ihre Kreativität zu leben und ihre Impulsivität steuern zu lernen, so wundert man sich manchmal über die gestellte Diagnose. Die extrem gestiegene Häufigkeit der Diagnose ADHS ist für mich ein Spiegel unseres gesamtgesellschaftlichen Gesundheitszustandes.[91]

---

91 Deutschländer 2011

Ist das Gleichgewicht gestört, können die Umweltfaktoren krank machen

Die Psychoneuroimmunologie hat uns die Frage beantwortet, warum nicht alle Menschen, wenn sie beispielsweise kanzerogenen Stoffen ausgesetzt sind, Krebs entwickeln, oder warum nicht alle von einem Virus befallen werden. Erst wenn das Gleichgewicht durch emotionale Faktoren und Stress ausreichend stark gestört ist, können Lärm, Strahlung, Schadstoffe, Bakterien, Viren und andere Umwelteinflüsse zu Krankheit führen.

Als Ursachen für die starke Zunahme von Krebserkrankungen und Zivilisationskrankheiten (Herz-Kreislauf-Erkrankungen, arterieller Hypertonus, Adipositas, metabolisches Syndrom, Diabetes mellitus, Allergien) im Westen seit 1940 wurden im Wesentlichen auf somatischer Ebene diese Hauptfaktoren identifiziert:

> Der Anteil von raffiniertem Zucker in unserer Ernährung hat stark zugenommen.

> Neue landwirtschaftliche Methoden im Anbau und in der Tierhaltung wirken sich auf die Qualität unserer Lebensmittel aus.

> Wir haben Kontakt mit zahlreichen Chemikalien, die es vor 70 Jahren noch nicht gab.[92]

> Wir bewegen uns viel zu wenig.

> Wir habe zu viele Stressoren in unserem Leben.

---

92 Servan-Schreiber 2010

Wenn wir die Ursachen etwas genauer beleuchten, warum trotz bedeutender Fortschritte in der medizinischen Forschung und Technologie die chronischen Krankheiten zunehmen, so stellen wir fest, dass man drei Ebenen unterscheiden kann, nämlich die körperliche, die geistige und die seelische Ebene. Den dominierenden Einfluss der geistigen und seelischen Ebene hatten wir schon erläutert. Was die körperliche Ebene betrifft, setzen wir die Wichtigkeit von Bewegung als bekannt voraus.

Wenn einmal täglich die persönliche Pulszahl über einen Zeitraum von 20 Minuten erreicht wird, verhindert dies zu nem großen Teil Cholesterinablagerungen in den Arterien und somit Herz-Kreislauf-Probleme und unterbricht die damit verbundene Krankheitskette. Die Wirkung dieser körperlichen Betätigung ist so wirksam, dass amerikanische Krankenkassen ihren Patienten erhebliche Beitragsabschläge gewährten, wenn sie sich verpflichteten, sich einmal täglich körperlich in dieser Weise zu betätigen. Langzeitstudien belegen, dass man den günstigsten Effekt von Sport auf die Gesundheit mit 3-mal pro Woche 60 Minuten Ausdauertraining und anschließenden Dehnungsübungen, um die Beweglichkeit zu erhalten, erzielen kann. Als weiterer wichtiger Faktor verbleibt somit die Ernährung.

Moderne Ernährung macht krank

Gesunde Ernährung ist wichtig! Man kann mit Recht sagen, dass sie nach den geistig-mentalen Aspekten die Grundlage für körperliche Gesundheit bildet und am wichtigsten für unsere Vitalität ist. Jede unserer 80 Billionen Körperzellen benötigt täglich neue Nährstoffe, Vitamine, Mineralien, Spurenelemente.

Die Qualität unserer Nahrung bestimmt, wie gesund wir sind. Jeder kennt die Binsenweisheit: »Du bist, was du isst!«

Die Qualität unserer Nahrung ist längst nicht so gut, wie wir denken. Die Nahrungsmittel enthalten immer weniger Mikronährstoffe (Vitamine und Mineralien) und sekundäre Pflanzenstoffe (SPS), dafür jedoch immer mehr Schadstoffe (Chemikalien, Farb- und Zusatzstoffe, Konservierungsmittel), Transfettsäuren und leere Kalorien. In der Kinder- und Jugendgesundheitsstudie des Robert-Koch-Instituts (KiGGS) aus dem Jahr 2010 kam heraus, dass deutlich mehr als die Hälfte der Kinder und Jugendlichen zu wenig Obst, Gemüse, Getreide, Milchprodukte und Fisch verzehrt, aber zu viele Süßigkeiten, Snacks und gesüßte Getränke. Die Deutsche Gesellschaft für Ernährung hat in der Nationalen Verzehrsstudie II (2008) festgestellt, dass annähernd 60% der Deutschen zu wenig Obst essen, nämlich weniger als 250 g/Tag. Männer verzehren doppelt so viel Fleisch, Wurstwaren und Fleischerzeugnisse wie Frauen. Täglich essen sie 103 g Fleisch, während Frauen auf 53 g kommen. Um optimal versorgt zu sein, müssten wir täglich 750 bis 1000 g frisches Obst und Gemüse verzehren. Andernfalls fehlen im Stoffwechsel Antioxidanzien, die freie Radikale zerstören können.

Als sekundäre Pflanzenstoffe wird eine Vielzahl (bis zu 100.000) verschiedener Substanzen zusammengefasst, die in Obst und Gemüse enthalten sind. Viele davon fungieren als Schutzstoffe gegen freie Radikale. Diese entstehen im normalen Energiestoffwechsel; es handelt sich um instabile, hochreaktive Sauerstoffverbindungen, die den Körper schädigen können, wenn er nicht genügend Antioxidanzien über die Nahrung erhält.

Was sind Antioxidanzien? Dazu zählen viele Vitamine wie etwa Vitamin C, E, Beta-Karotin, die Spurenelemente Zink und Selen sowie alle sekundären Pflanzenstoffe. Das stärkste bekannte Antioxidans ist OPC (Oligomere Procyanidine) aus Weintrauben. Wenn freie Radikale im Körper überhandnehmen, schädigen sie Zellen und im Lauf der Zeit sogar Organsysteme, beeinträchtigen den Stoffwechsel und erhöhen entzündliche Prozesse. Sie legen damit die Grundlage für die Entstehung chronischer Krankheiten. Dies ist eine der wesentlichen Ursachen für die Zunahme von Allergien, Asthma, Neurodermitis, Krebs (auch schon in jungen Jahren), Herz-Kreislauf-Erkrankungen, Arteriosklerose (hoher Blutdruck, Herzinfarkt, Schlaganfall), Adipositas, Diabetes mellitus, Gicht, Fettstoffwechselstörungen, Demenzerkrankungen, Depressionen, Arthritis und Arthrosen.

In den letzten 60 Jahren haben sich das Ernährungsverhalten und die Umwelt durch den Einfluss der Lebensmittelindustrie grundlegend geändert. Während 1940 weltweit ca. 5 Millionen Tonnen Chemikalien eingesetzt wurden, waren es im Jahr 1980 schon 200 Millionen Tonnen, und heute wird der Verbrauch an Chemikalien auf ca. 1 Milliarde Tonnen pro Jahr geschätzt.

Durch die Massentierhaltung und neue landwirtschaftliche Methoden hat sich die Qualität unserer Lebensmittel extrem verschlechtert. Ein Beispiel: Man hat festgestellt, wie wichtig das Verhältnis von Omega-3-Fettsäuren zu Omega-6-Fettsäuren in Lebensmitteln ist, insbesondere in Milchprodukten, Eiern und Fisch. Wenn Hühner Grünfutter bekommen, ist das Verhältnis von Omega-3- zu Omega-6 Fettsäuren etwa 1:1. Erhalten die Tiere dagegen Mais und Soja, verändert sich das Verhältnis auf 1:15 bis 1:40!

Omega-6-Fettsäuren stimulieren die Einlagerung von Fett und die Produktion von Fettzellen von Geburt an. Sie stabilisieren die Zellmembranen und beeinflussen Gerinnungs- und Entzündungsprozesse.

Omega-3-Fettsäuren unterstützen die Entwicklung des Nervensystems, machen Zellmembranen flexibler, hemmen die Bildung von Fettzellen und wirken entzündungshemmend.

Das israelische Paradoxon: Herzinfarkte trotz niedrigstem Cholesterinspiegel

Unser physiologisches Gleichgewicht ist stark auf ein ausgewogenes Verhältnis von Omega-3- und Omega-6-Fettsäuren angewiesen. Und genau dieses Verhältnis hat sich in den letzten 50 Jahren extrem verändert. Das betrifft Milch, Eier, Fleisch, Butter, Milchprodukte und Käse. Auch Sonnenblumenöl besitzt ein Verhältnis Omega-3- zu Omega-6-Fettsäuren von 1:70, das heißt, es wirkt sich sicher positiv auf den Cholesterinspiegel aus, aber die Entzündungsreaktionen steigen ebenfalls stark an, was wiederum Herzkrankheiten fördert. Margarine hat ein Omega-3- zu Omega-6-Verhältnis von 1:82, Butter liegt bei 1: 0,6. Dennoch wird Margarine als supergesund beworben. Wie gesund das ist, lässt sich an dem als »israelisches Paradox« bekannten Phänomen beobachten: Das jüdische Speisegesetz verbietet, Fleisch und Milchprodukte zusammen zuzubereiten und zu verzehren. So verzichtet man praktisch ganz auf Butter und verwendet stattdessen Margarine und Sonnenblumenöl. Die Folge ist, dass die Einwohner Israels den niedrigsten Cholesterinspiegel aller westlichen Länder haben, aber die Rate in Bezug auf Herzinfarkt und Fettleibigkeit am höchsten ist. Wir ziehen die erste Schlussfolgerung daraus, dass man den breiten Einsatz von Cholesterinsenkern hinterfragen muss. Das israelische Paradoxon beweist, dass ein niedriger Cholesterinspiegel nicht mit einer niedrigen Herzinfarktrate korreliert.

Gehen wir einmal bewusst durch den Supermarkt, so stellen wir fest, dass über 90% aller Waren haltbar gemacht werden. Dies geschieht mitunter durch Einsatz von Transfettsäuren, zum Beispiel in Keksen, Kräckern, Kuchen, Kartoffelchips usw. Diese Transfettsäuren bestehen aus gehärteten Omega-6-Fettsäuren, sind schwer verdaulich und noch stärker entzündungsfördernd als natürliche Omega-6-Fettsäuren, da sie bei Raumtemperatur fest sind und nicht ranzig werden. Man findet sie in nahezu allen Lebensmitteln, die Wochen oder Monate im Supermarktregal liegen sollen, ohne zu verderben. In Fertigprodukten sind die Transfettsäuren allgegenwärtig. Ihr Einsatz fördert die Entzündungsprozesse, die Fette sind vom Körper schlecht abbaubar und schaden deshalb der Gesundheit, und hat rein kommerziellen Nutzen. In Dänemark sind sie seit 2007 verboten.

Amerikanisches Paradoxon: Magerkost macht fett

Eine sehr interessante Frage ist, warum trotz fettreduzierter Kost die Fettleibigkeit ansteigt. Zwischen 1976 und 2000 reduzierten die US-Amerikaner ihren Fettkonsum um 11%, die Kalorienzufuhr um 4% – und trotzdem stieg die Fettleibigkeit um 31% an! Diese unglaubliche Feststellung wird als »amerikanisches Paradox« bezeichnet. Das Gleiche passiert in Europa und auch in Israel. Der französische Wissenschaftler Gerard Ailhaud löste das Rätsel: Er beobachtete im Lauf von 20 Jahren, dass sich das Fettgewebe bei Kindern unter einem Jahr (USA) nahezu verdoppelt hatte. Bei den Kindern kann man ausschließen, dass dies an Fernsehen, Fastfood oder an zu wenig Bewegung liegt. Sie werden auch nicht gemästet, sondern trinken genauso viel Milch wie die Kinder vor 40 Jahren. Die eigentliche Ursache liegt in der veränderten Zusammensetzung der Milch. Das Ungleichgewicht von Omega-3- zu Omega-6-Fettsäuren wirkt sich auf das Wachstum von Fettgewebe und Krebszellen aus. Dies erklärt die generelle Zunahme der Adipositas in allen Industrienationen.

Im natürlichen Kreislauf kalben Rinder, wenn reichlich Gras wächst, und geben mehrere Monate Milch bis zum Ende des Sommers. Das junge Gras im Frühling ist besonders reich an Omega-3-Fettsäuren, die dann auch in der Milch und den daraus hergestellten Produkten wie Butter, Sahne, Joghurt und Käse konzentriert sind – vorausgesetzt, die Kuh war auf der Weide. Auch im Fleisch von Rindern, die Grünfutter erhalten, und in Eiern von Hühnern aus Freilandhaltung, die nicht mit Getreide gefüttert werden, finden sich Omega-3-Fettsäuren. Seit den 1950er-Jahren ist die Nachfrage an Milchprodukten und Rindfleisch so stark gestiegen, dass die Landwirte gezwungen waren, den natürlichen Kreislauf der Milchproduktion zu beschleunigen. Die Weidewirtschaft wurde weitgehend aufgegeben und durch intensive Tierhaltung ersetzt. Heute werden Mais, Soja und Weizen verfüttert, doch diese Getreidesorten enthalten praktisch keine Omega-3-Fettsäuren, sondern besonders viele Omega-6-Fettsäuren. Das Fettsäureungleichgewicht fördert nicht nur Adipositas und Krebs, sondern führt auch zu Konzentrationsstörungen. Versuche mit der Gabe von Omega-3-Fettsäuren bei Kindern haben gezeigt, dass diese weniger ablenkbar sind und leichter lernen.

Einer Schätzung der WHO zufolge sind Krebserkrankungen und andere chronische Krankheiten in bis zu 80% der Fälle durch Verhalten, Ernährung und äußere Faktoren bedingt, zu denen auch psychische Belastungen zählen. Der Anteil der reinen Genetik ist fast zu vernachlässigen.[93]

China Study und Roseto

T. Colin Campbell und Thomas M. Campbell führten mit der Cornell University, Oxford University und der Chinese Academy of Preventive Medicine die umfassendste Studie über den Zusammenhang zwischen Ernährung, Lebensstil und Krankheiten durch. Diese Studie ist von derartiger Bedeutung, dass sie die *New York Times* als den »Grand Prix der Epidemiologie« bezeichnete. Die Forscher fanden 8000 statistisch signifikante Korrelationen. Statistisch signifikant entspricht einer Zufallswahrscheinlichkeit von weniger als 5 Prozent. In der Zusammenfassung: Tierische Fette und Proteine verursachen Diabetes, Krebs, Herz-Kreislauf-Krankheiten, Hirnschläge, Autoimmunkrankheiten, Osteoperose, Alzheimer, Nierensteine und können zur Erblindung führen. Eine Ernährungsumstellung auf vegane Naturkost führt sehr schnell zur Linderung der Symptome bis hin zur Heilung.[94]

Die Beobachtung des Ortes Roseto, dessen Bewohner ca. 50 Prozent ihres Kalorienbedarfes über Fette aufnehmen und trotzdem eine im nationalen Durchschnitt signifikant niedrigere Sterblichkeitsrate aufweisen, widerspricht zunächst den Aussagen der China Study. Berücksichtigt man jedoch die Do-

---

93 Stewart/Kleinhues 2003
94 Campbell/Campbell 2006

minanz der geistig-mentalen und psychischen Faktoren, lässt sich dieses Phänomen erklären. Die Bewohner von Roseto haben bewiesen, dass diese schädlichen Einflüsse durch mentale Faktoren kompensierbar sind.[95]

Krank gemacht?

Die Auswirkung des Nocebo-Effekts auf die Gesundheit bzw. den Krankheitsverlauf, der ebenso wie der Placebo-Effekt allgegenwärtig Einfluss auf unsere Gesundheit hat, ist schon erwähnt worden (siehe Seite 104). Darüber hinaus gibt es noch andere Umstände, die aus Gesunden Kranke machen.

Wenn man beispielsweise die **Richtwerte** in den ärztlichen Leitlinien für den als normal erachteten Blutdruck senkt, so werden Menschen, die vorher gesund waren, auf einmal als krank diagnostiziert. Im Fall Hypertonie hat sich diese kategorische Einstufung aller Menschen zumindest in der Praxis als nicht umsetzbar erwiesen. Bei polymorbiden Patienten z. B. wird mehr Wert auf die Einstellung des Diabetes mellitus gelegt. Der Blutdruck besitzt in diesem Fall, außer bei einer hypertensiven Krise, nachrangige Bedeutung.

In den letzten 15 Jahren konnte man beobachten, dass im Bereich Herz-Kreislauf-Erkrankungen und Fettstoffwechselstörungen die Normwerte Schritt für Schritt gesenkt wurden, bis sie nur noch von einem geringen Teil der Bevölkerung überhaupt erreicht werden konnten.

Bei einem Normalwert für Cholesterin von 200 mg/dl sind schätzungsweise 80 Prozent der Bevölkerung per definitionem krank. Dann lässt sich der Einsatz cholesterinsenkender Medikamente besser begründen. Dabei ist der Nutzen dieser Medikamente umstritten, die Nebenwirkungen sind nicht unerheblich (siehe israelisches Paradox). Die Cholesterinsenker Clofibrat und Lipobay sind wegen ihrer tödlichen Nebenwirkungen bereits verboten bzw. vom Markt genommen worden. Da Ärzten von der Pharmaindustrie und auch von den Gremien, welche die Leitlinien erstellen, eingetrichtert wird, dass sie sich nicht regelkonform verhalten, wenn sie diese Leitlinien ignorieren, entsteht der Druck, verordnen zu müssen. Auch aufgeklärte Patienten, so die Befürchtung, die sich via Internet mit den offiziellen Empfehlungen auseinandersetzen, könnten ihrem Arzt unterstellen, er sei wissenschaftlich nicht auf dem Laufenden. So wird über die mentale Ebene seitens der Lobby auf Ärzte und Patienten manipulierend eingewirkt. Die Informationspolitik über Gesundheitsthemen wird von der Pharmalobby stark beeinflusst nach dem Motto: »Nur mit Kranken wird Geld verdient!«

Einen weiteren Umstand, durch den Menschen kränker gemacht werden, als sie sind, hat Gerd Gigerenzer, Direktor am Max-Planck-Institut für Bildungsforschung in Berlin, identifiziert: Durch die traditionelle Darstellung statistischer Ergebnisse treffen Ärzte und Patienten Entscheidungen, die sie nicht so treffen würden, wenn ihnen die gleiche Information in verständlicher Form vorliegen würde. Dies hat er am Mammografiescreening untersucht: Für jedes Testverfahren gibt es vier

---

95 Campbell/Campbell 2006

Ergebnisse: positiv, negativ, falsch-positiv und falsch-negativ. Also entweder ist das gesuchte Symptom bestätigt (positiv) oder nicht (negativ), oder das positive oder negative Testergebnis ist falsch. Im Falle falsch-positiv zeigt der Test einen Tumor an, der nicht vorhanden ist. Für alle vier möglichen Fälle liegen Fehlerwahrscheinlichkeiten vor – bedauerlicherweise in einer schwer verständlichen Form. So schwer verständlich, dass diese vier möglichen Ergebnisse eines jeden Tests weder vom Arzt bedacht noch kommuniziert werden.

Gigerenzer fand die Ursache dieser Unverständlichkeit in der klassischen Darstellungsweise statistischer Ergebnisse, die da lautet: »Das Mammografiescreening verringert das Risiko, an Brustkrebs zu sterben, um 25 Prozent.« Die Darstellungsweise ist gleichwertig mit: »Das Mammografiescreening verringert die Anzahl der Frauen, die an Brustkrebs sterben, von vier auf drei unter 1 000 Frauen. Damit beträgt die absolute Risiko-Reduktion 1:1000, also 0,1 Prozent[96].« Vereinfacht heißt dies, das Mammographiescreening kann einer von 1000 Frauen das Leben verlängern. Die erste Darstellungsweise mag recht motivierend klingen, die letztere ist eher ernüchternd.

Wird die Patientin dann noch darüber informiert, dass sich neun von zehn positiven Mammografien letztendlich als falsch erweisen,[97] ist die Entscheidung für eine Mammografie nicht mehr so eindeutig. Eine Studie an 26.000 Frauen, die erstmals eine Mammografie aufnehmen ließen, ergab, dass nur bei einer von zehn positiven Mammografien in den folgenden 13 Monaten wirklich Brustkrebs festgestellt wurde. Geht die Aufklä-

---

96 Gigerenzer 2002
97 Kerlikowske et al. 1998

rung noch weiter, dass nämlich zwei bis vier von 10.000 Frauen Brustkrebs erst durch die Mammografie entwickeln, von denen wiederum eine daran stirbt,[98] hinterfragt die Patientin vielleicht die Sinnhaftigkeit einer Früherkennung auf diesem Weg, die fälschlicherweise als Vorsorge bezeichnet wird. Ein falsch positives Ergebnis vermindert die Lebensqualität in den folgenden Jahren durch Punktierung und eventuelle Ektomie, mit den damit verbundenen Ängsten, Sorgen und gegebenenfalls falschen Hoffnungen – und natürlich kommt dazu der Nocebo-Effekt, der ja allein schon töten kann.

Trotzdem empfehlen Gynäkologen, denen diese Fehlerwahrscheinlichkeiten bekannt sind, ihren Patientinnen, am Mammografiescreening teilzunehmen; und sie begründen dies mit der eignen Absicherung. Dadurch könnten sie sich vor einem möglichen Vorwurf seitens der Patientin schützen, falls wirklich Brustkrebs auftreten sollte.[99] Der offensichtliche Interessenkonflikt wird durch den wohlgenährten Glauben unterstützt, dass nur der Arzt den Patienten gesund machen und der Patient selbst nichts Wesentliches dazu beitragen kann. Außerdem nimmt der Patient naiverweise an, dass der Arzt in

> Ganz gleich, wie sicher ein Testverfahren dargestellt wird, für jedes gibt es die vier Ergebnisse: positiv, negativ, falsch-positiv und falsch-negativ. Wenn Arzt und Patient diese vier Möglichkeiten nicht bekannt sind und sie dazu keine verständlichen, leicht umsetzbaren Zahlen haben, wiegt man sich in einer falschen Sicherheit.

---

98 Jung 1998
99 Gigerenzer 2002

seinem Interesse handelt. Beispielsweise ist man erleichtert, HIV-negativ getestet zu sein, und verhält sich, wenn man nicht darüber informiert ist, in wie vielen Fällen dieses Ergebnis falsch ist, seinen Sexualpartnern gegenüber fahrlässig.

Krankenhauskeime

Einer Schätzung zufolge sind mehr als 70 Prozent der in Krankenhäusern erworbenen Keime gegen mindestens ein Antibiotikum resistent. Als Problemkeime gelten dabei vor allem der Methicillin-resistente *Staphylococcus aureus* (MRSA), *Pseudomonas spec.*, *Escherichia coli* und *Mycobacterium tuberculosis*. Die Bundesregierung verabschiedete 2011 die Änderung des Infektionsschutzgesetztes, um Infektionen in Krankenhäusern einzudämmen. In dem Gesetz geht sie von jährlich 400 000 bis 600 000 infizierten Patienten aus, von denen zwischen 7 500 und 40 000 daran sterben.[100]

Unerwünschte Arzneimittelwirkungen

Gegenwärtig geht man davon aus, dass bei ca. 5 Prozent der medikamentös behandelten Patienten unerwünschte Arzneimittelwirkungen (UAWs) auftreten und dass sie bei etwa 3 bis 6 Prozent aller Patienten auf internistischen Stationen (geschätzt 50.000 bis 300.000) die Ursache für deren Aufnahme sind. Etwa 2,3 Prozent der aufgenommenen Patienten versterben in Folge einer direkten Auswirkung der UAW. 49,6 Prozent der tödlichen UAWs wurden mit einer inkorrekten Anwendung der Arzneimittel begründet.

---

100 Deutsches Ärzteblatt 108/2011

Iatrogenie – krank durch Behandlung

Jones[101] und Kollegen zeigen anhand von Studien, an denen 67 Krankenhäuser und 12.000 Patienten teilnahmen, dass Behandlungsfehler mit dem organisatorischen Stressniveau korreliert sind und durch Stress-Management-Programme signifikant reduziert werden können. Die bislang umfassendste Studie wurde von der Harvard University durchgeführt. Rechnet man dieses Verhältnis auf Deutschland um, bedeutet das 300 000 Schadensfälle und etwa 30 000 Todesfälle. 4 Prozent der deutschen Patienten ziehen sich im Krankenhaus ein Leiden zu, das sie vorher nicht hatten. Eine Autopsie-Studie der Mayo Clinic konstatiert, dass die Hauptdiagnose in 26 Prozent von Fällen falsch war, in denen eine korrekte Diagnose ein Weiterleben ermöglicht hätte.

> Die Summe der Todesfälle durch Krankenhauskeime, UAWs und Iatrogenie beträgt 110.000 Fälle und stellt somit die dritthäufigste Todesursache dar.

Zusammenfassung und Fazit

Zusammenfassend lässt sich die Frage, wie unsere Zivilisationskrankheiten entstehen, so beantworten: Durch Mangel an Wissen und Bewusstheit setzen wir uns zu viel Stress aus, mit dem wir aus den gleichen Gründen nur schlecht umgehen können. Wir konsumieren deshalb zu viel Nikotin und Alkohol und nehmen zu viele Kalorien und zu viel Fleisch zu uns, während wir gleichzeitig unter einem Mangel an Mikronährstoffen und sekundären Pflanzenstoffen leiden. Die veränderte Nah-

---

101 Jones et al. 1988

rungsmittelproduktion führt zu Lebensmitteln, die uns krank machen. Wir bewegen uns zu wenig und legen dadurch die Grundlage für chronische Entzündungsprozesse. Die Regelkreise des Systems Mensch schaffen es unter den gegebenen Bedingungen nicht mehr, die Gesundheit aufrechtzuerhalten. Mentale Prozesse innerhalb eines Menschen und in zwischenmenschlichen Beziehungen überragen rein biochemische Prozesse: Sie können Genveränderungen verursachen. Die Fülle an Forschungsergebnissen zeigt eine Dominanz der geistig-mentalen Prozesse über die Physis. Sie haben einen größeren Einfluss als die rein somatischen. Die Sickness-Behaviour bestätigt diese Verbindung in umgekehrter Richtung: Somatische Prozesse äußern sich auch durch psychische Symptome. Angesichts der skizzierten Befunde sind traditionelle Aufspaltungen in rein somatische und rein psychischen Störungen nicht mehr haltbar. Die Kontroversen um den Einfluss von Genen und Umwelt in der Entstehung chronischer Erkrankungen wurden durch die Verknüpfung von Beziehungserfahrung und Genregulation relativiert. Diese Ergebnisse stehen im Einklang mit weiteren Befunden, die demonstrieren, dass Überzeugungen und Erwartungen neurophysiologische und neurochemische Aktivität in unterschiedlichsten Gehirnregionen verändern.[102]

Kann es wirklich sein, dass so viele Menschen den Kontakt zu ihren Fähigkeiten und zu sich selbst verloren und deshalb jahrhundertelang bezweifelt haben, dass Psyche und Physis miteinander in Wechselwirkung stehen?

Wie fremd müssen wir Mediziner uns als Menschen geworden sein, wenn wir es uns durch unsere Ausbildung haben ge-

---

102 Ottowitz et al. 2002

fallen lassen, diese Verbindung zu leugnen? Können wir für andere, für unsere Patienten als Arzt nützlich sein, wenn wir uns als Mensch fremd geworden sind? Die Zahlen sagen eindeutig: Nein. Die Zahlen sagen: Wir fahren mit Vollgas in die falsche Richtung. Menschen sind dann wirklich aufnahmebereit, wenn sie sich in großer Not befinden. Dann kommen sie zu uns Ärzten. Wenn wir sie dann nicht inspirieren können, wann sonst? Sicher ist, dass wir nicht glaubwürdig sind, wenn wir nicht leben, was wir predigen. 52 Prozent der Ärzte im Burn-out bedeutet: Wir haben es selbst zwar möglicherweise kapiert, aber wir haben unser Wissen nicht umgesetzt. Und deshalb zeigen die Zahlen uns, dass die Menschen, die wir beraten, auch immer kränker werden. Wir sind der Unsicherheit der Wissenschaft zum Opfer gefallen, die nicht anerkennt, was sie nicht erklären kann. Und wir haben das über unsere tägliche Erfahrungen gestellt, die uns das Gegenteil beweisen.

Die Quantenphysik allerdings hält einige Inspirationen für uns bereit, die diese Zusammenhänge erklären können. Obwohl es sich jeder Mensch beweisen kann, haben wir doch erst Ruhe, wenn uns ausreichend Argumente vorgelegt werden.

Wir haben uns als Menschen an eine Denkschule verkauft, die uns versprochen hat, unangreifbar und unverletzlich zu sein. Die nackten Zahlen zeigen, wie sehr wir uns damit geirrt haben.

Im nächsten Kapitel werden Sie erfahren, was wir verändern müssen, um nicht nur unseren eigenen Zustand zu verbessern, sondern auch den der anderen, die bei uns Rat suchen. Und das wird sich auch in den Zahlen niederschlagen.

KAPITEL 4:
WIE ENTSTEHT HEILUNG?

Auf der Suche nach einer Antwort auf die Frage, wie Krankheit entsteht, sind wir durch etliche Forschungsergebnisse zu folgendem Schluss gekommen: Krankheit kann erst dann entstehen, wenn ein krankmachender Impuls die Homöostase stört. Aus unserer Sicht ist der Mensch grundsätzlich ein selbstregulierendes System. Gerät dieses aus dem Gleichgewicht und verliert seine natürliche Regulationskraft, kann Krankheit entstehen. Für den Heilungsansatz bedeutet das: Primär muss nicht die Krankheit bekämpft werden, sondern das System Mensch benötigt einen Impuls oder eine Information, um die Faktoren auszugleichen, die das Gleichgewicht stören. Dies gilt sowohl für die körperliche als auch für die geistig-mentale (psychologische) Ebene.

Idealerweise wird damit ein Erkenntnisprozess initiiert, der zu einem bewussteren Umgang mit dem krankmachenden Agens führt, z. B. mit Stress, Ärger oder auch Fehlernährung oder Fehlverhalten. Nur die Bewusstwerdung kann eine Verhaltensänderung bewirken, die Heilung ermöglicht bzw. keine neue Krankheiten entstehen lässt. Damit befähigen wir das System, in den selbstregulierenden Zustand zurückzukehren, das heißt in den Modus der Autopoiese, der Selbstheilung, zu

148

wechseln. Diese Umkehrung des Krankheitsprozesses nimmt der Heilungsfrage einen Teil ihrer Komplexität. Sie wird einfacher und überschaubarer. Zudem eröffnet sie ungeahnte Möglichkeiten, Krankheiten vorzubeugen. Wenn der Therapeut den Patienten durch einen überzeugenden Heilimpuls, d. h. eine gemeinsam als wirkungsvoll erachtete Maßnahme unterstützt, steigt die Wahrscheinlichkeit, dass das scheinbar die Krankheit auslösende Agens seine krankmachende Wirkung verliert, auch ohne dass der Therapeut den lokalen biochemischen Prozess versteht. Der Patient wird dann z. B. durch ein aktiviertes Immunsystem resistenter gegen das Eindringen von Krankheitskeimen oder weniger anfällig für Entzündungsreaktion und äußere Stressoren; er wird weniger schmerzempfindlich oder geht bewusster mit seinen Ressourcen um.

Die Krankheitsforschung zeigt uns, dass körperliche Faktoren, wie zu wenig Bewegung, ungesunde Ernährung und Genussmittel, Umweltfaktoren wie Lärm, Strahlung und Schadstoffe und belastende geistig-mentale (psychische) Faktoren, das Gleichgewicht stören und Krankheiten auslösen oder verstärken können. Die Psycho-Neuro-Endokrino-Immunologie hat bewiesen, dass der geistig-mentale Faktor ein Vetorecht besitzt. Trotz vorhandener körperlicher oder umwelttechnischer Störfaktoren entscheidet letztendlich die geistig-mentale Ebene darüber, ob Krankheit entsteht. Wir ziehen daraus folgende Schlussfolgerung für die Krankheitsanfälligkeit eines Menschen:

Je unbewusster ein Patient bezüglich der potenziell krankheitsauslösenden Denkgewohnheiten, Prägungen und krankmachenden Verhaltensweisen ist, desto mehr wird er somatisieren, das heißt, desto mehr münden psychische Belastungen in körperliche Symptome. In diesen Fällen ist es wichtiger, die körperlichen Einflussfaktoren (Ernährung, Bewegung, Entspannung usw.) zu berücksichtigen, da man mit verbalen Techniken nicht zum Kern des Problems vordringen kann. Heilimpulse sind trotzdem wirkungsvoll, jedoch unspezifischer. Je bewusster ein Mensch lebt, desto einfacher und tiefgreifender kann er geistig-mentale Prozesse zur (Selbst-) Heilung einsetzen, desto weniger anfällig ist er gegenüber körperlichen und Umweltfaktoren.

Die Heilungsforschung zeigt, dass die geistig-mentale Ebene in Heilungsprozessen ebenfalls dominiert. Das ist nicht überraschend, wenn man die Bidirektionalität der psycho-neuro-endokrino-immunologischen Prozesse akzeptiert hat und diese nicht als eine Einbahnstraße begreift. Aufgrund dieser Dominanz untersuchen wir zunächst die geistig-mentalen Heilungsfaktoren.

Die geistig-mentalen Faktoren dominieren
die Heilungsprozesse

Obwohl sich die biologischen Mechanismen ähneln, teilen wir diese aus ärztlicher Sicht in drei empirische Gebiete auf, um sie in der therapeutischen Praxis besser nutzen zu können:

> **Placebo-Effekt**
> Mittlerweile ist nachgewiesen, dass er eine somatische bzw. neurobiologische Basis hat.
> **Selbstinduzierte Heileffekte**
> Darunter versteht man Heilungsprozesse, die durch eigenverantwortliche Verhaltensweisen von Patienten erzielt wurden.
> **Umgebungsinduzierte Heileffekte**
> Dazu rechnen wir auch die Epigenetik.

Placebos

Um es vorwegzunehmen: Aufgrund der Bedeutung für den Heilungsprozess hat die Bundesärztekammer im Frühjahr 2011 auf Empfehlung ihres wissenschaftlichen Beirats das Buch »Placebo in der Medizin« herausgegeben und kommt darin zu dem Fazit:

»Da ein Placebo-Effekt auch bei der Standard-Therapie auftritt, hält es die Arbeitsgruppe in ethischer Sicht für zwingend, die Erkenntnisse der Placebo-Forschung in der Praxis anzuwenden, um den Patienten optimal zu behandeln, Arzneimittel-Wirkungen zu maximieren, unerwünschte Wirkungen von Medikamenten zu verringern und Kosten im Gesundheitswesen zu sparen.«[103]

Dies bedeutet im Klartext: Ein Therapeut, der den geistigmentalen Wirkungsmechanismen gegenüber abwertend eingestellt ist, hat – vereinfacht gesagt – etwas Wesentliches nicht erkannt; er nutzt sein Potenzial und seine Möglichkeiten nicht und ist dadurch ein »schlechterer« Arzt. Er wird immer weniger erfolgreich sein in Bezug auf seine therapeutische Heilwirkung als ein Therapeut, der sich seiner Placebo-Wirkung bewusst ist.

Bevor wir die verfügbaren Erklärungsmodelle für diese Effekte präsentieren, möchten wir die Größenordnung und Vielfältigkeit der Heilwirkung und die Bedeutung für die Therapie an einer ganzen Reihe von Beispielen verdeutlichen. Zum besseren Verständnis übernehmen wir die Definition der Bundesärztekammer des weitgefassten Placebo-Begriffs: Als Placebo gelten die Gabe eines Placebo-Medikaments bzw. einer Placebo-Prozedur, der Einfluss des Behandlungsumfelds, die Erwartungen des Patienten und des Arztes und die unterschiedlich gelungene Arzt-Patienten-Interaktion.

Pharmaka: Wissen und Form sind wichtiger als der Wirkstoff

Benedetti/Arduino/Amanzio[104] und Colloca[105] entdeckten, dass Schmerzmittel lediglich 20 % ihrer Wirkung erzielen, wenn der Patient über die Wirkung des Schmerzmittels nicht informiert wird. Bei Opiaten ließ sich dann nur eine verzögerte Wirkung beobachten.

---

103 Bundesärztekammer 2001
104 Benedetti et al. 2003
105 Colloca et al. 2008

Die Wirkung psychoaktiver Substanzen lässt sich auch konditionieren. Wenn Sie nach dem Genuss von alkoholfreiem Bier manchmal das Gefühl eines kleinen Schwipses hatten, können die Studien von Fillmore[106] und Kollegen dieses Phänomen erklären. Sie haben nachgewiesen, dass die Wirkung von psychoaktiven Substanzen wie Alkohol, Nikotin und Kaffee zu 50% von Geschmack, Aussehen und Geruch und zu 50% vom pharmakologischen Wirkstoff abhängt. Die Konditionierung der Wirkung eines alkoholhaltigen Biers lässt sich offensichtlich auch durch alkoholfreies triggern.

Besonders deutlich zeigt sich die Auswirkung geistig-mentaler Effekte anhand von Placebo-Studien zur Behandlung von Parkinson. Parkinson-Kranke leiden an verminderter Dopamin-Synthese aufgrund von Zellverlust. Trotzdem konnte nach Gabe eines Placebo-Medikamentes bei diesen Patienten über mehrere Stunden eine erhöhte Dopamin-Konzentration des dorsalen und ventralen Striatums festgestellt werden – nach dem Wissen der Schulmedizin eigentlich eine Unmöglichkeit. Abgestorbene Zellen können nicht wieder aktiv werden.

Das Heilungspotenzial der geistig-mentalen Prozesse wird noch deutlicher anhand der Beobachtung, dass sich Symptome der Parkinsonkrankheit, wie Rigidität, Tremor und Bradykinesie, durch den reinen Glauben an die Aktivität eines subthalamischen Simulators verbessern[107].

---

106 Fillmore Poach 2002
107 Mercado et al. 2006

Etliche Placebo-Studien zeigen, dass Kapseln mit einer Response-Rate von 81 Prozent besser wirken als ein Schlaftrunk (71 Prozent) und Tabletten (21 Prozent). Medikamente wirken im Krankenhaus besser als in ambulanten Situationen. Im Vergleich zu mittelgroßen Tabletten werden sehr große und sehr kleine als hochwirksam wahrgenommen. Spritzen wirken um 34 Prozent stärker als orale Gaben. Bei Tranquillanzien wirken bei Männern orange Kapseln, bei Frauen dagegen blaue Kapseln besser. Gegen Angstsymptome haben grüne Oxazepam-Tabletten die beste Wirkung, während gelbe Oxazepam-Tabletten bei depressiven Symptomen besser wirkten. Blaue Hypnotika erweisen sich wirkungsvoller als orangefarbene. Rote Analgetika-Placebos wirken bei rheumatoider Arthritis genauso wie die echten Präparate, wobei die roten wirksamer sind als gelbe, grüne oder blaue. Blaue und grüne Tabletten oder Kapseln scheinen die besseren Sedativa zu sein. Die Farben Gelb, Orange und Rot werden eher stimulierend bzw. antidepressiv wahrgenommen. Daraus lässt sich ableiten:

Das Wissen des Patienten, dass ein Wirkstoff verabreicht wird, sowie Form und Farbe des Medikaments haben einen größeren Einfluss als der pharmakologische Wirkstoff selbst. Placebo wirkt fast so gut wie Morphin, Aspirin und Cortison.

Dr. Henry K. Beecher und Dr. Louis Lasagna von der Harvard University führten eine Untersuchung über den postoperativen Schmerz durch. Einige Patienten erhielten nach dem chirurgischen Eingriff Morphin, um die Schmerzen zu lindern, andere hingegen nur Placebos. 52 Prozent der Operierten, die Morphinpräparate erhalten hatten, erfuhren einen spürbaren Rückgang ihrer Schmerzen; bei denen, die Placebos eingenommen hatten, waren es immerhin 40 Prozent.

83 Arthritis-Patienten erhielten Placebos anstelle ihrer gewohnten Medikamente Aspirin und Cortison, während den Patienten einer 2. Gruppe die übliche Medizin verabreicht wurde. Der Prozentsatz der Kranken, die eine Linderung verspürten, lag bei denen mit Placebos genauso hoch wie bei den anderen. Als man den Placebo-Patienten, die keine Erleichterung verspürt hatten, Placebo-Injektionen mit sterilem Wasser verabreichte, fühlten sich wiederum 64 Prozent von ihnen schmerzfrei oder zumindest besser. Am Staatlichen Institut für Geriatrie in Bukarest wurden Versuche mit einem neuen Medikament durchgeführt, welches das endokrine System aktivieren und dadurch das gesundheitliche Befinden und die Lebensdauer erhöhen soll. 150 Patienten wurden in drei gleich große Gruppen aufgeteilt: Die 1. Gruppe erhielt keinerlei Medikamente, die 2. Gruppe ein Placebo, die 3. Gruppe das neue Medikament. Bei den Patienten der 1. Gruppe trat eine Erkrankungs- und Sterblichkeitsrate auf, die mit der gleichaltriger Einwohner ihrer Heimatregion identisch war. Die Patienten der 2. Gruppe – sie hatten das Placebo eingenommen – erwiesen sich als weitaus gesünder und zeigten eine niedrigere Sterblichkeitsrate als die 1. Gruppe. Obwohl das richtige Medikament die Langlebigkeit und die Gesundheit sehr förderte, erzeugte der Placebo-Effekt in der 2. Gruppe die gleiche Wirkung wie das Verum in der dritten Gruppe: Es traten weniger Krankheiten auf, und die Menschen erreichten ein höheres Alter.

Für zahlreiche Krankheiten liegen umfangreiche klinische Studien vor, welche die Größe des Placebo-Effekts beschreiben:[108] Bei vielen Darmbeschwerden liegt der Placebo-Effekt bei 40 Prozent, bei akuter Migräne bei etwa 28,6 Prozent. In der Migräneprophylaxe kam es bei 21 Prozent der Patienten auch unter Placebo zu einer Reduktion der Migräneattacken um 50 Prozent.

Im Rahmen einer Studie zur Cholesterinsenkung zeigte sich ein signifikanter Überlebensvorteil für diejenigen Patienten, die mindestens 80 Prozent ihrer Medikation einnahmen, unabhängig davon, ob es sich um ein Verum oder ein Placebo handelte. Für die Antidepressiva Fluoxetin, Paroxetin, Sertralin, Citalopram, Nefazodon und Venlafaxin wurde auf der Hamilton Depression Scale (HDS) eine Verbesserung des Scorewerts zwischen 1 (Fluoxetin), und 3 (Venlafaxin) als Differenz zu Placebo gefunden, das heißt, der Zusatznutzen war nur marginal im Vergleich mit dem bereits unter Placebo erzielten Effekt von durchschnittlich 7–9 Punkten.

In zahlreichen Studien hatten die Antidepressiva nicht signifikant besser abgeschnitten als Placebos. Zusammenfassend schreibt die Bundesärztekammer: In den vorliegenden Untersuchungen sind die Placebo-Response-Raten den Verum-Response-Raten häufig nicht unterlegen.[109]

108 Bundesärztekammer 2001
109 Bundesärztekammer 2001

Die Wirkung der geistig-mentalen Faktoren beschränkt sich allerdings nicht auf Pharmaka. Rolle, Geschlecht und Verhalten haben eine wesentliche Auswirkung auf diesen Prozess.

Personenabhängige Placebo-Wirkung

Eine Placebo-Spritze, die vom Arzt im weißen Kittel verabreicht wurde, war genauso wirksam wie eine verdeckte Injektion von Morphin.[110] Eine dreiarmige Studie mit 262 Patienten, die unter Reizdarmsyndrom litten, zeigte, dass die Gruppe mit Scheinakupunktur ohne Zuwendung des Arztes eine 44prozentige Besserung erlebte. Der größte Effekt war allerdings in der Gruppe mit Schein-Akupunktur und Zuwendung in Höhe von 62 Prozent zu beobachten.

Vertrauen wichtiger als Medikament

Bei einer im Rahmen eines Forschungsprojekts durchgeführten Untersuchung informierte ein Arzt eine Gruppe von Patienten mit offenen Magengeschwüren, dass sie ein neues Mittel bekämen, das ihnen bestimmt helfen werde. Einer 2. Patientengruppe – sie litten unter derselben Erkrankung – wurde hingegen mitgeteilt, dass an ihnen ein neues Mittel ausprobiert werden sollte. Beide Gruppen erhielten dann das gleiche Präparat – ein Placebo. Bei 70 Prozent der Patienten der 1. Gruppe trat eine erhebliche Verbesserung ein, während dies in der 2. Gruppe nur bei 25 Prozent festzustellen war.[111]

---

110 Amanzio et al. 2001
111 Simonton 2001

Suggestionen bezüglich einer Schmerzhemmung bei Männern wirken nahezu ausschließlich, wenn die Versuchsleiter weiblich waren.[111] Das Fazit des wissenschaftlichen Beirats der Bundesärztekammer aus der bisherigen Forschung zur Rolle des Arztes beim Therapieerfolg lautet:

In der medizinischen Praxis gibt es keine therapeutische Maßnahme ohne einen potenziellen Placebo-Effekt, und es müssen auch Nocebo-Effekte beachtet werden.[112]

Die Placebo-Studien beweisen eins: Man muss der Suggestionskraft des Arztes, dem Vertrauen zwischen Arzt und Patient, einer transparenten Information, der ärztlichen Empathie, dem Faktor Zeit und klaren Instruktionen bezüglich der Wirkung von Substanzen und Prozeduren ausschlaggebende Wirkung zurechnen.

Placebo-Wirkung von Operationen

Ein Beispiel hierfür liefert die Behandlung von Angina pectoris: 20 Jahre lang wurde dieses Syndrom erfolgreich therapiert, indem man die Arteria mammaria durchtrennte; dann bezweifelte Leonard Cobb,[113] Kardiologe aus Seattle, den Nutzen dieser Methode. Seine Doppelblindstudie ergab, dass die Patienten beider Gruppen, die mit tatsächlich durchgeführter Operation und die mit Placebo-Operation, Erleichterungen bezüglich ih-

---

112 Bundesärztekammer 2011
113 Bundesärztekammer 2011
114 Cobb et al.1959

158

rer Brustkorbschmerzen erfuhren. Bei beiden Gruppen kehrten die Schmerzen nach drei Monaten zurück.

Der Orthopäde J. B. Moseley bezweifelte 1993 die Wirksamkeit der Kniearthroskopie im Falle einer spezifischen Kniegelenksarthrose. Er und seine Kollegen teilten bei ihrer Studie[115] 180 Patienten mit Osteoarthritis in drei Gruppen auf. Die 1. Gruppe erhielt die Standard-Arthroskopie; bei der 2. Gruppe wurden zwar auch drei Schnitte gemacht, die Instrumente eingeführt und das Knie mit zehn Litern Salzlösung gespült (Lavage), aber man nahm keine Korrekturen vor. Die Operation der Placebo-Gruppe bestand lediglich aus der Anästhesie und den drei Schnitten. Überrascht von dem Ergebnis, dass in den zwei Jahren nach der Studie alle drei Gruppen die gleiche Schmerzminderung und Verbesserung ihres Gehverhaltens erfuhren, stellte Dr. Nelda Wray, die Co-Autorin der Studie, die Frage, ob man die eine Milliarde Dollar, die in den USA jährlich für Kniearthroskopie ausgegeben werden, nicht besser investieren könnte, wenn Placebo-Operationen die gleiche Wirkung erzielen.

Kirkley und Mitarbeiter veröffentlichten ebenfalls im New England Journal of Medicine eine randomisierte Studie ohne Scheinoperation-Kontrollgruppe, die bei einem vergleichbaren Patientenkollektiv und optimaler physikalischer und pharmakologischer Therapie ebenfalls keinen Zusatznutzen der Operation ergab.

Die Vertebroplastik zur Therapie nichtheilender osteoporotischer Frakturen zeigte nach drei Monaten eine Schmerzreduktion auf der Zehnerskala von 2,6 Punkten, und nach Placebo-Operation von 1,9 Punkten. Das Nachlassen der

---

115 Moseley et al. 2002

Schmerzen in der Nacht und in Ruhe sowie die Verbesserung der physischen Funktion und der Lebensqualität waren dagegen in beiden Gruppen vergleichbar. Erneute Wirbelfrakturen innerhalb eines halben Jahres traten bei zwei Patienten der Vertebroplastikgruppe und bei vier der Placebo-Gruppe auf.[116]

Nach Ariely[117] werden in den Vereinigten Staaten nur wenige chirurgische Verfahren wissenschaftlich getestet. Aus diesem Grunde wissen wir nicht, inwieweit diese Operationen tatsächlich eine Heilung ermöglichen oder wie viele der Vorläufer lediglich aufgrund des Placebo-Effekts wirksam sind. Daher setzen wir uns wahrscheinlich häufig Operationen und Behandlungsprozeduren aus, die nicht mehr angewendet werden würden, wenn man sie genauer studiert hätte.

Zu jeder Zeit der Medizingeschichte gab es zahllose Methoden, wie beispielsweise den Aderlass, deren Heilwirkung außer bei Hämochromatose jeglicher Grundlage entbehrte. Dennoch hatten sie ihre Wirkung, vermutlich, weil jeder– einschließlich des Arztes – an ihre Wirksamkeit glaubte. So scheinen denn auch manche chirurgischen Eingriffe, die in den letzten 80 Jahren en vogue waren, bemerkenswerte Resultate erbracht zu haben, obwohl sich heute ernsthafte Zweifel an ihrem Nutzen erheben. Dazu zählen in neuester Zeit die vollständige Entfernung der Lymphknoten unter den Achseln bei Brustkrebs oder viele Bandscheibenoperationen. Älteren Datums sind Hysterektomien bei Migränepatienten und prophylaktische Tonsillektomien. Die Patienten berichteten nicht selten, dass es ihnen nach der Entfernung besser ginge. Dennoch

---

116 Bundesärztekammer 2011
117 Ariely 2008

ist ein großer Teil dieser Effekte dem Glauben an die Behandlung und dem Vertrauen in den Arzt zuzuschreiben – mithin ein probates Mittel, dem Symptom zu begegnen. Es stellt sich nun die Frage, ob es Behandlungsalternativen mit weniger psychischer, physischer und finanzieller Belastung für Arzt und Patient gibt.

Auch in Bezug auf die **Akupunktur** ist auffällig, wie viele Patienten auf die Scheinakupunktur ansprechen. 50% der Patienten mit Migräne hatten nach der Akupunktur oder der Scheinakupunktur um die Hälfte weniger Kopfschmerztage.

Eine aktuelle Metaanalyse[118] (Rief et al. 2009) ergab außerdem eine signifikante Besserung der depressiven Symptomatik unter Placebo-Bedingungen von 67%; das zeigt, dass geistig-mentale Prozesse auch in Psychiatrie und Psychotherapie eine große Rolle spielen.

Erklärung des Placebo-Effekts

Die Bundesärztekammer unterscheidet zwischen dem reinen Placebo-Effekt – dazu zählt die Erwartung des Patienten und der Einfluss der Arzt-Patienten-Beziehung – und der Summe der vermengten Effekte, wozu der natürliche Krankheitsverlauf, statistische Effekte, Zeiteffekte und methodische Fehler gehören. Die Placebo-Operation ist demnach die Summe des Placebo-Effekts und der vermengten Effekte. Diese werden sich in der Praxis teilweise kaum unterscheiden lassen, was aber auch nicht weiter relevant ist, denn es geht uns zunächst darum, Ihnen die Vielfalt an heilungsfördernden Faktoren und Mechanismen bewusst zu machen.

---

118 Bundesärztekammer 2011

Darunter fällt beispielsweise die Beobachtung aus dreiarmigen randomisierten klinischen Studien, dass bei 20% der Studienteilnehmer in der Wartegruppe – per Definition ohne jegliche therapeutische Maßnahme – Heilung eintritt. Dies wäre nach schulmedizinischer Einstufung unter Spontanremission einzustufen oder aber dem weiter gefassten Placebo-Effekt zuzuordnen, nämlich dass bereits allein die Teilnahme an einer Studie ausreicht, um eine heilende Wirkung auszulösen.

Bislang existiert noch kein umfassendes Modell der Wirkungsmechanismen, das den Placebo-Effekt hinreichend erklärt. Es werden zwei Erklärungsansätze diskutiert: der assoziative (lerntheoretische) und der mentalistische (kognitivistische).

Gemäß dem assoziativen Ansatz sind Placebo-Effekte das Resultat einer meist unbewussten Lernerfahrung, die mit der Gabe eines Placebos assoziiert ist. Placebo-Effekte sind demnach operant oder klassisch konditioniert, hängen jedoch von der Wahrnehmung bzw. Interpretation des Patienten ab. Zum Beispiel reicht bei manchen Patienten bereits der Anblick einer Schmerzspritze aus, um die entsprechende Reaktion hervorzurufen.

Nach dem mentalistischen Ansatz ist der Placebo-Effekt ein Erwartungseffekt. Die Erwartung korreliert linear mit der Stärke des Effekts. Je mehr sich ein Patient von der Therapie oder dem Medikament erwartet, desto besser hilft es auch.

Ein Beispiel dafür ist die zeitliche Paarung: Wenn ein Schmerzmittel (unkonditionierter Stimulus UCS) mit einer Spritze (konditionierter Stimulus CS) subkutan verabreicht und somit zeitlich gepaart wird und der Patient dadurch eine Schmerzlinderung erlebt (unkonditionierte Reaktion UCR),

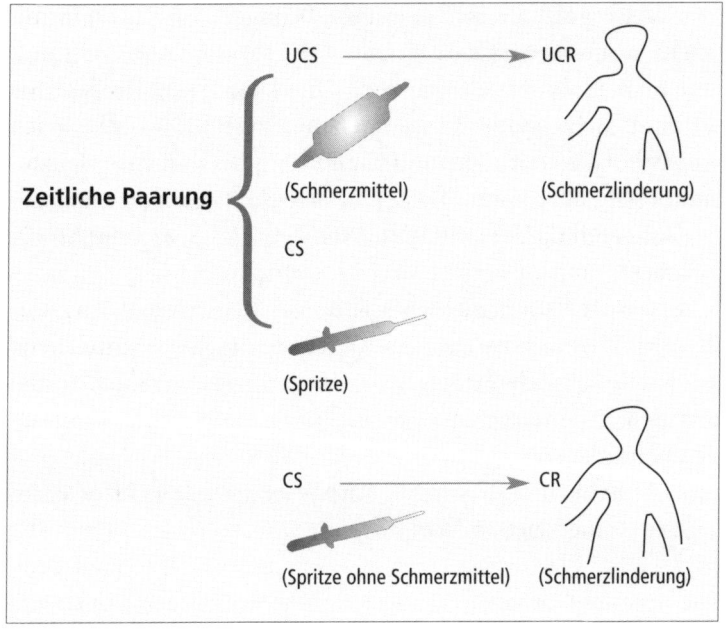

kann der Anblick oder die Anwendung der Spritze allein mit beispielsweise Kochsalzlösung (konditionierter Stimulus) ausreichen, um eine Schmerzlinderung (konditionierter Reiz) auszulösen.

Hat jemand beispielsweise eine Lebensmittelvergiftung mit heftigsten körperlichen Reaktionen erlebt, die auf verdorbenen Thunfisch zurückging, so kann bereits der Geschmack von Thunfisch ausreichen, um wieder die gleiche Reaktion auszulösen.

Beeindruckend ist, dass starke assoziative Lernprozesse, z. B. bei Patienten mit starken Schmerzen und hohem Leidensdruck, bei denen die Bedeutung der Intervention in hohem Maße relevant ist, über einen langen Zeitraum hinweg löschungsresistent sind.[119] Der Effekt kann auch dadurch auftreten, dass der Proband durch Beobachtung lernt, also wenn er die positive Wirkung einer Placebo-Behandlung bei anderen Patienten sieht und später dann das gleiche Placebo verabreicht bekommt. Dieser Lerneffekt lässt sich auch bei der Anwendung der 2-Punkte-Methode vor einer Gruppe beobachten.

Er hängt mit dem mentalistischen Erklärungsansatz der Placebo-Wirkung zusammen: »Ich erwarte eine positive Wirkung.« Im Endeffekt zeigen die Forschungsergebnisse einen direkten Zusammenhang zwischen der Höhe der Erwartung, der Befindlichkeit und der Placebo-Wirkung. Das heißt konkret: Je höher die Erwartung und je höher das Leiden, desto größer ist die Placebo-Wirkung.

Die neurobiologischen Mechanismen[120] lassen sich zwar nicht auf ein Wirkungsmodell vereinheitlichen, sind aber für die verschiedenen Placebo-Effekte neurobiologisch zugeordnet. Sie basieren auf immunologischen und endokrinologischen Studien. Am klassisch konditionierten Placebo-Effekt sind vor allem Hirnstamm, Corpora amygdaloidea, Hypothalamus und insularer Kortex beteiligt. Der insulare Kortex scheint eine wichtige Rolle für den Erwerb und die Auslösung der Immunreaktion zu spielen. Die Corpora amygdaloidea modulieren die Verarbeitung des viszeralen Informationsinputs bei der Paarung von unkonditioniertem und konditioniertem Stimulus. Der Hypotha-

119 Bundesärztekammer 2011
120 Bundesärztekammer 2011

lamus bewirkt die somatischen Veränderungen, die sich als konditionierte Reaktion bzw. Placebo-Effekt zeigen.

Erwartungen werden mit der Aktivierung dopaminerger Neurone von Tegmentum und präfrontalem Kortex assoziiert. Dieser stimuliert belohnende Areale, deren Aktivität wiederum eine Rückkopplung auf das Erleben und Verhalten hat. Die Interaktion von präfrontalem Kortex mit dem rostralen anterioren zingulären Kortex beeinflusst opioderge subkortikale Strukturen wie das periaquäduktale Grau und die rostrale ventromediale Medulla. Diese wiederum kontrollieren die spinale, deszendierende opiatvermittelte Hemmung, einen wichtigen Wirkort der endogenen Analgesie. Das Zusammenspiel von Top-down- (kortikalen) und Bottom-up- (subkortikalen) Hirnprozessen ist einer der zentralen Befunde der Placebo-Forschung. Die Wirkungsweise des Placebo-Effekts wird durch die Aktivierung der Frontallappen bestimmt.

Die Beteiligung des präfrontalen Kortex und seiner selbstregulativen Funktion beweist, dass der Placebo-Effekt nicht nur das Resultat einer retrospektiven Uminterpretation der klinischen Symptomatik seitens des Patienten ist. Der effiziente Einsatz selbstregulativer Mechanismen könnte auch einer der Gründe sein, warum manche Menschen auf Placebo-Gaben reagieren und andere nicht. Danach wäre ein Placebo-Effekt nur bei solchen Patienten zu erwarten, bei denen selbstregulative Funktionen (zum Beispiel Aufmerksamkeits-oder Emotionsregulation) bereits gut ausgebildet sind. Hier ist die Placebo-Forschung bei Depressionen aufschlussreich: Die Symptomatik der Depression zeigt sich in der mangelnden Effizienz selbstregulativer Funktionen, wie zum Beispiel Selbstmotivierung oder Handlungs-Initiierung. Placebo-Gaben bei

Depressionen bewirken die Initiierung selbstregulativer Funktionen und führen dazu, dass rechtspräfrontale Areale aktiviert werden, die sich bei Verumgabe nicht finden lassen.

Die Identifikation eines Patiententyps, der für den Placebo-Effekt besonders prädestiniert ist, wäre zwar wünschenswert, ist aber bislang nicht gelungen. So konnte beobachtet werden, dass Patienten, die zunächst nicht auf den Placebo-Effekt reagierten, später doch darauf ansprechen. Dies bestätigt letztendlich den erörterten Lern- und Erwartungs-Mechanismus.

> Der Placebo-Effekt stellt wahrscheinlich die gleichzeitig am häufigsten unbewusst eingesetzte und dennoch am meisten verpönte Heilmethode dar.

Jörg Tacke: Immer wenn ich als Kind eine schwerere Verletzung hatte oder an einer ernsthaften Erkrankung litt und meine Eltern beschlossen, zu einem Arzt zu fahren, fühlte ich mich ein wenig erleichtert – und die Schmerzen ließen ebenfalls ein wenig nach. Sobald ich im Wartezimmer saß, erlebte ich nochmals eine Verbesserung meiner Symptome. Manches Mal stand ich vor dem Onkel Doktor im weißen Kittel und konnte gar nicht mehr so recht sagen, wo es denn nun genau wehtat.

Interessanterweise bestätigt eine Studie dieses individuelle Erlebnis: In 30 Prozent der Fälle kommt es bereits bei Antritt der Reise zu einer therapeutischen Einrichtung zu einer Linderung der Symptome.

Selbst induzierte Heileffekte

Um zu erkennen, welches Heilungspotenzial in einem Patienten verborgen liegt – das prinzipiell jedem Therapeuten zur Verfügung steht –, widmen wir uns der Krebsforschung und hier insbesondere dem Gebiet der Spontanremissionen.

Der Japaner Hiroshi Oda untersuchte an der Universität Heidelberg 101 Fälle von Spontan-Remissionen bei Krebspatienten.[121] Er konnte drei heilungsrelevante Faktoren isolieren:

1. Selbstverantwortung: Die Patienten haben nicht nur die ihnen noch zur Verfügung stehenden Therapien eigenverantwortlich gewählt, nachdem sie bereits als »austherapiert« diagnostiziert worden waren, sondern auch die Einsicht angenommen, dass sie irgendetwas in ihrem Leben dazu beigetragen haben, dass die tödliche Krankheit entstanden ist.
2. Die Betroffenen schlossen Frieden mit dem Tod.
3. Obwohl sie den Tod akzeptiert und angenommen hatten, sahen sie jetzt einen starken Sinn darin, zu leben.

Der amerikanische Arzt Dr. Ellerbroek[122] berichtet von einem außergewöhnlichen Fall von Spontanremission: Der Tumor einer Patientin hatte schon den Großteil ihres Beckens zerstört, als sie sich wünschte, zum Sterben an das Ufer eines Sees gebracht zu werden. Dort gelang es ihr, ihren Zorn und ihre Depressionen loszulassen. Ab diesem Zeitpunkt begann ihr Tumor zu schrumpfen – sie war geheilt.

---

121 Oda 2001
122 Siegel 2006

Eine Kombination mentaler und geistiger Prozesse mit schulmedizinischen Heilmethoden hat der Onkologe Dr. O. Carl Simonton bereits vor 1978 zusammen mit seiner Frau Stephanie Matthews-Simonton entwickelt. In deren Zentrum steht eine spezielle Visualisierungstechnik, die besonders bei Krebspatienten zu einer rascheren Heilung und besseren Wirksamkeit der schulmedizinischen Maßnahmen wie Chemotherapie und Strahlentherapie führt, wobei gleichzeitig die Nebenwirkungen geringer sind. Die Patienten lebten mehr als doppelt so lange wie die ausschließlich schulmedizinisch behandelten Patienten[123] – und dies bei gesteigerter Lebensqualität. 76 Prozent der Patienten zeigten einen Aktivitätsgrad, der mindestens zu 75 Prozent dem Zustand vor der Diagnose entsprach.

Eine Tante des Autors hat mittels dieser Methode bei der infausten Prognose »Eierstockkrebs mit Metastasen im gesamten Bauchraum« einen krebsfreien Zustand erreicht.

Wie die oben beschriebenen Beispiele zeigen, lassen sich die Placebo-Effekte auch durch Kombinationen von Heilsubstanzen und -prozeduren nutzen. Diese Prozeduren können vom Patienten allein oder mithilfe des Therapeuten durchgeführt werden. Auch hier macht das therapeutische Setting, das schon in der Placebo-Forschung als ausschlaggebend erkannt worden ist, einen entsprechenden Unterschied. Diese Prozeduren, z. B. die konditionierte Schmerzreduktion durch subcutane Injektion, können aktiv vom Arzt eingeführt werden oder aber durch mentale Prozesse, z. B. die Anwendung der 2-

---

123 Simonton 2001

Punkte-Methode, beim Patienten aufgrund der Qualität der Arzt-Patienten-Beziehung entstehen. Ein eindrucksvolles Beispiel zeigt der Film »Das Geheimnis der Heilung«, und zwar insbesondere die Heilung des ungeborenen Kindes.

Zu den selbst induzierten Heileffekten gehört auch die Meditation. Durch moderne Strahlendiagnostik lässt sich beobachten, wie Menschen, die ihren Geist durch Meditation gezielt trainieren, verschiedenste Gehirnareale aktivieren oder deaktivieren können. Bei buddhistischen Mönchen mit langjähriger Meditationserfahrung haben Wissenschaftler dauerhafte Veränderungen im Gehirn festgestellt. Ihre Gehirne waren in den Bereichen gewachsen, die für die Verarbeitung von Emotionen, gezielten Bewegungen und positiven Gefühlen sowie Glück verantwortlich sind. Gehirnareale für negative Emotionen wie Angst und Unglücklichsein dagegen wurden weniger aktiviert. Meditation ist also eine Art Bodybuilding fürs Gehirn. Die Hirnforschung postuliert, dass das Gehirn bis zum letzten Lebenstag eine neuroplastische Masse bleibt. Diese kann der Mensch aktiv durch Tätigkeiten bzw. mentale Übungen verändern. Überzeugung und Begeisterung beschleunigen diesen Prozess. Bei Interesselosigkeit zeigen solche Übungen keine Auswirkung auf die neuronale Struktur.[124] Jeder weiß, dass sich Lernerfahrungen, die man mit Begeisterung gemacht hat, wesentlich intensiver einprägen. Mit Verantwortungsgefühl und Begeisterung lernen wir schnell, oder wir vergessen die Lerninhalte schnell wieder.

Zu den selbst induzierten Heileffekten zählen auch die Selbstanwendung der 2-Punkte-Methode. Der genaue Zusam-

---

124 Hüther 2009

menhang zwischen dem neurobiologischen Mechanismus und der Methode sowie deren diagnostischer Nachweis werden im Kapitel »2-Punkte-Methode« (siehe Seite 178) erläutert.

Umgebungsinduzierte Heilungseffekte

Erinnern wir uns daran, welch überragende Wirkung der Arzt-Patienten-Beziehung und dem therapeutischen Setting zukommt, so liegt nahe, dass diese Mechanismen nicht nur an die Person gebunden sind, sondern dass auch die Umgebung eine große Rolle spielt. Eine Umgebung kann mehr oder weniger heilend sein. In einer Umgebung, in der sich der Patient subjektiv nicht entspannen kann, wird Heilung kaum oder nur unter erschwerten Bedingungen stattfinden.

Der Zellbiologe Dr. Bruce Lipton bewies vor 30 Jahren, dass entgegen aller wissenschaftlichen Meinung die Umgebung der ausschlaggebende Faktor der menschlichen Entwicklung ist. Wie in Kapitel »Wie entsteht Krankheit«, Seite 83, dargelegt, kann dieser Effekt zur Entstehung von Krankheit führen, aber eben auch entgegengesetzt zur Heilung. Mit der Umgebung ist in erster Linie die Atmosphäre der Beziehungen gemeint, in denen man lebt und die über den individuellen geistig-mentalen Zustand wiederum die Umgebung der eigenen Gene bilden. Diese Umgebungen haben direkten Einfluss darauf, wie der Körper Gene einsetzt und verändert. Bruce Lipton fasst seine Forschungsergebnisse wie folgt zusammen:

Es sei daran erinnert: Eineiige Zwillinge kommen mit identischem Erbgut auf die Welt, sie besitzen exakt die gleichen Gene. Je älter die Menschen jedoch werden, umso unterschiedlicher wird ihr Erbgut – und umso größer werden Unterschiede im Aussehen, in der Persönlichkeit, in der Krankheitsgeschichte und in ihrer Epigenetik.

»Sage mir, wie du denkst, und ich sage dir,
wie gesund du bist.«
Was wir denken, hat Einfluss auf unsere Zellen. Davon ist nicht nur Bruce Lipton überzeugt. Auch unsere Erfahrung stimmt mit dem überein. Wenn wir verliebt sind, schüttet der Körper Dopamin und diverse Wachstumshormone aus, wir brauchen weniger Schlaf, fühlen uns leistungsfähiger, unser Immunsystem ist gestärkt wie nie. Sind wir gestresst, passiert das Gegenteil.

Die biochemischen Zusammenhänge der Epigenetik wurden in Kapitel 2 erläutert und sollen hier nicht wiederholt werden.

Zusammenfassend lässt sich feststellen: Ohne Entspannung gibt es keine Heilung. Alle Effekte, die zu Entspannung führen, wirken insofern heilend: Vertrauen, Nähe, ausreichend Zeit, Kompetenz, Klarheit bzgl. Diagnose und Wirkung von therapeutischen Maßnahmen etc. Alle bisher dargestellten Heilfaktoren werden durch die psycho-neuro-endokrino-immunologischen Zusammenhänge wirksam. Deshalb erläutern wir diese in Bezug auf Heilung nochmals.

Durch die Forschungsergebnisse entsteht immer mehr Detailwissen, wie sich äußere Faktoren auf die innere Gefühlswelt auswirken und welche körperlichen Reaktionen daraus folgen. Man hat erkannt, dass es für das eigene Immunsystem, für die eigenen Selbstheilungskräfte keinen äquivalenten äußeren Ersatz gibt. Synthetische Mittel besitzen durchaus ihre Berechtigung, finden allerdings dann ihre Grenzen, wenn die Selbstheilungskräfte aus dem Immunsystem nicht dazukommen.

Fasst man die Forschungsergebnisse der unterschiedlichen Disziplinen zusammen, so ergibt sich folgendes Modell:

Auf geistig-seelischer Ebene bewirken »vom Individuum positiv bewertete Gedanken« positive Gefühle. Diese führen zur Informationsübermittlung über die Ausschüttung von Neurotransmittern. Diese wiederum regen die Freisetzung von Neuropeptiden an, die als Hormone fungieren. Über die Blutbahnen gelangen sie in die Peripherie und in die Zellen der Zielorgane (peripheres Nervensystem, Immunsystem, Hormonsystem); hier veranlassen sie die Ausschüttung von Botenstoffen, die über eine Feedback-Schleife Informationen an bestimmte Zentren im Gehirn leiten und somit auf die Gefühlslage zurückwirken. Auch zwischen den verschiedenen Systemen erfolgt eine stetige Kommunikation.

Unter den heutigen Lebensbedingungen ist es nicht verwunderlich, dass das Immunsystems schnell aus dem Gleichgewicht kommt. Eine Unterfunktion äußert sich durch Infektanfälligkeit sowie Tumorerkrankungen, eine Überfunktion zeigt sich in Allergien und Autoimmunerkrankungen. Die Psychoneuroimmunologie lehrt uns, dass Immunstörungen nicht allein auf der körperlichen Ebene entstehen, sondern dass das Immunsystem von Empfinden, Fühlen und Denken beeinflusst wird. Negative seelische Befindlichkeit wie Depressionen, Ängste, Einsamkeit wirken hemmend, Lebensfreude, Gelassenheit, Fröhlichkeit und Liebe fördern dagegen unsere Immunfunktionen. Diese Beziehung zwischen Seelenleben und Selbstheilungskraft konnte aufgrund zahlreicher Fakten wissenschaftlich belegt werden.

Nichts Neues für Komplementärmediziner?

Ja und Nein. Die oben dargestellten Effekte sind die Grundlage vieler Naturheilverfahren. Ihre Herleitung und Zusammenhänge entsprechen den jeweiligen Weltbildern. Auch wenn die westliche Schulmedizin keinen wissenschaftlichen Zugang zu den Modellen und Argumentationen der Naturheilmethoden hat, so sind diese deshalb nicht weniger wirksam, wie viele Fallstudien von Heilungen zeigen, die nach schulmedizinischer Meinung austherapiert waren. Neu sind insofern die durchgängige Darstellungsweise und die erstellten Zusammenhänge zwischen den Placebo-Phänomenen und der medizinischen Wissenschaft.

Wie können diese Effekte genutzt werden?
Wie Sie als Mediziner diese Effekte nutzen können, zeigen wir detailliert im Kapitel »Quantenmedizin in der ärztlichen Praxis«, Seite 227ff. Zudem erläuterten wir dort, wie komplementärmedizinische Methoden in den Alltag integriert werden

können. Der Vollständigkeit halber sei die Wirkung der körperlichen Faktoren angesprochen:

Die Einflüsse der auf rein körperlicher Ebene wirkenden Therapiemethoden sind hinreichend bekannt, deshalb sollen sie hier nicht weiter diskutiert werden. Wie die Placebo-Forschung in Bezug auf Pharmaka und Operationen gezeigt hat, kommt deren Wirkung nur dann zur Geltung, wenn die geistig-mentale Ebene unterstützend oder – in manchen Fällen – sogar zulassend wirkt. Wenn man heute die Kontraproduktivität vieler medizinischer Heilprozeduren der Vergangenheit betrachtet, lernt man, die Dominanz der geistig-mentalen Ebene als dankbaren Rettungsanker richtig einzuschätzen.

Jenseits der Heilung: Salutogenese – Resilienz

Krankheit kann erst entstehen, wenn das selbstregulierende System aus dem Gleichgewicht geraten ist. Demnach zielt Heilung darauf ab, das Gleichgewicht durch einen Impuls wiederherzustellen, der den Körper in die Lage versetzt, die Störfaktoren zu neutralisieren. Hierbei kommt man über die Frage: »Was braucht der Mensch, um gesund zu sein?« zum Modell der Salutogenese und dem Modell der Resilienz (Widerstandskraft).

Der israelisch-amerikanische Medizinsoziologe Aaron Antonowsky[125] prägte den Ausdruck **Salutogenese** in den 1970er-Jahren als komplementären Begriff zu Pathogenese. Er entwickelte die Salutogenese als ein Konzept, wie Gesundheit

---

125 Salutogenese 1997

entsteht. Es kann als Grundlage der Resilienzforschung betrachtet werden. Antonowsky bezeichnet den wesentlichen, die Gesundheit erhaltenden Faktor als »Kohärenzgefühl«. Mit anderen Worten: Er versteht darunter die Stärke einer Person, sich trotz aller Herausforderungen im Leben wohlzufühlen, ja die Anforderungen des Lebens sogar als Herausforderung zu betrachten, für die sich Anstrengung und Engagement lohnen. Man kann es auch als die Fähigkeit eines Menschen bezeichnen, auf Stimuli der inneren und äußeren Umgebung strukturiert zu reagieren und genügend Selbstvertrauen zu entwickeln, um Anforderungen zu begegnen.

Der Begriff **Resilienz** stammt aus der Entwicklungspsychologie und beschreibt die seelische Widerstandskraft, die uns dabei hilft, Krisen und Niederlagen zu meistern und Schicksalsschläge zu bewältigen. Resilienz ist »der Wille, zu überleben«. Die ursprüngliche Erforschung psychologischer Krankheitsursachen richtet ihren Blick auf die Konflikte und Traumata. Bei der Resilienzforschung, die man als positive Psychologie bezeichnen könnte, wird der Blick darauf gerichtet, was der Seele hilft, gesund zu bleiben. Dabei wurde herausgefunden, dass der allergrößte Schutz im Leben eine stabile Bindung ist.

In einer amerikanischen Studie mit 698 Jungen und Mädchen aus niederen sozialen Verhältnissen, deren Kindheit durch Armut, Vernachlässigung und Misshandlung geprägt war, wurde über vier Jahrzehnte lang beobachtet, wie sich diese Kinder entwickeln.[126] Es fiel auf, dass sich zwei Drittel der Kinder wie erwartet schlecht entwickelten und an körperli-

126 Werner 1991

chen und psychischen Erkrankungen litten, während ein Drittel der Kinder zu selbstbewussten, fürsorglichen und leistungsfähigen Erwachsenen herangewachsen war. Die starken Kinder hatten etwas, was die anderen nicht hatten: Es gab zumindest eine liebevolle Bezugsperson, die sich um sie kümmerte.

Kinder benötigen Geborgenheit, Anerkennung, Förderung, unabhängig von irgendwelchen Voraussetzungen in Bezug auf Leistung und Wohlverhalten. Das macht sie stark fürs Leben. Dabei kann diese Person ein Lehrer, ein Trainer, eine Tante, eine Oma oder auch ein Nachbar sein. Die zweite wichtige Fähigkeit war, dass Kinder lernen müssen, auch Frust auszuhalten. Dieser darf die Kinder aber nicht überfordern, sondern muss wohldosiert sein. Wichtig ist die Erfahrung für ein Kind, dass eine liebevolle Person für den Trost verfügbar ist, wenn die Frustration zu groß wird. Auf diese Weise lernen die Kinder, dass sie sich auf andere verlassen können. Sie suchen dann gezielt in der Not die Hilfe, die sie brauchen, und ziehen sich nicht zurück.

Weitere Ergebnisse der Resilienzforschung sind: Resiliente Menschen kennen sich selbst besonders gut. Sie haben sich mit ihren Bedürfnissen und Vorlieben auseinandergesetzt. Sie orientieren sich weniger an den Maßstäben anderer und suchen sich daher einen für sie geeigneteren Arbeitsplatz und passenderen Partner. Dadurch werden Job und Ehe/Beziehung zu Kraftspendern und sind nicht länger Ort eines ständigen Energieverlusts. Somit ist die Resilienz das eigentliche Rüstzeug für das Leben.

In bayerischen Kindergärten ist es seit 2008 üblich, emotionale Stärken und Schwächen eines Kindes zu dokumentieren. Hierfür wurde ein eigener Fragebogen namens »PERIK« für positive Entwicklung und Resilienz im Kindergartenalter erstellt. Dabei wird ermittelt, wie kontaktfähig ein Kind ist, wie gut seine Selbststeuerung ist, ob es Rücksicht nehmen und sich mit legitimen Mitteln behaupten kann, ob seine Stressregulation funktioniert, ob es Aufgaben selbstständig und ausdauernd bewältigen kann, ob es neugierig und offen für Unbekanntes ist.

Resilienz entsteht meist früh, lässt sich aber auch im späteren Leben noch erlernen. An kleinen Erfolgen wächst man mehr und mehr. Und man macht die Erfahrung, dass auch schwierige Aufgaben zu meistern sind. Wer von Anfang an ein Scheitern mit einkalkuliert, der lernt auch aus Misserfolgen, ohne diese nur negativ zu sehen. Auf diese Art wächst man an seinen Aufgaben. Diese Eigenschaft besitzen seelisch robuste Menschen, denn sie klammern sich nicht an bestimmte Lebensentwürfe oder Vorstellungen, sondern betreiben »flexible Zielanpassung«. Ein Ziel wird hartnäckig verfolgt, aber nur so lange, bis sich herausstellt, dass es zwecklos ist.

Aus unserer Sicht sind diese Modelle von Salutogenese und Resilienz hervorragend geeignet, um die psychologische Ebene zu beschreiben. Im Kapitel »Das quantenmedizinische Modell« (siehe Seite 189) verbinden wir all die angesprochenen Bereiche und gehen darüber hinaus.

Nachdem wir untersucht haben, wie Heilung entsteht, wollen wir eine Methode vorstellen, die mit den angesprochenen Faktoren arbeitet.

2-Punkte-Methode

Die 2-Punkte-Methode, auch bekannt als »Quanten-Heilung« oder »Quanten-Essenz«, fasst unter einem modernen Namen das gesammelte Heilwissen inklusive der Psycho-Neuro-Endokrino-Immunologie und der Placebo-/Nocebo-Forschung zu einem effektiven, rasch zu erlernenden Werkzeug zusammen. Sie zeichnet sich durch Rationalität, Geschwindigkeit und Simplizität aus, und sie kommt ohne jegliche Mystik und jeglichen Rückgriff auf extraterrestrische Größen aus. Sie arbeitet im Kern mit den Selbstheilungskräften des Patienten über einen Tiefenentspannungseffekt.

Nachweis der Wirkung: Wie im nachfolgenden Kapitel aufgezeigt, kann die neurobiologische Wirkung anhand schulmedizinisch-diagnostischer Methoden, wie Messung von Blutdruck, Puls und Cortisolspiegel, bestimmt werden.

Selbst-Anwendung
Eine Besonderheit der Methode ist die Selbstanwendung. Sie kann dem Patienten zur Linderung der Symptome und besseren Verträglichkeit der Therapie beigebracht werden. Ebenso kann sie für den Therapeuten in verschiedenen Situationen hilfreich sein. Insbesondere im psychotherapeutischen Setting kann sie ihm eine wertvolle Hilfe sein, zwischen den Therapie-

stunden das eigene Gleichgewicht zu stabilisieren und Stress abzubauen.

Etliche Forschungsergebnisse zeigen, dass die Empathie des Arztes nicht nur die Diagnose-Genauigkeit verbessert, sondern dass sich zusätzlich die Wirkung der gewählten Therapie durch ihre stressreduzierende Wirkung verbessert.

Therapeuten, die in hohem Maße emotional belastenden Situationen ausgesetzt sind, können sich mittels der 2-Punkte-Methode Erleichterung verschaffen. Je nach Übung und Fertigkeit kann das für den Patienten unsichtbar während der Therapiesitzung oder in einer kurzen Pause zwischen den Patiententerminen erfolgen.

Vergleicht man die Charakteristika und Auswirkungen der 2-Punkte-Methode mit den Wirkungskriterien und Empfehlungen der Bundesärztekammer, ergibt sich eine vollständige Deckung der durch die Placebo-Forschung identifizierten Wirkfaktoren. Sie erweist sich als besonders effiziente Methode, um den Placebo-Effekt möglichst rasch in die ärztliche Praxis zu implementieren. Wir nennen sie daher auch Placebooptimierte Therapie.

Gewissermaßen stellt sie eine Placebo-Prozedur dar, welche die Erwartungen des Patienten und des Arztes sowie die Arzt-Patienten-Interaktion nicht nur einschließt, sondern innerhalb sehr kurzer Zeit im Sinne der Ausrichtung auf einen positiven Heilimpuls optimiert. Sie ist das Werkzeug, mit der nach Balint[127] die »Droge« Arzt, das nach seiner Meinung am häufigsten verwendete Heilmittel, bewusst und minimalistisch eingesetzt werden kann.

---

127 Balint 1965; Luban Plozza et al. 1996

Die 2-Punkte-Methode nutzt die hohe **Suggestionskraft** des Arztes: Gliedmann und Mitarbeiter fanden 1957 heraus, dass nur 25% der Patienten auf die Placebo-Applikationen durch eine Schwester mit einer Verbesserung der Symptome reagierten, während sich dieser Effekt durch die Anwesenheit des Arztes auf 70% erhöhte. Neuere Studien kommen zu gleichen Ergebnissen.

Das notwendige **Vertrauen** in die Methode überträgt der Arzt auf den Patienten, indem er ihm die Anwendung vorschlägt. Zudem stärkt **transparente Information** – beispielsweise durch die Lektüre des vorliegenden Buches, die Patientenbroschüre, die DVD, die Homepage des Therapeuten und gegebenenfalls Informationsabende mit Demonstrationen – das Vertrauen des Patienten in die Methode. Die Anwendung dieser Informationsmittel reduziert deutlich den zeitlichen Aufwand, den der Arzt einkalkulieren muss. Egbert und Mitarbeiter[128] haben herausgefunden, dass klare Instruktionen und Informationen über die Wirkweisen von Prozeduren den Placeboeffekt erhöhen.

Die Methode ist ein Mittel der wortlosen Kommunikation, den Patienten heilende **ärztliche Empathie** erleben zu lassen. Sie erhöht die Adhärenz und reduziert emotionalen Disstress, das heißt Reize, die als unangenehm, bedrohlich oder überfordernd gewertet werden.

128 Egbert et al. 1964

Etliche Studien[129] haben ergeben, dass die Zufriedenheit des Patienten und indirekt die Placeboreaktion damit zusammenhängen, ob sich der Arzt aus Sicht des Patienten ausreichend Zeit nimmt. Da die Methode ohne Apparate und Pharmaka auskommt und den Fokus auf das Bewusstsein lenkt, erleben Therapeut und Patient eine Zeit-Dilatation. Dies bedeutet im Klartext: Die wahrgenommene vergangene Zeit ist wesentlich länger als die tatsächlich vergangene. Durch die erlebte Entspannung, Symptomlinderung und Zeitlosigkeit verliert der Faktor Zeit gewissermaßen an Bedeutung. Letztendlich erwartet der Patient nicht eine bestimmte Therapiedauer, sondern vor allem eine Verbesserung der Symptome.

Die Methode weist eine Besonderheit auf: Aufgrund der kurzen Behandlungsdauer, der Nebenwirkungsfreiheit und der einfachen Nachweisbarkeit lässt sie sich bei nahezu allen Symptomen als erstes Mittel einsetzen. Im Bedarfsfall können anderen Verfahren kombiniert oder unmittelbar mit Medikamenten nachtherapiert werden. Im Fall der zufriedenstellenden Wirkung sind Aufwand und die Nebenwirkungen minimiert, der Nutzen maximiert.

Ärztliche Akzeptanz der Methode: Im Berliner Krankenhaus St. Gertrauden wird die Methode insbesondere in den chirur-

---

129 Lin et al. 2001, Wilson 1985, Morell 1986, Deveugele et al. 2002, Stunder et al. 2008

gischen Abteilungen eingesetzt. Die Schwestern sind in dieser
Methode ausgebildet und können von den Patienten zu einer
Behandlung angefordert werden. In dem Film »Das Geheimnis der Heilung« berichtet eine Patientin, die nach Einsatz einer Knieendoprothese mit dieser Methode behandelt wurde,
dass sie bei den physiotherapeutischen Übungen über einen
vorher unüberwindbaren Schmerzpunkt hinweggehen konnte. Ein praktischer Arzt, ein niedergelassener Chirurg und eine Patientin berichten über die Anwendung dieser Methode
bei einem Wundheilungsproblem im Lendenbereich. Die Patientin sollte zur Revisionsoperation ins Krankenhaus einge-
wiesen werden, da die Wunde seit zehn Monaten nicht verheilt war. Drei Tage nach Anwendung der Methode durch
den praktischen Arzt war die Wunde verheilt. Solch ein Erlebnis verleitet einen schnell zu dem Glauben, dass es eine
beste Heilmethode gäbe.

Gibt es die beste Heilmethode?

Wenn man die Mechanismen berücksichtigt, wie Krankheit
und Heilung entstehen, so löst sich die Frage nach der besten
Methode in Luft auf. Jede Methode ist nur so gut wie ihre Eignung für die jeweilige Situation, wie ihre Ausführung und wie
die Intention, mit der sie eingesetzt wird. Die Eignung hängt
zum großen Teil davon ab, wie wohl sich der Anwender mit
dieser Methode in der jeweiligen Situation fühlt. Die Methode
ist in diesem Sinn als eine unterstützende Maßnahme zu verstehen, um einen bestimmten Zustand zu erreichen. Das Festhalten an einer bestimmten Methode verhindert diesen. Der
Stellenwert einer Methode lässt sich gut mit den Worten von
Bernie Siegel verdeutlichen: »Es ist niemals die Methode, die

heilt, sondern die Offenheit eines Menschen dafür. Genauer gesagt: die Offenheit des Anwenders und des Patienten.« Dr. med. Bernie Siegel ist bekannt für die große Anzahl an Spontan-Remissionen, die in seiner Praxis stattgefunden haben. Später wurde er Professor für Medizin an der Yale University.

Wenn man Siegels Arbeitsweise analysiert, so stechen drei Faktoren besonders hervor: die Ansprache der Eigenverantwortlichkeit des Patienten, der mentale Einfluss auf die körperlichen Prozesse und seine Ablehnung jeglicher Prognose. Ihm war stets bewusst, welch starken Einfluss die Sichtweise des Therapeuten auf den Zustand des Patienten hat. Wenn der Therapeut eine negative Prognose für wahrscheinlich hält und sie dem Patienten gegenüber äußert, so wirkt diese Prognose aufgrund der gleichen Prinzipien – allerdings mit dem negativen Ergebnis: Die Sichtweise wird zur selbsterfüllenden Prophezeiung (Nocebo-Effekt). Viele Heilmethoden, vor allem die 2-Punkte-Methode, arbeiten mit gleichen Prinzipien, nur ist die Wirkung aufgrund der positiven Sichtweise heilend.

Einsatzgebiete: Die 2-Punkte-Methode lässt sich zur direkten Heilung wie auch als begleitende therapeutische Maßnahme einsetzen. Ein Beispiel für die Kombination wäre die Entspannung nervöser Patienten bei oder vor einer schulmedizinischen Maßnahme.

Anwendungsbeispiele

Kirsten Deutschländer wurde von ihrer Mutter gebeten, eine Kniearthrose mit Meniskopathie zu behandeln. Nach drei Anwendungen der 2-Punkte-Methode in Kombination mit einer Akupunkturbehandlung hatten die Schmerzen so weit nachgelassen, dass auf die bevorstehende Arthroskopie verzichtet werden konnte.

Sylvia Fischer, Ärztin für Arbeitsmedizin bei einem Automobilhersteller, berichtet: »*Ein Mitarbeiter mit Fersensporn beidseits fragte mich, was man denn noch gegen seine vielen Schmerzen tun könne. Schulmedizinisch war bereits alles durchgeführt. So habe ich es mit der 2-Punkte-Methode bei ihm probiert. Bereits eine Stunde nach der Anwendung meldete er mir, dass die Schmerzen geringer geworden seien. Als ich ihn vier Wochen später fragte, wie es ihm gehe und was vor allem seine Fußschmerzen machen, antwortete er mit der Gegenfrage:* ›*Hatte ich da was?*‹«

»*Bei einem anderen Patienten mit einer ausgeprägten Pollenallergie, die ihn durch Augentränen, allergischen Schnupfen und Husten sehr stark beeinträchtigte, wendete ich die 2-Punkte-Methode an. Wenige Wochen später teilte er mir mit, dass seine Beschwerden deutlich besser seien.*«

Die Adressen der Ärzte, die mit der 2-Punkte-Methode arbeiten, finden sich im Anhang und unter www.2-Punkte-Methode.de.

Fallstudie und statistische Erhebung, um die Wirksamkeit
der 2-Punkte-Methode zu überprüfen
Um die Auswirkungen der 2-Punkte-Methode genauer zu analysieren und die Langzeiteffekte besser abschätzen zu können,
führen wir seit Anfang 2011 eine Fallstudie nach folgendem De-
sign durch:

Fragestellung:
Lassen sich die postulierten stressreduzierenden Effekte der 2-
Punkte-Methode durch physiologische Parameter darstellen,
und korrelieren diese mit der subjektiven Einschätzung aus
der Fragebogenerhebung?

Methodik:
Um die subjektiven Veränderungen durch die 2-Punkte-
Methode festzustellen, wurde ein Kurzfragebogen entwickelt.
Darin wurden folgende Items abgefragt: Leistungsfähigkeit im
Alltag, körperliche Gesamtbefindlichkeit, seelische Gesamtbe-
findlichkeit, Schmerzerleben, gefühltes Stressniveau im Alltag,
Auftreten, Häufigkeit und Stärke von Ängsten, Fähigkeit, zu
entspannen, Qualität des Schlafes, Qualität der sozialen Bezie-
hungen, Qualität der Partnerschaft, Lebenszufriedenheit.
   Da bei der 2-Punkte-Methode auch an persönlichen Themen »gearbeitet« wird, wurde ein zweiter Fragebogen entwickelt, der die subjektive »Belastung durch das individuelle
Thema« vor und nach der Anwendung der Methode bewertet.
Dabei wurde eine Skala von 0 bis 10 benutzt, wobei 0 für op-
timal/keine Belastung und 10 für extrem schlecht/starke Belastung standen.

Zur Auswertung kamen 240 Fragebögen.

Bei 14 Probanden wurde zur Objektivierung des jeweiligen Stressniveaus der Cortisolspiegel im Speichel vor und nach Anwendung der Methode erhoben.

Bei 20 Probanden wurde eine Regulationsdiagnose mit dem Gerät RD 144 durchgeführt.

Ergebnis:

Bei der Auswertung aller Fragebögen zeigt sich, dass die Probanden die größte Verbesserung bei der Einschätzung der seelischen Gesamtbefindlichkeit mit 2,3 Punkten erlebten. Der durchschnittliche Startwert lag hier bei 4,3. Dabei verbesserten sich das Stressniveau und die Fähigkeit, zu entspannen, bei einem Ausgangswert von 4,9 um 2,1 Punkte. Die Bedrohlichkeit von Ängsten wurde bei einem Ausgangswert von 4,8 um 2,1 Punkte weniger erlebt. Die körperliche Gesamtbefindlichkeit verbesserte sich bei einem Ausgangswert von 4,5 um 2,0 Punkte. Die Veränderung aller elf Fragen wurde bei einem Ausgangswert von 4,3 im Mittel mit einer Verbesserung von 1,7 Punkten, also 40 Prozent, bewertet. Die Katamnese nach 54 bis 97 Tagen zeigt, dass sich die symptomlindernden Effekte sowohl verstärken als auch abschwächen. Die langfristige Verbesserung gegenüber der Ausgangssituation betrug im Schnitt 1,2 Punkte, bei einem Maximum von 4,1 und einem Minimum von -0,5 Punkten. Im Durchschnitt wurde eine Abschwächung von 20 Prozent beobachtet.

Bei der Auswertung des zweiten Fragebogens mit der Einschätzung der individuellen Thematik kam es bei einem Ausgangswert von 6,4 im Mittel zu einer Verbesserung von 2,9 Punkten, also von 45 Prozent.

Der Cortisolspiegel ließ sich im Durchschnitt bei einem Ausgangswert von 3,4 μg/l um 0,9 μg/l also um 26 Prozent senken.

Bei der Regulationsdiagnose zeigte sich im Durchschnitt eine Verbesserung um 6 Prozent.

Blutdruck, Puls, und Hautleitfähigkeit sanken im Mittel um 5 Prozent.

Diskussion:

Die statistischen Erhebungen und Fallstudien zeigen den einheitlichen Trend, das Stressniveau der Probanden zu senken. Dabei wird das seelische Gesamtbefinden subjektiv als deutlich verbessert erlebt. Objektiv lassen sich diese Verbesserungen durch einen erniedrigten Cortisolspiegel sowie verringerte Puls- und Blutdruckwerte darstellen. Auch die Regulationsdiagnose, die mittels Hautleitfähigkeit Aussagen über das psychische und körperliche Gesamtbefinden macht, untermauert diesen Trend. Dabei zeigt sich auch die positive Korrelation zwischen subjektivem Erleben und objektiven physiologischen Werten. Die Katamneseauswertung zeigt, dass bei konsequenter Anwendung der Methode die Symptomlinderung erhalten bleibt, besser wird oder sogar abklingt.

Dass positive Gedanken und Gefühle, Überzeugungen und Wertvorstellungen, das heißt eine positiv gestimmte Psyche die Selbstheilungskräfte unterstützen, indem sie das Immun- und Hormonsystem aktivieren, ist seit den Forschungsergebnissen der Psychoneuroimmunologie bekannt. Heißt das nun, dass unsere geistig-mentalen Faktoren wie unsere Glaubenssätze, Überzeugungen, Prägungen und Einstellungen die wichtigsten Impulse für Krankheit oder Heilung sind?

Je klarer ein Mensch die Möglichkeit erkannt hat, seine Heilung über geistige Prozesse aktiv zu unterstützen, desto weniger benötigt er körperliche Schutzfaktoren wie gesunde Ernährung, Bewegung, Entspannung.

Je weniger mentale Mechanismen bewusst eingesetzt werden können, desto wichtiger ist es, die Voraussetzungen für körperliche Gesundheit zu beachten.

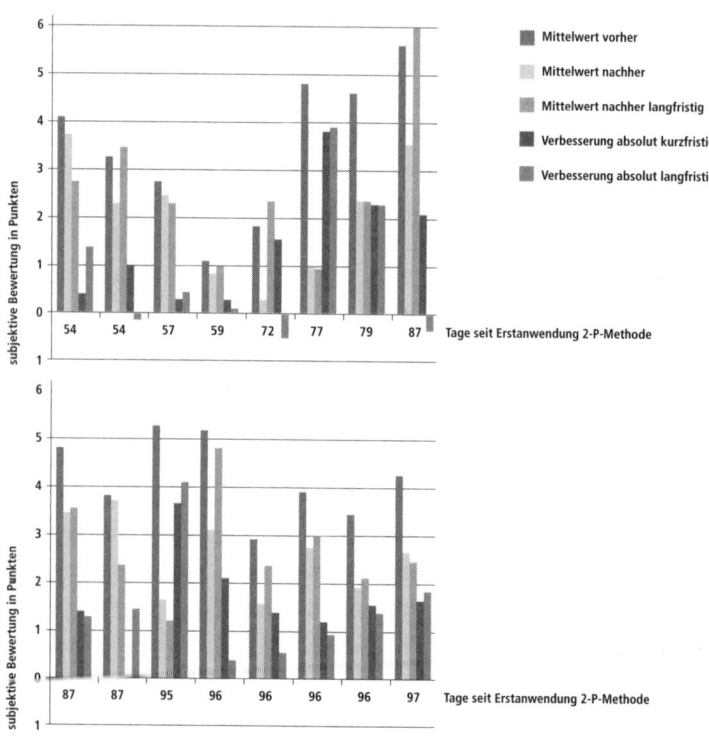

KAPITEL 5:
DAS QUANTEN-
MEDIZINISCHE MODELL

Stephen Hawking, der bekannte Mathematiker und Physiker, war 30 Jahre Inhaber des Lehrstuhls für Mathematik und theoretische Physik in Cambridge, den einst Isaac Newton innehatte. In seinen Buch »Der große Entwurf«[130] leitet er mithilfe der Quantenphysik her, wie das gesamte Universum aus dem Nichts entstehen konnte. Was hat das mit uns und der Medizin zu tun?

Die Placebo-Forschung stellt fest, dass Krankheit und Heilung durch unseren Geist, der sich weder »begreifen« noch wiegen lässt, entstehen können. Dieser Effekt zeigt sich besonders eindrücklich in der Studie mit Parkinsonpatienten (siehe Kapitel 4, Seite 153), die durch Gabe von Placebo eine erhöhte Dopaminkonzentration im ventralen Striatum aufwiesen, obwohl dies aus schulmedizinischer Sicht unerklärlich ist, da die Zellen nicht mehr funktionsfähig sind – das heißt, die Erhöhung geschah quasi aus dem Nichts.

Der Quantenphysiker David Bohm hat unser Bewusstsein mit dem Nichts verglichen, aus dem Materie entsteht. Damit soll ausgedrückt werden, dass unerklärliche Phänomene und

---

130 Hawking/Mlodinow 2010

Heilwirkungen durch die mathematischen Berechnungen der Quantenphysiker erklärt werden können. Sie entziehen sich jedoch dem Verständnis, wenn man den Formeln der Quantenphysik nicht folgen kann. Daher bedienen wir uns einer metaphorischen Sprache. Die Placebo-Forschung zeigt uns, dass in uns alle nur erdenklichen Möglichkeiten entsprechend der jeweiligen individuellen Prägung vorhanden sind. In dem Nichts sind also ganze Universen vorhanden, und in unserem Geist die heilenden, aber auch die zerstörenden Kräfte. Das Wort Quantenmedizin soll an dieses **Patientenpotenzial** erinnern. Die Quantenmedizin nutzt dies primär zur Diagnostik und Therapie.

In allen Wissenschaften, welche die Quantenphysik akzeptiert haben, kam es zu enormen Fortschritten. Dies ist in der Schulmedizin indirekt geschehen, was wenig verwunderlich ist, denn die großen Entwicklungen in der Medizin der letzten Jahrzehnte beruhen hauptsächlich auf den Erkenntnissen der Physik und der Chemie. Bisher wurden die quantenphysikalischen Erkenntnisse in erster Linie in der Medizintechnik umgesetzt: Die Computertechnik, die Lasertechnologie, die Kernspintomografie und die Magnetresonanztomografie beruhen auf der Quantenphysik, ebenso die moderne Chemie und Molekularbiologie.

Die Wissenschaften sind aufgebaut wie ein Gebäude mit mehreren Stockwerken: Die unteren bilden das Fundament für die nachfolgenden. Bevor Newton die Planetenbahnen berechnen konnte, musste er die Differentialrechnung entwickeln. Newton hat uns also von der Mathematik zur Physik gebracht. Das Studium der Materie führt zur Wissenschaft der Chemie. Die verschiedenen Stufen der Wissenschaften der

Chemie führen zur Biochemie und zur Biologie. Diese bildet die Grundlage der Medizin und der Psychologie. Ein fundamentales Gesetz der Wissenschaften besagt: Wenn eine tieferliegende Wissenschaft in diesem Wissenschaftsgebäude ihren Glaubensgrundsatz oder ihre Axiome ändert, müssen die auf dieser Wissenschaft aufbauenden Wissenschaften dieser Änderung Rechnung tragen; andernfalls entsprechen diese nicht mehr dem aktuellen wissenschaftlichen Erkenntnisstand.

In der Mathematik sind die fraktale Mathematik und die Gruppentheorie entstanden, mit der sich die quantenphysikalischen Beobachtungen berechnen lassen. In der Physik haben sich Quantenphysik und Quantenmechanik herausgebildet, welche die Welt auf der Basis von Energie beschreiben, außerdem ist die Elektrochemie entstanden, die mit den Frequenzen der Atome arbeitet. Nur die Biologie und die Psychologie haben die Erkenntnisse der Wissenschaften, auf denen sie basieren, bislang nicht integriert.

Die Medizin stützt sich auf die newtonsche Physik. Um die Zellbiologie zu verstehen, muss man vorher die Mechanismen (Physik) verstanden haben. Die newtonsche Physik besagt, dass das Universum aus Materie besteht und wie eine Maschine funktioniert. Die seit circa 1925 aufkommende Quantenmechanik besagt, dass das Universum aus Energie besteht. Materie, wie wir sie erleben, setzt sich aus interagierenden Frequenzen zusammen. Materie lässt sich trennen und in einzelnen Teilen untersuchen. Energie dagegen lässt sich nicht teilen.

Traditionelle Wissenschaften sind reduktionistisch und untersuchen Teile. Die moderne Physik hingegen besagt, man müsse Ganzheiten untersuchen, da man Energien nicht teilen kann. Wenn man das Wissen der modernen Physik auf eine Untersuchungssituation in einer Arztpraxis überträgt, versteht man, dass der Arzt allein durch die Sichtung der Symptome des Patienten die Problematik nicht ursächlich verstehen kann. Der Patient wird von seinen mentalen und seinen Umgebungsfaktoren beeinflusst. Deshalb kann der Arzt Krankheit nicht verstehen, wenn er nur die Physis untersucht.

Jede Materie besteht also aus purer Energie und strahlt auch Energie in Form von Frequenzen aus. Die Chemie hat sich diese Eigenschaft zunutze gemacht und ist seitdem in der Lage, chemische Substanzen anhand von Frequenzen zu bestimmen. Astrophysiker nutzen dieses Verfahren, um die Zusammensetzung entfernter Galaxien, Sterne und Planeten zu bestimmen. So hat jede Substanz im periodischen System der Elemente eine eigene Frequenz. Dieses Verfahren bezeichnet man als »Spektralanalyse«.

Interessanterweise untersucht die Medizin keine Energien. Nur moderne diagnostische Geräte, die auf dieser Grundlage entwickelt wurden, wie die Computertomografie, das MRT oder die Sonografie, nutzen diese Energien, indem sie die Vibration der Zellen und des Gewebes messen; daraus lässt sich ablesen, ob die Zellen und das Gewebe gesund sind. So kann man mittels eines Computertomogramms wie auf einer Landkarte herausfinden, wo sich beispielsweise ein Tumor befindet, um dann ein Skalpell zu nehmen und ihn herauszuschneiden. Das Problem daran: Ärzte lernen in ihrer Ausbildung nichts über die Beschaffenheit und die Eigenschaften der Energie. Wir erinnern uns: Jedes Atom emittiert Energie und absorbiert Energie. Die Interferenz zweier Frequenzen kann destruktiv oder konstruktiv sein, Auslöschung oder Resonanz. Also sollte es möglich sein, Energie in einen Tumor hineinzugeben und ihn dadurch zu beeinflussen. Genau das ist die physikalische Grundlage für jahrtausendealtes Heilwissen.

Nun ist es fundamental, den Einfluss von Feldern auf Materie zu verstehen.

Alle physikalischen Kräfte werden durch Felder übertragen, auch die elektromagnetischen Kräfte, die für alle Vorgänge in der Biologie und Chemie verantwortlich sind. Streut man beispielsweise Eisenspäne auf ein Blatt Papier, ergibt sich jedes Mal ein willkürliches Verteilungsmuster. Hält man einen Stabmagneten unter das Papier, werden die Feldlinien des Magnetfeldes sichtbar. Beaufschlagt man Materie (Energie) mit einem Feld, entsteht Struktur. Deshalb kam Albert Einstein zu der Erkenntnis, dass das Feld die einzige steuernde Kraft der Teilchen ist. Wenn man Eisenspäne in ein Magnetfeld bringt, entsteht Struktur. Die Teilchen richten sich nach den Feldlinien aus. Die Energie unsichtbarer Felder strukturiert also Materie. Die Anordnung der Eisenspäne lässt sich ohne Kenntnis des Magnetfeldes nicht verstehen. Kann es dann möglich sein, die Anordnung menschlicher Zellen im Krankheits- und Gesundheitszustand zu verstehen, wenn man das Feld nicht versteht? Die Medizin will die Struktur der Zellen in Krankheit und Gesundheit verstehen, aber es ist ihr bislang nicht gelungen, das

Verständnis des Feldes zu berücksichtigen. Albert Einstein sagt, dass das Feld die einzige steuernde Kraft der Teilchen ist. Materie besteht aus Teilchen. Also ist es legitim, zu sagen, dass das Feld die einzige steuernde Kraft der Materie ist. Unser physisches Leben wird durch das Feld gesteuert.

> Die moderne Physik besagt also, dass die medizinischen Wissenschaften die Entstehung und die Natur von Krankheiten nicht verstehen können, solange sie sich auf die Teilchen und die Materie konzentrieren. Laut Quantenphysik sind aber Materie und Energie verbunden. Unser Geist ist das Feld und formt den Körper.

Während die newtonsche Physik besagt, dass man nur den Körper zu untersuchen braucht, verbindet die Quantenphysik Geist und Körper. Nach Einstein ist der Geist das Feld, das den Körper (Teilchen, Materie) strukturiert. **Das heißt, was wir glauben und denken, formt unseren Körper.** Damit lassen sich die in der medizinischen Placebo-Forschung identifizierten Effekte auch quantenphysikalisch erklären.

Medizin aus Sicht der Quantenphysik

Ohne die Erkenntnisse der Quantenphysik gäbe es viele Geräte der modernen Medizin nicht. Um die wichtigen Prinzipien der Quantenphysik zu verstehen, wenden wir uns nochmals dem Placebo-Effekt zu, dessen Auswirkungen, biochemische und neurologische Mechanismen und Verortung wir bereits in Kapitel 3 und 4 detailliert dargestellt haben. Die Auswirkungen und Mechanismen beschreiben zwar die Symptome des Patienten, es fehlt aber die Erklärung der direkten Wechselwirkung zwischen Arzt und Patient. Hier können die Physik und insbesondere die Entdeckungen der Quantenphysik hilfreich sein.

Beginnen wir zunächst mit dem Resonanzgesetz der klassischen Physik, um die Auswirkung eines Arztes auf den Patienten zu beschreiben. Das **Resonanzgesetz** besagt, dass sich zwei gleiche Frequenzen verstärken: Treffen sich zwei gleiche Frequenzen, verdoppelt sich die Höhe der Welle, die Amplitude. Dies lässt sich in einer mit etwas Wasser gefüllten Badewanne leicht nachvollziehen. Bewegt man seine Hand gleichmäßig hin und her, erzeugt man Wellen mit gleicher Frequenz. Treffen diese aufeinander... nun, das Ergebnis haben wir oft genug vom Badezimmerboden aufgewischt.

Im Alltag erleben wir diesen Effekt, wenn eine Person in einem aggressiven Zustand auf eine andere Person oder eine Gruppe trifft, die mit dieser Aggression in Resonanz geht. Es kommt zu einer Auseinandersetzung – die Wellen schlagen hoch und über. Das Resonanzgesetz ist unabhängig von der Natur der Frequenzen, die aggressiv oder liebevoll sein können; es beschreibt lediglich den verstärkenden Effekt. Dies mag die technische Erklärung für die Erfahrung von Bernie Siegel sein: Wenn Arzt (Sender) und Patient (Empfänger) für eine Methode und deren positive Wirkung offen sind, so kann sich der Effekt einstellen und verstärken. Im therapeutischen Setting bedeutet dies: **Ein hektischer und gestresster Arzt löst Hektik und Stress beim Patienten aus.** Die Auswirkungen von Stress auf die Gesundheit haben wir ausführlich besprochen: Krankheit entsteht durch Stress oder wird dadurch verlängert.

Der Stress des Arztes ist offensichtlich kontraproduktiv zu seinen sonstigen Heilbemühungen. **Strahlt der Arzt dagegen Ruhe und Gelassenheit aus, entspannt sich der Patient, die Schmerzen werden geringer, und der Heilerfolg wird größer.**

Nun wollen wir uns den Gesetzen und Prinzipien der Quantenphysik zuwenden. Sie ließen sich früher nur durch Sprüche des Volksmundes, philosophische Denkansätze oder religiöse Dogmen erklären. Meistens widersprachen sie den wissenschaftlichen Erkenntnissen. Dies hat sich Anfang des 20. Jahrhunderts mit dem Aufkommen der Quantenphysik geändert. Sie erkannte, dass wir etwas nicht nur einfach beobachten können, sondern dass der Beobachter immer auch einen Einfluss auf das Beobachtete ausübt. Das trägt dem Umstand Rechnung, dass wir, um eine Beobachtung vorzunehmen, mit dem Objekt in Wechselwirkung treten müssen.[131] Dies zerstörte eine Grundfeste der Wissenschaft: das Axiom der Objektivität. Bis zu diesem Zeitpunkt ging die Wissenschaft davon aus, dass sich etwas unabhängig vom Beobachter, also objektiv beschreiben ließ. Diese überraschende Entdeckung bewies das Gegenteil. Dies bedeutet: Die Art der Beobachtung verändert das Beobachtete. Daraus folgt, dass Subjekt, also Beobachter oder Arzt, und Objekt, der Patient, nicht voneinander getrennt sind. Die Quantenphysik postuliert: **Es gibt prinzipiell keine isolierten Objekte.** Wenn wir dies auf das ärztliche Umfeld übertragen, so gilt: Wenn der Arzt einen Menschen mit der Einstellung anschaut, dass dieser krank sei, oder an ihm nach etwas Krankem sucht, dann wird er auch Krankheit finden. Wenn er den Patienten aus der Einstellung heraus betrachtet, dass in jedem

---

131 Hawking/Mlodinow 2010

Menschen alles vorhanden ist, auch das Wissen darüber, was jetzt in diesem Moment für die Heilung notwendig ist, so wird er den Heilverlauf optimal unterstützen. Die Quantenphysik bestätigt also die Sichtweisen von Philosophen wie Heraklit (520 v. Chr.) oder Buddha (ca. 500 v. Chr.), dass alles miteinander verbunden ist.

Dieser von manchen als weltfremd und im naturwissenschaftlichen Sinn unwissenschaftliche Satz findet in der Quantenphysik sein Korrelat in der **Quanten-Verschränkung.** Diese bestätigt die alte Volksweisheit: einmal zusammen, immer verbunden. Wir kennen diesen Effekt aus eigener Erfahrung: Wenn eine Mutter beispielsweise spontan spürt, dass etwas mit ihrem Kind – das sich nicht in ihrer unmittelbaren Nähe befindet – nicht in Ordnung ist. In einem weit beachteten Experiment am Kernforschungszentrum CERN, durchgeführt von Alain Aspect im Jahr 1982, konnte dieser Effekt beobachtet werden: Ein identisches Photonenpärchen zeigte trotz eines Abstandes von 8,5 km in einem Tunnel von 27 km Länge ein identisches Verhalten seiner Wellenfunktion. Die Berechnungen ergaben, dass selbst die Lichtgeschwindigkeit – die maximale Geschwindigkeit, mit der Information übertragen werden kann – nicht ausreicht, um dieses Verhalten zu beschreiben. Die Photonen verändern ihr Verhalten zeitgleich. Ähnliche Experimente hat Dr. Vladimir Poponin, Mitglied der Russischen Akademie der Wissenschaften, an DNS ausgeführt und dabei den gleichen Effekt festgestellt.

Das oft wiederholte Doppelspaltexperiment bestätigt immer wieder den Einfluss des Beobachters auf das Objekt. Vereinfacht gesagt: **Die Art und Weise, wie man etwas beobachtet, mit welcher Einstellung, welcher Intention oder welchem**

Ziel, bestimmt das Ergebnis. Der Zustand des Beobachters überträgt sich also auf das Objekt. Ist der Arzt von einer bestimmten Prognose überzeugt, überträgt sich dies auch auf den Patienten, selbst wenn der Arzt es nicht ausspricht.

Die 2-Punkte-Methode beispielsweise fasst die Wirkung dieser Prinzipien durch eine Anwendung in wenigen Sekunden zusammen. Es sei nochmals daran erinnert, dass eine Methode nur eine Rezeptvorlage ist, um einen bestimmten Zustand zu erreichen. Ausschlaggebend ist der entspannte, empathische, wohlwollende Zustand des Arztes. Er versetzt sich durch eine spezielle Technik in einen tiefentspannten, aber sehr achtsamen Zustand, mit dem der Patient in Resonanz gehen kann; dabei nimmt der Arzt folgende Sichtweise ein: In jedem Menschen sind alle Zustände vorhanden – der »kranke« ebenso wie der »gesunde«. Es verdichtet sich jedoch der Zustand, der die größte Resonanz bekommt. Der Effekt der 2-Punkte-Methode kann nicht durch ein Wollen eingeleitet werden, sondern er wird erst durch die Sichtweise und tiefe Überzeugung ermöglicht, dass in jedem Menschen alles vorhanden ist – auch der gesunde Zustand. **Durch die Einstellung »alles ist möglich – auch Heilung« schafft der Arzt Raum für die Aktivierung der Selbstheilungsmechanismen.**

Das Verständnis der modernen Physik von **Materie** kann uns helfen, diese Wechselwirkungen zu verstehen. Nach heutigem Kenntnisstand der Physik gibt es keine Materie aus festen oder plastischen Stoffen oder Bausteinen, sondern die Quantenphysik hat durch Experimente bewiesen, dass sich Materie aus kleinsten Energiezuständen wie beispielsweise Strings und Quarks zusammensetzt und der Rest der Materie aus Nichts besteht. Die Größe der Strings oder Quarks ist winzig. Sie beträgt 1 Milliardstel der Größe eines Atoms. Nach der Super-stringtheorie entspricht die Größe eines Strings im Vergleich zu einem Atom etwa der Größe eines Baumstammes zum ge-samten Universum. Demnach besteht das restliche Atom aus leerem Raum. Da ein String ein schwingender Energiezustand ist, der permanent in Bewegung ist, befindet sich auch jegliche Materie in stetem Wandel. Materie kann nach außen hin noch so starr und fix erscheinen, innerlich besteht sie aus schwin-genden Energiezuständen, die von unendlich viel leerem Raum umgeben sind. **Materie ist schwingende Energie.** Die elektromagnetischen Kräfte bestimmen, welche Teilchen sich anziehen und abstoßen. Daher sind elektromagnetische Kräfte für alle chemischen und biologischen Vorgänge verantwort-lich.[132] Photonen übertragen die elektromagnetischen Kräfte. Sie werden von einem Elektron emittiert und vom nächsten absorbiert. Deshalb beschreibt die Quantenphysik die elektro-magnetischen Wechselwirkungen als Photonenaustausch. Da wir aus Energie bestehen und diese permanent in Bewegung ist und schwingt (Schwingung ist Frequenz), strahlen wir zudem im physikalischen Sinne auch noch etwas aus. Der Volksmund sagt: »Der strahlt Stress, Ruhe oder Gelassenheit aus.« Da Sender und Empfänger, also Arzt und Patient, beide aus schwingender Energie bestehen, bedeutet dass, dass die ausge-strahlte Frequenz genauso empfangen werden kann. Diese Systeme können durch die Ausstrahlung in Resonanz gehen. Hat man einmal die beruhigende oder nervös machende Aus-strahlung eines Menschen und die eigene Reaktion darauf wahrgenommen, versteht man schnell, was gemeint ist.

---

132 Hawking/Mlodinow 2010

Die Quantenmedizin liefert weder Sicherheiten noch Garantien. Es gibt keine strenge Kausalität, wie wir es von der newtonschen Physik gewohnt sind, keinen Determinismus. Vielmehr gelten hier die Möglichkeiten der Wahrscheinlichkeitsgesetze der Quantenphysik. Und erstaunlicherweise ähnelt auch das in gewisser Hinsicht den Ergebnissen der schulmedizinischen Bemühungen: Nichts ist sicher.

Bewusstsein ist das Fundament der Heilung

Quantenmedizin ist **Bewusstheits-Medizin;** sie begreift das Bewusstsein als Bindeglied zwischen Geist und Körper und setzt das Bewusstsein heilend ein. Sie schöpft aus dem Heilungspotenzial der in diesem Buch vorgestellten Forschungsergebnisse, der Psycho-Neuro-Endokrino-Immunologie, der Gehirnforschung und der Placebo-Forschung. Diese haben uns gelehrt, dass unsere geistig-mentalen Möglichkeiten alle anderen Faktoren dominieren, die für die Entstehung von Krankheit und für die Heilung von Bedeutung sind. Das heißt, die Quantenmedizin zielt darauf ab, Ärzte und Patienten durch bewusstes Nutzen ihrer Synergien das höchstmögliche Heilungspotenzial erreichen zu lassen.

Um die Rolle der Bewusstheit für das Entstehen von Krankheiten und im Heilungsprozess zu verstehen, werden wir zunächst analysieren, wie es zu akuten Krankheiten kommt.

Akute Krankheiten entstehen durch Stress
Stress ist nicht nur die Hauptursache für fast alle chronischen Erkrankungen, sondern ist auch für akute Krankheiten ver-

antwortlich, zum Beispiel für Unfälle, wie sie typischerweise vor allem im Haushalt entstehen. Häufig führt man mehrere Tätigkeiten gleichzeitig aus, verteilt seine Präsenz zeitgleich auf mehrere Aufgaben (Multitasking) – es entsteht Stress.

Die bei Computern bekannten Folgeerscheinungen des Multitaskings, wie Fehlfunktionen und Stillstände, zeigen sich beim Menschen analog: Verteilt man seine Präsenz auf verschiedene Tätigkeiten, mangelt es an Aufmerksamkeit – und mangelnde Aufmerksamkeit ist die Voraussetzung für viele Unfälle. Das deutsche Wort für Stress ist Dehnung. Wo die Präsenz überdehnt wird, entsteht Stress.

Stress wirkt sich bekanntermaßen negativ auf das Immunsystem aus, aktiviert den Sympathikus mit den akuten Folgen: Infektanfälligkeit, Muskelverspannungen, Spannungskopfschmerzen, Gastritis, Diarrhö, Hypertensive Krise, Panikattacken usw.

Die Frage nach der Ursache eines Symptoms hilft, die Bewusstheit zu fördern und Stressoren zu identifizieren. Ist die Ursache bekannt und hat man die heilsame Wirkung der Entspannung erlebt, steigt die Motivation, sein Verhalten zu ändern. Wir haben jetzt Stress als Hauptursache für akute Krankheiten dargestellt.

Ursache und Wirkung

Solange man nicht die zugrunde liegenden Wirkmechanismen eines Systems verstanden hat, fließen viel Aufwand und Energie in Maßnahmen, die sich meist als ungeeignet erweisen, etwas zu verändern. Das Ergebnis ist mühselige Symptombehandlung in der Hoffnung, das ursächliche Problem möge von allein verschwinden. Ein so einfaches Prinzip wie Ursache und

Wirkung reicht dazu aus, die Entstehung des Universums bis hin zu unserer Existenz zu erklären. Jedes Naturgesetz, jedes physikalische Gesetz beschreibt den Zusammenhang von Ursache und Wirkung. Lassen Sie uns dieses Prinzip im Folgenden auf das System Gesundheit im Allgemeinen und unser Gesundheitssystem im Speziellen anwenden. Vielleicht gelingt es uns dadurch, Sie einzuladen, zu ermutigen und zu inspirieren, Ihren Beitrag zu leisten, um die Lebensqualität aller Beteiligter zu verbessern.

Ursächlicher Kostenauslöser im Gesundheitssystem ist der Patient. Erst wenn er sich in medizinische Behandlung begibt, entstehen Kosten. Der Patient befindet sich also durch eine Kette von Ursache und Wirkung in einer Situation, deren Einschätzung durch ihn selber oder durch Dritte Anlass für eine Behandlung ist. Es gilt herauszufinden, inwieweit die Ursachen für die Erkrankung auf geistig-mentaler und körperlicher Ebene in der eigenen Verantwortung liegen. Wenn wir selbstverantwortlich die Faktoren reflektieren, die zu chronischen oder akuten Krankheiten oder Unfällen führen, können wir die Ursachen in unseren Glaubensmustern, Prägungen und Denkgewohnheiten ausmachen, die zu bestimmten Verhaltensmustern und Lebensgewohnheiten führen. Wer seine eigenen Denkgewohnheiten kennt, der kann sich auch der Glaubensmuster und Sichtweisen bewusst werden und sich so vom vermeintlichen Handlungszwang befreien, der Vorläufer einer Unfallsituation oder chronischen Krankheit ist. Wie oft machen wir den selbst auferlegten Handlungszwang, den wir durch Redeweisen wie: »Das muss ich tun« oder »Ich musste noch schnell zum Supermarkt, schnell zum Hausbesuch, schnell die Wäsche abhängen« etc. ausdrücken, zum Verantwortlichen. Hieraus ergibt sich ein langfristiger Ansatz, wie wir Unfälle und Krankheiten verhindern können: Wir müssen erkennen und uns bewusst machen, welche Sichtweise und welche Bewertung zu welchen Gedanken, Gefühlen und Emotionen und letztendlich zu welchen Handlungen führen.

Im Prinzip geht es darum, die Achtsamkeit im Alltag zu schulen, zu entschleunigen, sich dessen bewusst zu werden, in welchen Situationen man sich selbst unnötig unter Druck setzt. Wir müssen lernen, bewusst mit den Lebensthemen und den Beziehungen umzugehen und unsere Verhaltensweisen zu reflektieren. Als hilfreich haben sich beispielsweise bestimmte Meditationstechniken, Gesprächstherapien oder auch die 2-Punkte-Methode erwiesen.

Jörg Tacke: Um den Zusammenhang zwischen Ursache und Wirkung zu erläutern, möge hier der tragische Verlust eines Freundes dienen. Er befand sich gerade in den Ferien, als er beschloss, seinen Urlaub zu unterbrechen und mit dem Auto 1000 Kilometer nach Hause zu fahren, um einen wichtigen Geschäftstermin wahrzunehmen. Auf halber Strecke geriet er in einen Stau und wurde bei einem Verkehrsunfall schwer verletzt. Die Sichtweise, dass das ein tragischer Zufall ist, lassen wir gelten. Allerdings darf man als sicher annehmen, dass mein Freund nicht an diesem Ort gewesen wäre, wenn er sich anders entschieden hätte. Er hätte genauso gut die Entscheidung treffen können, sich in seinem Urlaub nicht stören zu lassen.

Diese Kernursache bildet also die größte Ansatzmöglichkeit, um die Situation unseres Gesundheitssystems und der Gesundheit der Patienten zu verändern: die Bewusstwerdung der

Denkgewohnheiten, die bestimmte Lebensgewohnheiten und Verhaltensweisen verursachen. Wir erinnern uns: Schätzungsweise 80% der Gesundheitskosten einschließlich der Entstehung der Zivilisationskrankheiten sind verhaltensbedingt und könnten durch verändertes Gesundheitsbewusstsein vermieden werden.

Wenn ein Patient seine Lage als behandlungsbedürftig bewertet, stehen ihm je nach Wissen und Fähigkeiten folgende Möglichkeiten offen: Er kann entweder seine Gewohnheiten ändern, ihm zur Verfügung stehende Heil- und Hausmittel einsetzen oder beispielsweise eigenständig entscheiden, sein Aktivitätsniveau temporär zu reduzieren und sich dadurch den Stressoren zu entziehen. Je mehr Einsicht und Gelassenheit er entwickelt, desto geringer ist die Wahrscheinlichkeit, dass eine Kettenreaktion weiterer Kosten ausgelöst wird.

Als nächste Ebene der Verflechtung von Ursache und Wirkung kann man all die Maßnahmen betrachten, die durchgeführt werden, sobald der Anlass zur Behandlung gegeben ist. Wenn man als Arzt im System verankert ist, entsteht meist eine Kettenreaktion: Ärztliche Leistung wird angefordert. Dann handelt man auf Basis seines Wissens, seiner Überzeugungen, seiner Leitlinien und seiner wirtschaftlichen Lage. Je nach Aus- und Weiterbildung wird man über die oben aufgeführten Erkenntnisse verfügen und sie gegebenenfalls einsetzen, wenn sie mit den eigenen Überzeugungen übereinstimmen und die eigene wirtschaftliche Situation es erlaubt. Wenn der Therapeut Diagnose- und Therapiepotenzial im Patienten sieht und sich wohlfühlt, damit auf der Ebene des Bewusstseins zu arbeiten, so hat er es nicht mehr nötig, die Rolle des autoritären Arztes anzunehmen. Das Therapierepertoire, der Informationsstand und die Einstellung des behandelnden Arztes entscheiden auf dieser Ebene über den Umfang der weiteren Kosten. Bezieht man wiederum alle bisher genannten Erkenntnisse über Krankheit und Heilung ein – insbesondere den überragenden psycho-neuro-endokrino-immunologischen Effekt, den die Einstellung zu einer Heilmethode seitens des Arztes und des Patienten hat und der vormals Placebo-Effekt genannt wurde – wird einem Therapeuten sehr schnell klar: Wenn er diesen Effekt ignoriert, so muss dies zwangsläufig dazu führen, dass die Therapie nicht zielführend ausgewählt und eingesetzt werden kann, selbst wenn sie der Schulmedizin oder den Leitlinien entspricht.

An jeder Stelle dieser Kosten- bzw. Wertschöpfungskette ist uns natürlich eines bewusst: Viele Patienten unterstützen diesen Verlauf durch ihr passives Verhalten. Die Verantwortung ist keineswegs allein dem Therapeuten anzulasten, obwohl er dem Patienten überlegen ist, da er sich nicht in einer Schmerz- oder Notsituation befindet. Dies kann er nutzen, um den Patienten zu ermutigen und zu inspirieren.

Wenn diese Effekte nicht beachtet werden, kann es leicht vorkommen, dass bisherige Krankheitsverläufe als selbstverständlich hingenommen werden – auch in Bezug auf ihre demoskopische Verteilung, etwa die Häufung von Krebserkrankungen mit zunehmendem Alter. Damit wird die Sichtweise unterstützt, dass ca. 50 Prozent der Krankheitskosten, die ein Mensch verursacht, in seinen letzten Lebensjahren entstehen.[133] Dies ist nämlich finanzieller Ausdruck der Einstellung, dass man krank sterben muss – und es unmöglich ist, gesund zu sterben.

Ein Ziel könnte demnach sein, gesund alt zu werden. Dass dies möglich ist, steht außer Frage. Die Einwohner des Dorfes Roseto in Pennsylvania haben uns das bewiesen. Es erfordert jedoch höchstes Bewusstsein und achtsamen Umgang mit sich selbst. Bewusstheit bedeutet auch zu versuchen, sich der ca. 60.000 täglichen Gedanken bewusst zu werden. Man geht davon aus, dass bei einem normalen Menschen 96 Prozent der Gedanken unbewusst sind, das heißt, wir denken sie, nehmen sie aber nicht bewusst wahr. Allerdings sind unsere Gedanken das, was uns letztendlich das tun lässt, was wir tun. Machen Sie sich bitte klar: Wir sind zunächst zu 96 Prozent unbewusst handelnde Wesen, ein Spielball unserer Gedanken und Gefühle! Dies lässt sich ändern.

Bewusstheit schafft Zugang zum Heilungspotenzial

Je unbewusster jemand ist, desto mehr ist er auf den Rahmen der Schulmedizin beschränkt. Je bewusster Patient und Arzt bezüglich der geistigen Prozesse und deren Einfluss auf die Gesundheit sind, desto mehr können sie die geistigen und mentalen Mittel der Quantenmedizin für sich selbst nutzen. Der Unterschied ist: Wenn sie unbewusst leben, leben sie im alten Weltbild, das heißt überwiegend in Angst und Unverständnis. Im neuen Weltbild leben sie wesentlich bewusster – ohne

---

133 Statistisches Bundesamt 2008

diese Angst – und haben Zugang zum geistig-mentalen Heilungspotenzial. Sie verstehen die Ursache von Krankheit und leben dadurch gesünder. In der Regel sind uns nur 4 Prozent unserer Gedanken bewusst.

Ist es ein Zufall, dass diese Zahl genau dem Prozentsatz entspricht, den wir als Gesellschaft für Prävention ausgeben?!

4 Prozent für Gesundheitsvorsorge und Prävention und 96 Prozent aller Kosten für eine Medizin, die erst bei Auftreten von Symptomen tätig wird, also regelmäßig zu spät kommt! Lässt sich die Bewusstheit einer Gesellschaft an dem Prozentwert erkennen, die sie für Prävention investiert? Wir glauben Ja!

Der Mensch im Mittelpunkt

In der Quantenmedizin steht der **Mensch im Mittelpunkt** des ärztlichen Handelns. Methoden, Geräte, Wissen etc. werden als sekundäre Hilfsmittel eingesetzt. Da die mentalen Aspekte die Krankheitsentstehung und Heilung dominieren, stehen sie wie die Arzt-Patienten-Beziehung im Mittelpunkt. Die Quantenmedizin richtet sich nach dem Menschen, sie folgt nicht der klassischen Einteilung der Krankheiten, sondern geht der Frage nach, was vom Patienten oder seinem Verhalten selbst verursacht wurde, also ob der Patient selber Einfluss drauf hat und dies wahrnehmen kann. Der Arzt kann den Patienten dazu ermutigen, diesbezüglich bewusster zu werden und die Zusammenhänge zu erkennen. Er kann ihn inspirieren, die Ursache für sein Leiden in seinem Verhalten zu entdecken.

Zwei Arten von Interessenkonflikten können dem Arzt das Arbeitsleben erschweren – mit Nachteilen für die Gesundheit des Patienten. Am Beispiel der Mammografie haben wir die Problematik der Darstellung der Testergebnisse und die gesundheitsschädlichen Folgen für den Patienten erläutert (siehe Seite 141ff.). In dieser Situation erlebt der Arzt so lange keinen Konflikt, wie er keine Kenntnis von dieser Problematik hat. Sobald sie ihm bewusst wird, kann er reagieren wie der Radiologe, der Gigerenzer gegenüber geäußert hat: »Dafür habe ich keine Zeit, wir müssen hier Medizin machen.« Oder aber man erlebt einen echten Interessenkonflikt, wie ihn die Gynäkologin ebenfalls in der gleichen Studie zum Ausdruck gebracht hat: »Ich würde mich nie screenen lassen. Aber meinen Patientinnen empfehle ich das, damit ich nicht angreifbar bin.«

Der Quantenmediziner dagegen kommuniziert dem Patienten den Interessenkonflikt, beispielsweise: »Ich müsste Ihnen nach den Leitlinien eigentlich diese Diagnosemöglichkeit oder Therapie empfehlen, aber meine Erfahrung sagt das Gegenteil. Meiner Mutter würde ich es nicht empfehlen.« Das Grundgesetz in Deutschland billigt jedem Menschen seinen freien Willen zu. Wenn sich der Therapeut unsicher fühlt, kann er diesen Konflikt durch Dokumentation der Beratung und die Unterschrift des Patienten lösen. Damit ist der Umstand dokumentiert, dass der Patient informiert wurde, dass die Leitlinienempfehlung samt der Lex artis und deren Bedeutung kommuniziert und verstanden wurde und dass sich der Patient dagegen entschieden hat. Der Quantenmediziner führt aber nicht wissentlich eine Maßnahme auf Kosten des Patienten zu seiner eigenen Sicherheit durch. Ermutigen sollte Sie in dieser Situation auch die Definition der Evidenz-basierten Medizin.

Sie stellt der externen wissenschaftlichen Evidenz die individuelle klinische Erfahrung des Arztes in Bezug auf den **einzelnen Patienten** gleich.

Der zweite Interessenkonflikt ist durch den Umsatzdruck begründet. Eine nicht unübliche und durch Qualtitätsmanagementsysteme manifestierte Verfahrensweise ist beispielsweise, von Abteilungsleitern der Chirurgie oder Radiologie eine gewisse Auslastung ihrer Kapazität einzufordern, an die wiederum ihr Einkommen gekoppelt ist. Hier ist es schon schwieriger, denn die Frage lautet: dein Leben oder mein Leben.

Kirsten Deutschländer: In meinem Verordnungsverhalten fühlte ich mich durch Interessenkonflikte hin- und hergerissen. Für medizinisch sinnvolle, aber vermeintlich zu viel verordnete Leistungen wird man in der ambulanten Medizin in Regress genommen. So kam ich in den Konflikt, Patienten entweder die Leistungen zu verweigern oder sie aus eigener Tasche zu bezahlen. In der Klinik ist es üblich, den Patienten nicht vor dem Zeitpunkt zu entlassen, an dem eine zumindest kostendeckende oder besser gewinnbringende Pauschale abrechenbar ist. Dies beinhaltet den Konflikt, die Wünsche des Patienten abzulehnen, um dem Klinikträger zu dienen. Qualitätsmanagementstrukturen bedingen, dass jährlich im Klinikbetrieb Zielvereinbarungen erreicht werden müssen. Diese betreffen immer auch den wirtschaftlichen Bereich. Behandlungen, Therapien, Personal wird zuungunsten von Angestellten und Patienten gekürzt. In einer renommierten Rehaklinik für Orthopädie, in der ich ein Jahr tätig war, bestand der Interessenkonflikt darin, einerseits neuste Technologien aus der

Weltraumforschung einzusetzen, dafür aber so viel wie mög-
lich an Personal einzusparen. Das Verrückte daran war, dass
die supermoderne Technologie aus dem Grund nicht zum Ein-
satz kam, weil keiner den Computer bedienen konnte. Sie
stand unbenutzt in einem Zimmer.

Interessenkonflikte entstehen meist aus dem vom System auferlegten Sparzwang. Auf Kosten der Patienten befriedigte Geld-
gier zählt zu den negativen Auswüchsen dieses Systems. Für dieses Dilemma möchten wir zwei Lösungen anbieten: Die erste
betrifft den Arzt. Er kann wählen, den Arbeitsplatz zu wechseln
oder dem Arbeitgeber die Konsequenzen zu kommunizieren.
Das ist eine Frage der Bewusstheit. Derzeit kann man zu so einem Verhalten nur motivieren, denn in jeder deutschen Klinik
fehlen Ärzte. Vielen Ärzten ist gar nicht bewusst, dass beispielsweise in der Chirurgie nur 15% aller Fragen wissenschaftlich
eindeutig beantwortet sind. **Für 6 von 7 Verfahren ist noch gar
nicht erwiesen, ob es dem Patienten überhaupt einen Vorteil
bringt, der über den Placebo-Effekt hinausgeht.**[134] Wird dem
Arzt bewusst, dass durch seine Entscheidungen immer wieder
Leid entstehen kann – durch unnötige oder kontraproduktive
Diagnostik oder Therapien wie Operationen, radiologische Diagnosen, Chemotherapien bei älteren Menschen etc. –, entscheidet er sich vielleicht irgendwann, sein Verhalten zu ändern.
Eine neue Bewegung scheint unter den Ärzten um sich zu greifen, die diese Zusammenhänge erkannt haben. Sie warnen vor
den Gefahren der Übertherapie und fordern ein radikales Um-
denken. Sie plädieren zum Beispiel dafür, sinnlose Eingriffe, un-

---

134 Spiegel 33/2011

nötige Diagnostik wie Computertomografie bei Rücken-schmerz, Antibiotika bei Schnupfen oder Bluttests an Gesunden einzustellen und den Patienten nicht weiteres Leid zuzufügen.

Die zweite Lösung für den Interessenkonflikt stellen wir in Kapitel 7 vor (siehe Seite 260), da sie unsere Gesellschaft im Gesamten betrifft: Es geht darum, das Ziel der Gesundheits-branche zu ändern: vom Behandeln der Krankheit zur Förde-rung der Gesundheit. Teil dieser Lösung ist eine Inspiration aus der Wissenschaft, die sich mit der Spieltheorie beschäftigt.

Quantenmedizin richtet die Krankheits- und Therapielehre nach dem Menschen aus

- Geistig-mentale Ebene:
  - **Nocebo-Effekt**, der mittlerweile nachgewiesenermaßen eine somatische bzw. neurobiologische Basis hat,
  - **selbstinduzierte Krankheitseffekte**, also Erkrankungs-prozesse, die durch Verhaltensweisen von Patienten ausgelöst wurden, und
  - **umgebungsinduzierte Erkrankungseffekte**, zu denen wir auch die **Epigenetik** rechnen.

- Physische Ebene:
  - Ernährung
  - Bewegung
  - Umwelt

- Die geistig-mentalen Faktoren dominieren die Heilungs-prozesse:
  - **Placebo-Effekt**, der mittlerweile nachgewiesenermaßen eine somatische bzw. neurobiologische Basis hat,

○ **selbstinduzierte Heileffekte**, also Heilungsprozesse, die durch eigenverantwortliche Verhaltensweisen von Patienten erzielt wurden und werden können.

○ **umgebungsinduzierte Heileffekte**, zu denen wir auch die Epigenetik rechnen.

Diese ungewöhnliche Sortierung soll dem Mediziner bewusst machen, dass er immer in einer Doppelrolle fungiert, denn die gleichen Ursachen, die ihn krank und unglücklich machen – vornehmlich Stress, der wiederum auf Unbewusstheit beruht –, machen auch den Patienten krank. Und jetzt wird es spannend:

> Selbst wenn der Arzt alle in diesem Buch dargestellten und darüber hinaus verfügbaren Erkenntnisse in der Praxis umsetzen will, wird sein therapeutisches Handeln wirkungslos bleiben, wenn er in seinem Praxisalltag Stress, Eile und Multitasking lebt.

Dann bleiben seine Ratschläge Schall und Rauch. Wie bei einem Sänger, der es nicht schafft, sein Publikum mitzureißen, wird sich sein Tun in Wirkungslosigkeit verlieren.

Hier zeigt sich das Hauptproblem nicht nur der heutigen Medizin, sondern unserer Gesellschaft allgemein. Lösungen können nur Schritt für Schritt erfolgen und müssen individuell gefunden werden. Wenn der Arzt jedoch dies berücksichtigen kann, wird er nicht nur sein Leben, sondern auch das seiner Patienten bereichern. Die Stichworte lauten wieder: **Achtsamkeit, Entschleunigen, Gelassenheit** im Umgang mit den alltäglichen Aufgaben.

Ganzheitliche gesundheitsfördernde Medizin

Bei unserer Analyse der Salutogenese- und Resilienzforschung kommen wir zu folgendem Schluss: Der Bottom-down-Ansatz, die Ursachen von Krankheit auf den Lebensstil zurückführen, erscheint uns aufwendig und wenig hilfreich bezüglich der verallgemeinerbaren Ergebnisse und der Umsetzung im Alltag für den Menschen. Zielführend und unmittelbar einsetzbar erscheint uns eher der Bottom-up-Ansatz von Ursache und Wirkung. Mangelnde Bewusstheit führt zu angstgesteuertem, angepasstem und daher normorientiertem, gesundheitsschädlichem Verhalten. Dann verbleibt nur noch die Frage, wie man seine Ängste besser zu regulieren lernt. Durch Meditation beispielsweise kann man sich der Gewohnheiten seines Denkens, durch die Ängste entstehen, bewusst werden. Dann ist die Voraussetzung gegeben, um Selbstüberforderung gerade in beruflicher und in Bezug auf gesellschaftliche Normen zu verhindern.

Die Erkenntnis, dass körperliche und geistige Funktionen untrennbar miteinander verbunden und beide für die Gesundheit gleich wichtig sind, ist demnach uralt und nur vorübergehend in Vergessenheit geraten.

Alle alten Heilsysteme basieren auf der Annahme, dass der harmonische Fluss der Lebensenergie die Grundlage der Heilung ist. Das Modell der Homöostase beschreibt etwas, das jeder beobachten kann: Der Mensch ist ein selbstregulierendes System. Pro Sekunde laufen sieben Trillionen Reaktionen ab, mit dem Ziel, das Gleichgewicht im Körper aufrechtzuerhalten. Aus diesem Grunde lebt das System Mensch. Doch kann es durch verschiedene Faktoren gestört werden: Umweltfaktoren, Bewegung, Ernährung sowie Vorgänge in unserem Bewusstsein und Unterbewusstsein wie Gedanken, Emotionen etc. Die Störung dieses Gleichgewichts ist die Voraussetzung bzw. der Nährboden, auf dem Krankheit entstehen kann.

In der **traditionellen chinesischen Medizin** wird Qi als Lebensenergie bezeichnet. Die Sichtweise von Heilung geht davon aus, dass der menschliche Körper Krankheiten bewältigen und sich wieder erholen kann, wenn er sich im Gleichgewicht mit den beiden Polaritäten Yin und Yang und den fünf Wandlungsphasen befindet und wenn genügend Abwehr-Qi vorhanden ist.

Die fünf Säulen der chinesischen Medizin sind:
- chinesische Kräuterheilkunde
- chinesische Ernährungslehre
- Akupunktur
- Qigong
- Tuina-Therapie

Alle zusammen bewirken, dass die Lebensenergie Qi ungehindert im Körper fließen kann. Schmerz ist in der Vorstellung der chinesischen Medizin eine Blockade des Qi-Flusses. So werden bei der Akupunktur bestimmte Punkte stimuliert und dadurch die Meridiansysteme in geeigneter Weise angeregt, wodurch sich der Energiefluss wieder harmonisiert. Die Akupunktur gehört zur Regulationstherapie, die den Körper zu Selbstheilung anregt.

Die Homöopathie geht ebenfalls davon aus, dass es eine grundlegende Lebenskraft gibt, die Samuel Hahnemann »Vitis dynamis« nannte. Homöopathische Mittel bewirken eine Harmonisierung der Lebenskraft über das bekannte Ähnlichkeitsprinzip.

Eines der ältesten medizinischen Systeme ist die Heilslehre des Ayurveda. Man schätzt, dass sie circa 5000 Jahre alt ist. Sie stellt möglicherweise die erste ganzheitliche Sichtweise von Krankheit und Gesundheit dar, denn sie berücksichtigt sowohl die physischen als auch die mentalen, emotionalen und spirituellen Aspekte des Menschen. Im Ayurveda wird der Auslöser der Erkrankung gesucht, und ungesunde Gewohnheiten werden abgestellt. Einen wichtigen Beitrag liefert dabei die Typen- und Ernährungslehre.

Es ist faszinierend, dass bereits über 3000 Jahre alte Heilsysteme wussten, was ein Mensch benötigt, um gesund zu sein und zu bleiben. Auch wenn man sich zum Beispiel mit dem **Yoga** (700 v. Chr.) beschäftigt, so heißt es dort, dass fünf wesentliche Dinge grundlegend sind: gesunde Ernährung (Vegetarismus), richtige Bewegung (Asanas), richtige Entspannung (Sarvasana), richtige Atmung (Pranajama) sowie positives Denken und Meditation (Vedanta und Dhyana).

Welchen Stellenwert hat die Wissenschaft in der Quantenmedizin?

Die Quantenmedizin ist konsequent offen für neues Wissen – unabhängig von der Herkunft. Wir halten uns immer auf dem neusten Stand des Irrtums! Kurt Gödel gelang 1931 der Nachweis, dass selbst die Wissenschaft nicht ohne Glaubenssätze auskommt. Zwar nennen sich diese Glaubenssätze Axiome, aber sie sind notwendig, da die Wissenschaft aus sich selbst heraus nichts beweisen kann. Ein Beispiel: Dieser Satz ist falsch. Überdenkt man ihn, kommt man zu dem Schluss, dass er entweder richtig oder falsch sein muss. Aus dem Satz selber heraus kann man es nicht entscheiden. Es bedarf immer einer externen

Instanz oder eines externen Bezuges. Bis dahin waren Wissenschaftler fest überzeugt, dass die Wissenschaft ein selbstständiges und unabhängiges System darstellt, weil sie aus sich selbst heraus über Wahrheit oder Unwahrheit entscheiden kann, ohne Hilfestellung oder Bezug von außerhalb.

Diesem Irrtum hat Gödel ein Ende gemacht. Seine Entdeckung rüttelte am Selbstverständnis der Wissenschaft und erklärt auch, warum kollektive wissenschaftliche Irrtümer lange unbemerkt blieben.

Bei der Erörterung des Stellenwerts der Wissenschaft in der Quantenmedizin sind neben den schätzenswerten Errungenschaften der Wissenschaften auch die langen Zeiträume zu bedenken, die diese an falschen »Wahrheiten« festgehalten hat. Oder die Tatsache, dass man sich wissenschaftlich gibt, aber den wissenschaftlichen Nachweis nie erbracht hat, wie beispielswiese bei $^6/_7$ der chirurgischen Eingriffe und Methoden. Akzeptiert man den Beobachtereffekt der Quantenphysik, dass nämlich der Beobachter und das beobachtete Objekt in Wechselwirkung stehen, dann überrascht einen das in der Statistik und Biometrie häufig anzutreffende Phänomen der Regression zum Mittelwert nicht mehr. Es bezeichnet den Umstand, dass extreme Erstmessungen eine Tendenz haben, sich bei Zweitmessungen dem Mittelwert eines Kollektivs anzunähern. Je häufiger man eine Messung wiederholt, desto mehr nähert diese sich dem Mittelwert. Diesen Effekt hat der wissenschaftliche Beirat der Bundesärztekammer der Gruppe der vermengten Effekte zugeordnet, die zusammen mit dem Placebo-Effekt die Placebo-Wirkung entstehen lassen.

> Hervorheben möchten wir eines: Die Quantenmedizin erkennt an, dass mit der nach außen gerichteten Technik und mit dem nach innen gerichteten Geist (introspektive Wissenschaft) gleiche Erkenntnisse gewonnen werden können.

So hat Einstein mithilfe einfacher gedanklicher Experimente, Papier und Bleistift die Relativitätstheorien entwickelt. Buddhistische Philosophen haben durch den Weg der introspektiven Wissenschaft vor über 2000 Jahren die Natur der Materie erkundet, wie sie die moderne Quantenphysik heute versteht. Bedenkt man weiterhin die Einsichten aus der Placebo-Nocebo-Forschung, der Neuropsychoimmunologie und der Neuropsychoendokrinologie, so kommt man zu dem Ergebnis, dass keiner dieser Wissensquellen uneingeschränkte Priorität zu geben ist. Die Geschichte der Wissenschaft zeigt, dass man sich letztendlich auf kein Prinzip und keine Regel blind verlassen kann. Man muss immer wieder neu überprüfen und erproben, was sinnvoll ist. Die hier erwähnten Beispiele zeigen, dass es nicht »die« Quelle der Wahrheit gibt. Der eigene Geist erfährt wieder mehr Wertschätzung als Quelle bahnbrechender Entdeckungen.

Das heißt: Die Quantenmedizin wertet die introspektive Wissenschaft und den individuellen Informationszugang als ebenbürtige Informationsquelle. Wir wollen damit verhindern, dass hilfreiche Einsichten wie beispielsweise die von Bruce Lipton bezüglich der Epigenetik jahrzehntelang ignoriert werden. Außerdem zeigen die Placebo-Forschungsergebnisse deutlich, dass lange nicht verstandene Therapien, wie beispielsweise natürliche Heilverfahren, über wirkungsvolle Methoden verfügen. Auch diese sind eine ebenbürtige Quelle des Wissens und Handelns.

Die Quantenmedizin nutzt den Ansatz der **Evidenz-basierten Medizin EbM**, aber nicht als Argument, um an alten Therapiemethoden festhalten zu können. Die klassische Definition nach Sacket lautet: Evidenz-basierte Medizin ist der Gebrauch der gegenwärtig besten externen, wissenschaftlichen Evidenz für Entscheidungen in *Verbindung mit der individuellen klinischen Erfahrung des behandelnden Arztes bei der medizinischen Versorgung einzelner Patienten.*[135] Dem zweiten Teil dieser Definition ist nach den Erkenntnissen der Wichtigkeit der **Arzt-Patienten-Beziehung** vorrangige Aufmerksamkeit zu schenken. Primär kommt es auf den Arzt und den Patienten und ihre Beziehung an. Dies heißt auch: Der goldene Standard – mag er noch so golden sein, weil er dem Standardpatienten hilft –, ist für den einzelnen Patienten nicht optimal und verliert an Bedeutung. Die EbM meint ganz klar »die Versorgung der einzelnen Patienten«. Das kann auch bedeuten: für jeden Patienten verschieden.

Auch die EbM bedarf der weiteren Entwicklung. Wir zitieren die Meinung des wissenschaftlichen Beirats der Deutschen Ärztekammer, die wir voll und ganz unterstützen:[136] »Auch kann mit den Verfahren der **Evidenz-basierten Medizin (EbM)** die Wirksamkeit neuer therapeutischer Maßnahmen selbst dann so überzeugend nachgewiesen werden, dass eine breite

---

135 Sacket et al. 1996
136 Bundesärztekammer 2011

Anwendung gerechtfertigt ist, selbst wenn die zugrunde liegenden Mechanismen (noch) nicht beschrieben oder verstanden sind.«

So dauerte es beispielsweise Jahrzehnte, bis die Wirkmechanismen bei der Stammzellentransplantation aufgeklärt waren. Dabei erwiesen sich die Annahmen, mit denen ursprünglich die ersten Therapieversuche mit dieser Methode begründet wurden, weitgehend als irrelevant. Gerade in solchen Situationen haben Placebo-kontrollierte Studien einen hohen Stellenwert. Der wissenschaftlich-experimentelle Ansatz der EbM sichert zunächst die Validität (Reproduzierbarkeit) der durchgeführten Studien. Im Hinblick auf die externe Validität (Verallgemeinerbarkeit) ist es zurzeit in der klinischen Forschung problematisch, dass die Studienteilnehmer – nicht zuletzt aufgrund gesetzlicher Regelungen und regulatorischer Vorgaben – immer enger definiert sind; so werden zum Beispiel zu alte oder zu junge Patienten, Schwangere oder Multimorbide ausgeschlossen.[137] Dadurch nimmt die externe Validität ab, und damit schwindet auch die Möglichkeit, zu erkennen, ob eine neue therapeutische Maßnahme an einem unselektierten Patienten gut wirksam und risikoarm ist. Auf diese Weise sinkt selbst der Nutzen randomisierter, Placebo-kontrollierter Studien für die Allgemeinheit. Um diesem Dilemma zu entgehen, müssen erst neue methodische Ansätze und Strategien für die EbM entwickelt werden.

Wie können wir diese neuen Methoden entwickeln? Über 90 Prozent aller Innovationen sind rekombinatorischer Natur,[138]

---

137 Thürmann 2009
138 Tacke 2005

das heißt, es werden Methoden und Erkenntnisse aus fachfremden Bereichen zu etwas Neuem zusammengeführt. So haben beispielsweise zwei Mitarbeiter Henry Fords ihre Erfahrungen mit den Transportbändern aus Campbells Suppenfabriken und Transportvorrichtungen in Chicagos Schlachthöfen zum Fließband in der Automobilproduktion kombiniert. Um dies leisten zu können, muss der Erfinder in diesen Gebieten bewandert sein und über sie hinausgehen können. Wenn Sie dieses Buch gelesen haben, wird Ihnen auffallen, dass Erkenntnisse und Entdeckungen vieler Personen zu dieser revolutionären Methode beigetragen haben, denen eins gemeinsam ist: Sie verfügen über mehrere Ausbildungen und haben zudem in diesen einzelnen Bereichen überdurchschnittliche Leistungen gezeigt.

Was können wir mit steigender Bewusstheit und konsequenter Anwendung der hier geschilderten Grundhaltung, Verfahrensweisen und Erkenntnisse der Quantenmedizin erreichen? Lassen Sie sich von uns in die nahe oder weite Zukunft entführen – das hängt von Ihrer Unterstützung ab:

Ein Blick in die Zukunft

Begleiten Sie uns auf eine fantastische Reise in die Medizin der Zukunft. Wir befinden uns im Jahr 20XX. Die Erkenntnisse aus der Placebo-Forschung, dass die wichtigsten Heilimpulse über das Bewusstsein gesteuert werden, sind mittlerweile Standardwissen. Gemeinsame spielerische meditative Übungen beginnen schon im Kindergarten und werden in der Schule fortgesetzt. Im Fach Gesundheitslehre erfahren die Kinder alles, was Sie wissen müssen, um gesund zu sein und zu bleiben. Sie lernen, Gefühle zu verstehen und zu nutzen und ihren Geist einzusetzen. Das Lernen ist interaktiv, erlebnisorientiert, fördert die Kreativität und die Begabungen der Kinder. Ein Lehrer begleitet 8 bis 12 Kinder. Die Arbeitswelt hat sich radikal verändert: Nun geht es darum, die dem Menschen innewohnenden Begabungen optimal zu fördern. Alleinige Gewinnmaximierung ist überflüssig geworden, denn man hat inzwischen herausgefunden, wie die ubiquitären Energiequellen des Kosmos nutzbar gemacht werden können. Alle Haushalte sind energieautark. Alle Menschen beziehen ein Grundgehalt. Die Umwelttechnologie ist so weit entwickelt, dass die Müllprobleme zum großen Teil gelöst werden konnten. Die Menschheit ist unabhängig von Öl und anderen fossilen Rohstoffen geworden. Jeder Mensch wird von Anfang an geschult, wie er dazu beiträgt, seine Umwelt zu gestalten, und wie man in Gruppen zusammenwirkt, um gemeinschaftlich an höheren Zielen zu arbeiten, die dem Gemeinwohl dienen.

Da meditative Elemente sowie die Erkenntnis, was Mensch und Kosmos gesund erhält, zum Allgemeinwissen gehören, ist die Behandlung mittels chemischer Pharmaka nahezu unnötig geworden. Das Wissen um eine gesunde Lebensweise und geistige Prinzipien bestimmt die Medizin. Ärzte begleiten diejenigen Menschen, die Schwierigkeiten haben, ihren Weg allein zu finden; sie schulen und beraten sie und führen geeignete Übungen mit ihnen durch.

Die Medizin ist zu einer Regulationsmedizin geworden, bei der darauf geachtet wird, Impulse zu setzen, welche die Selbstheilungskräfte anregen. Man hat erkannt, dass der Mensch aus einem hochkomplexen energetischen System besteht, das ständig mit seiner Umwelt in Wechselwirkung tritt. Die Medizintechnologie ist so weit fortgeschritten, dass gestörte Frequenzen des Regulationssystems Mensch erkannt und behandelt werden können. Allerdings liegt es immer in der Verantwortung jedes Einzelnen, zu erlernen, sein Regulationssystem optimal zu steuern.

Jeder weiß, dass negative Gedanken und Gefühle krank machen, positive Gedanken und Gefühle die Gesundheit fördern. Es herrscht die Meinung, dass Gedanken nicht nur im Gehirn entstehen, sondern auch in einem übergeordneten Bewusstseinsfeld, mit dem der Mensch in Resonanz tritt. Negative Gedanken, zum Beispiel Gedanken der Trauer, bilden Felder, mit denen man automatisch verbunden wird, wenn im Körper das Gefühl Traurigkeit entsteht. Sobald man gelernt hat, seinen Geist zu kontrollieren, kann man sich einfach aus diesem Gedankenfeld ausklinken und mit einem anderen Gedankenfeld verbinden, zum Beispiel dem Gedankenfeld der Zuversicht. Menschen, denen das häufig gelingt, haben den Schlüssel in der Hand, um ihre Gesundheit selbst zu erhalten.

Jeder Gedanke ist verbunden mit einem Gefühl. Die Gefühle werden im Körper in biochemische Reaktionen übersetzt, die wiederum über Resonanz vom Gedankenfeld Rückkopplung erhalten. Außerdem nimmt man an, dass über denselben Mechanismus nicht nur einzelne Gedanken, sondern auch komplexe Erinnerungen, das heißt unser individuelles Gedächtnis, im Bewusstseinsfeld gespeichert werden. Die neue Medizin basiert überwiegend auf der Schulung der Bewusstseinsprozesse, vergleichbar mit den früheren psychotherapeutischen Techniken. Indem er die Zusammenhänge zwischen Gedanken und Gefühlen und körperlichen Reaktionen beachtet und sich diese überhaupt erst bewusst macht, lernt der Mensch, sie zu steuern. Daher ist es in der neuen Zeit üblich, schon Kinder mit diesen Methoden vertraut zu machen. Je häufiger es einem Menschen gelingt, eine innere Resonanz zu erzeugen, die mit positiven Bewusstseinsfeldern wie Liebe, Geborgenheit, Zuversicht, Kreativität, Freude einhergeht, desto gesünder ist er. Daher wird schon ab dem Kindergartenalter alles getan, um die individuellen Begabungen jedes Einzelnen zu fördern, denn nichts ist für die Seele trauriger als ungenutztes Potenzial. Ärzte und Therapeuten sind zu Begleitern auf dem spirituellen Weg geworden. Es ist allgemein anerkannt, dass der Sinn des Lebens für jeden Einzelnen darin liegt, sich zu seinem höchsten Potenzial zu entfalten, das heißt, sich zu einem mitfühlenden, selbstbewussten, kreativen Wesen zu entwickeln, das sich in die Gemeinschaft einbringt, um das Miteinander möglichst positiv zu gestalten.

Alles ist mit allem verbunden. Alle Nationen arbeiten zusammen, um ihren Heimatplaneten Erde und damit ihren Lebensraum zu schützen und rein und lebenswert zu erhalten. Da Menschen grundsätzlich soziale Wesen sind, wird das konstruktive Miteinander zum wesentlichen alltäglichen Element. Die Globalisierung mag zwar einen enormen Beitrag dazu geleistet haben, das Bewusstsein zu entwickeln, doch für das alltägliche Miteinander der Menschen ist sie wenig geeignet. Menschen schließen sich wieder in kleineren Kommunen zusammen, um Lebensmittel und Verbrauchsgüter für den alltäglichen Bedarf innerhalb familiärer Strukturen ökologisch zu produzieren. Die Versorgung der älteren Generation wird durch ein Miteinander aller Altersstufen organisiert. Ältere Menschen werden aufgrund ihrer Lebenserfahrung und Weisheit geschätzt, die sie an jüngere Generationen weitergeben. Im Austausch dafür erhalten sie im Bedarfsfall die nötige Unterstützung. Da jeder Mensch grundsätzlich mit allem versorgt wird, was er benötigt, ist die Motivation, finanzielle Mittel anzuhäufen, geringer geworden.

Das Finanzsystem hat sich vollkommen verändert, Spekulationen sind seit Langem unterbunden. Da Energie immer und überall kostenfrei zu Verfügung steht und jeder Mensch eingebunden ist in den Prozess, zum Lebensunterhalt aller beizutragen, ist der Erwerb von Geld und Besitz nebensächlich geworden. Der Drang, Besitz anzuhäufen, entsteht aus Angst. Steigende Bewusstheit führt zur Angstreduktion und verbessert die Fähigkeit, die Angst zu regulieren. Damit löst sich die Notwendigkeit auf, Besitz anzuhäufen.[139] Erstrebenswert ist nun, ein für die Gesellschaft wertvoller Mensch zu sein.

Lässt man sich auf diese Fantasiereise und den Funken Wahrheit darin ein, so stellt man fest, dass der Begriff Heilung nicht nur auf den menschlichen Körper beschränkt bleibt. Heilung für den Einzelnen bedeutet immer auch Heilung für die Menschheit, Heilung für die Erde, Heilung für den gesamten Kosmos. Heilung beginnt beim Einzelnen und erstreckt sich dann auf alle Bereiche unserer Gesellschaft und Umwelt.

Zusammenfassung

Die Quantenmedizin erkennt die Gesetze der **Quantenphysik** nicht nur an, sondern nutzt ihre Erkenntnisse für Diagnostik und Therapie. Durch die Arbeit mit dem Bewusstsein steht in der Quantenmedizin der **Mensch im Mittelpunkt** des ärztlichen Handelns.

Sie versucht, das volle Heilungspotenzial des Patienten zu erkennen und zu aktivieren. Dabei folgt sie nicht der klassi-

---

139 Trudi Tacke

schen Einteilung der Krankheiten, sondern orientiert sich primär daran, welchen Einfluss der Patient auf die Entstehung der Krankheit und die Heilung hat. Wurde die Krankheit durch sein Verhalten und seine Denkgewohnheiten verursacht? Inwieweit kann der Patient diesen Zusammenhang wahrnehmen? Was kann der Arzt tun, um den Patienten zu unterstützen, ihn die Zusammenhänge zwischen seinen Überzeugungen, Gedanken und Gewohnheiten und dem Erlebten erkennen zu lassen? Durch diese Sichtweise fördert der Arzt die Bewusstheit seiner Patienten. Je bewusster der Patient ist, desto einfacher erkennt er den Zusammenhang zwischen Ursache (Überzeugung, Prägung, Wertevorstellung, Denkgewohnheiten und Verhalten) und Wirkung (Symptom). Die Quantenmedizin setzt **Bewusstheit als Heilmittel** in der ärztlichen Praxis ein – der Arzt wird vom Krankheitsmechaniker zum weisen Lebensberater für ein gesundes Leben – und sie respektiert den freien Willen des Patienten nicht nur in Palliativsituationen, sondern bei jeder Lebensentscheidung. Der Quantenmediziner kommuniziert klar und verständlich auch seine Interessenkonflikte mit dem Patienten. Dadurch kann die Quantenmedizin zur **ganzheitlich gesundheitsfördernden Medizin werden**. Wir erweitern die Ansätze der Salutogenese und Resilienz mit den psychischen und körperlichen Aspekten um die Wirkung des Geistes/Bewusstseins zu unserem quantenmedizinischen Modell. Die Quantenmedizin lernt **wissenschaftlich fundiert** von allen verfügbaren Quellen – unabhängig von deren Herkunft. Sie ist konsequent offen für neues Wissen und von der Erkenntnis durchdrungen, dass wirkliche Transformation nur von innen heraus geschehen kann. Sie wartet nicht auf die Politik, sondern betrachtet die Politik in einer Demokratie als ein von der Mehrheit gewähltes Organ, das sich nach dieser richtet. Deshalb setzt die Quantenmedizin auf Veränderungsprozesse des einzelnen Bürgers.

Wenn Sie dieses Zukunfts-Szenario anspricht, dann können Sie im nächsten Kapitel herausfinden, wie Sie die Quantenmedizin in die Praxis umsetzen können. Im letzten Kapitel erfahren alle Beteiligten, was sie dazu beitragen können, um unsere Visionen Wirklichkeit werden zu lassen. Je mehr sie diese Inspirationen umsetzen und verbessern und andere wiederum damit inspirieren, desto näher rückt die Zahl 20XX an das aktuelle Datum.

KAPITEL 6:
QUANTENMEDIZIN IN DER
ÄRZTLICHEN PRAXIS

*Da ein Placebo-Effekt auch bei jeder Standardtherapie auf-
tritt, hält es die Arbeitsgruppe aus ethischer Sicht für zwingend, die Erkenntnisse der Placebo-Forschung in der Praxis
anzuwenden, um den Patienten optimal zu behandeln, Arzneimittelwirkungen zu maximieren, unerwünschte Wirkungen
von Medikamenten zu verringern und Kosten im Gesundheitswesen zu sparen.*[140]

»Ist nicht das ganze Gefüge von Körper und Geist und Emotionen auf die Gesundung ausgerichtet, kann eine rein physische Intervention nichts helfen. Ein wirksames Behandlungs-
programm muss sich mit dem menschlichen Wesen in seiner
Ganzheit befassen und darf nicht ausschließlich auf die
Krankheit zentriert sein. Das würde dem Versuch entsprechen, eine Gelbfieber-Epidemie mit Sulfonamiden einzudämmen, ohne die Gräben trocken zulegen, in denen sich die Mos-
kitos, welche die Krankheit übertragen, vermehren.«[141]

---

140 Bundesärztekammer 2011
141 Simonton 2001

Bevor wir uns der Anleitung zur präzisen Umsetzung der in diesem Buch gewonnenen Einsichten widmen, wollen wir uns diese vorher noch kurz vergegenwärtigen:

Die Bestandsaufnahme der gegenwärtigen Situation hat eines deutlich herausgestellt: Wir als Gemeinschaft setzen jedes Jahr mehr Mittel ein, doch im Ergebnis werden wir leider nicht gesünder, sondern kränker. Der Aufwand beschränkt sich nicht auf das rein Finanzielle, sondern mindert auch zunehmend unsere Lebensqualität. Das zeigt sich in steigendem Stress, einer steigenden Unzufriedenheit und zunehmenden Krankheitsfällen aller Berufsgruppen im Gesundheitswesen. Die Erlebnisberichte haben die besondere Problematik vor Augen geführt und die Hilflosigkeit jedes Einzelnen lebendig werden lassen. Die dargestellten Trends werfen die Frage auf, wie lange wir uns das noch leisten wollen oder können. Wie die Rationalisierungsmaßnahmen und Wirtschaftlichkeitsforderungen der Krankenkassen zeigen, sind die Möglichkeiten schon lange beschränkt. Das Gesamtsystem führt zu diesen Trends. Deshalb macht es keinen Sinn, nach einem Hauptverantwortlichen zu suchen. Mehr Krankheit führt zu mehr Kosten bis hin zur nicht mehr abzuwendenden Rationierung der Krankenkassenleistungen. Der Arzt kann an der Schlüsselstelle beginnen. Er kann durch die Änderung seines Verhaltens eine Trendwende einleiten.

Die Synthese der Krankheitsforschung sagt in der Essenz aus: Erst wenn unser selbstregulierendes System aus dem Gleichgewicht geraten ist, kann Krankheit entstehen. Nachdem der Zusammenhang zwischen Gedanken, Überzeugungen und körperlichen Reaktionen wissenschaftlich unbestritten ist, wird eines deutlich: Ein seelisches und psychisches Ungleichgewicht reicht aus, um Krankheiten entstehen zu lassen. Anders ausgedrückt: Stressoren, die uns aus dem Gleichgewicht bringen, sind die Grundlage der meisten Krankheiten. Entweder verursacht Stress mangelnde Präsenz und führt so zur Notwendigkeit akutmedizinischer Maßnahmen, oder es entstehen chronische Krankheiten. Die Krebsforschung hat gezeigt, dass hartnäckige negative Glaubensmuster ausreichen können, um Krebs zu entwickeln. Mittlerweile ist man über den Gedanken der Prävention hinaus und hat verstanden, dass die Förderung von Gesundheit der effektivste Weg ist, die Entstehung von Krankheiten zu verhindern.

Diese Erkenntnisse ändern das Verständnis von Heilung. **Es geht also nicht mehr darum, eine Krankheit zu bekämpfen, sondern die Faktoren, die das Gleichgewicht stören, weitestgehend zu reduzieren, um die Selbstregulierung bzw. die Selbstheilungskräfte wieder ungestört wirken zu lassen.** Insofern greifen individuelle und Umweltfaktoren ineinander.

Die Heilungsforschung bestätigt die Erkenntnisse der psycho-neuro-endokrino-immunologischen Befunde: Bewusstsein, Unterbewusstsein, Geist – also Glaubensmuster, die zu Verhaltensweisen führen – haben unmittelbaren Einfluss auf unseren Körper. Diese Verbindung bleibt im gesunden wie im kranken Zustand bestehen. Da wir heute die Körper-Geist-Verbindung auf biochemischer Ebene verstehen, können wir es uns nicht mehr leisten, die Begriffe Placebo-Effekt und Psychosomatik abwertend einzusetzen. Jetzt können wir diese Mechanismen verstehen und ihre Wichtigkeit bei jeder Heilbehandlung erkennen, ganz gleich, ob diese nun schulmedizinisch ist oder nicht. Die psycho-neuro-endokrino-immunologischen Errungenschaften haben das Dunkel um spontane Remissionen und Wunderheilungen gelüftet. Nun können wir diese Effekte gezielt einsetzen. Zudem können wir nun auch endlich verstehen, warum komplementärmedizinische Methoden, die vormals häufig als alternative Methoden ohne solide wissenschaftliche Grundlage belächelt wurden, Heilerfolge in solchen Fällen vorweisen können, die nach schulmedizinischer Meinung als austherapiert galten. Die hier dargestellten Forschungsergebnisse über das Entstehen von Krankheit und Heilung sind in der Lage, die Gräben zwischen den Lagern von Schulmedizin und Alternativmedizin zu überwinden.

Im Folgenden werden die einzelnen Schritte beschrieben, wie der Arzt sein Bewusstsein als Heilmittel gezielt in der Therapie einsetzen kann. Damit möchten wir dazu beitragen, schulmedizinische und komplementäre Methoden integrativ einzusetzen. Wir zeigen, wie der von der wissenschaftlichen Forschung verstandene Nutzen der Placebo-Wirkung für den Therapieerfolg sinnvoll in die Praxis umgesetzt werden kann.

Im ersten Schritt ist der Arzt eingeladen, sich mit der Wirkung des Placebo-Effekts in seiner bisherigen Praxis vertraut zu machen, um die in diesem Buch geschilderten Heilungsmechanismen zu verstehen. Dazu ist das Buch eine hilfreiche Lektüre. Durch Förderung des Bewusstseins, wie viel Kraft in der »Droge Arzt« und in den damit verbunden Möglichkeiten liegt, eröffnen sich neue Horizonte. Lassen Sie sich genügend Zeit, um die neuen Erkenntnisse in Ruhe zu reflektieren.

In der Zusammenfassung sind folgende Punkte im ärztlichen Alltag wichtig:

1. Wenn möglich, eine **klare Diagnose** kommunizieren. Ein Behandlungserfolg ist größer, wenn der Arzt den Patienten nicht im Dunkeln lässt. Ist die Krankheitsursache unklar, gilt es, den Patienten **kurz** in die differentialdiagnostischen Erwägungen einzubeziehen. Das unterstützt das Gefühl: »Aha, der Arzt macht sich über mich Gedanken.« Klarheit schafft Vertrauen.

2. **Die ärztliche Suggestionskraft** bewusst einsetzen. Ein Medikament, das vom Arzt überreicht wird, hat eine größere Wirkung als eines, das durch die Helferin vermittelt wird. Seien Sie sich der Nocebo-Wirkung abwertender Äußerungen bewusst. Nutzen Sie die Konditionierbarkeit des Immunsystems und des Schmerzempfindens. Verstärken Sie die positive Wirkung Ihrer Therapie durch unterstützende positive Äußerungen wie »Meiner Erfahrung nach hilft ... sehr gut« oder durch authentische Erlebnisberichte, die den positiven Effekt Ihrer Therapie untermauern.

3. **Vertrauen** ist die Basis. Vertrauen führt zur Entspannung und ist die Grundlage der Heilung. Vertrauen wird Ihnen der Patient, wenn er sich so angenommen fühlt, wie er ist.

4. **Empathie** bedeutet für den Patienten, sich verstanden zu fühlen und alles aussprechen zu können. Die gewaltfreie Kommunikation ist ein hilfreiches Mittel, um eine endlose Geschichte emphatisch zu unterbrechen und den Patienten zu sich selbst zu führen. Seien sie sich dessen bewusst: Wenn Sie den Patienten am Anfang der Konsultation ausreden lassen, verlieren Sie – statistisch ermittelt – keine Zeit. Die wichtigsten Informationen berichtet der Patient

in der ersten Minute. Hören Sie aufmerksam und achtsam zu. Danach gilt es, den Patienten da abzuholen, wo er gerade ist, ihm Lösungswege aufzuzeigen und ihn zu inspirieren. Dazu gehören:

a. Hoffnung, Erwartungen und Ziele des Patienten erkunden.

b. Ängste des Patienten ernst nehmen. Denken Sie daran: Patienten können Kleinigkeiten, wie z.B. ein roter Punkt auf der Haut, so sehr beunruhigen – in der Befürchtung, es könnte Hautkrebs sein –, dass es therapeutisch notwendig ist, genau zu erklären, warum die Befürchtungen unbegründet sind.

c. Kleine Veränderungen würdigen: Jedes Lob motiviert und unterstützt die Compliance/Adhärenz. Adhärenz geht davon aus, dass die Qualität der Arzt-Patienten-Verbindung den Therapieerfolg bestimmt.

d. Ambivalenz darf sein. Zweifel sind menschlich und notwendig. Ermutigen Sie den Patienten, seine Zweifel zu äußern.

e. Ausschlaggebend ist die Ausstrahlung des Arztes. Der Patient geht damit in Resonanz.

Dadurch lässt sich einiges erreichen:

a. Die Diagnose verbessert sich: Spürt der Patient Empathie, öffnet er sich mehr und mehr und berichtet auch gegebenenfalls über peinliche oder beschämende Aspekte, die wichtig sind, um die möglichen Ursachen festzustellen.

b. Es erhöht die Adhärenz/Compliance.

c. Das Vertrauen in den Arzt wird gestärkt.

d. Der Patient fühlt sich befähigt, mit der aktuellen Krankheitssituation umzugehen. Vor allem können emotionaler Disstress und diejenigen Reize, die als unangenehm, Bedrohung oder Überforderung gewertet werden, abgebaut werden. Allen Verbesserungen ist gemein, dass sie Stress abbauen und Entspannung ermöglichen – die Voraussetzung für Heilung.

5. **Beteiligung des Patienten an Entscheidungen: Eigenverantwortung** ist einer der Schlüsselfaktoren gerade bei schweren Erkrankungen. Dies muss kommuniziert werden. Die Mehrzahl der Patienten wünscht sich, in die Entscheidung eingebunden zu sein. Diesen Wunsch der Patienten zu ignorieren stresst sie und wirkt somit krankheitsfördernd. Will der Patient nicht an der Entscheidung beteiligt werden, kann der Arzt einen Placebo-Effekt bewirken, indem er die »autoritäre« Rolle zunächst souverän und überzeugend einnimmt. Dann aber sollte er versuchen, den Patienten zu inspirieren und zu unterstützen, zunehmend entscheidungsfähig zu werden – immer unter der Voraussetzung, dass die Erkrankung und der Gesundheitszustand des Patienten dies erlauben.

6. **Therapeutische Umgebung.** Gestalten Sie Ihre Praxis so, dass Sie sich als Patient selbst wohlfühlen würden und sich entspannen könnten. Manchmal bewirkt eine kleine Farbänderung wahre Wunder. Lassen Sie sich beraten.

7. **Der Zeitfaktor.** Unser aller Hauptproblem! Um die quantenmedizinische Arbeitsweise zu implementieren, ist es sinnvoll, zunächst einen Zeitrahmen festzulegen, z. B. einen Nachmittag zu reservieren. In dieser Zeit läuft die Praxis (die Arbeit) anders. Kein Telefon, keine Unterbrechungen,

ruhige Atmosphäre. Anfangs lassen Sie die Patienten ausreden und unterbrechen sie – wie oben erwähnt – emphatisch. Zeit schenken ist Zeit gewinnen. Die Botschaft, dass Stress krank macht, kann nur dann glaubwürdig transportiert werden, wenn der Arzt selber keinen gestressten Eindruck macht. Ist ein Vertrauensverhältnis erst einmal geschaffen, ist der Zeitfaktor nicht mehr so wichtig. Dann kann es auch im normalen Arbeitsalltag gelingen, blitzschnell wieder auf Entspannung umzuschalten.

8. **Vermittlung von Wissen und Wirkungsweisen.** Die wohltuende Wirkung des Placebos oder der Placebo-Prozedur zu erfahren fördert besonders den Lerneffekt. Dies kann zu reduziertem Medikamentenverbrauch und kürzerer Therapiedauer führen. Weniger Nebenwirkungen – mehr Zufriedenheit, mehr Compliance bzw. Adhärenz. Je besser die Beziehung, desto eher wird der Patient den ärztlichen Rat befolgen. Sieht der Patient keinen Sinn in der Therapie, wird er sie sicher nicht befolgen.

9. **Ethik und Einsatz-Rechtfertigung?** Über die von der Bundesärztekammer empfohlenen Verhaltensweisen hinaus halten wir den Einsatz auch dann für gerechtfertigt, wenn keine Notfallsituation vorliegt und der Einsatz eines Placebos oder eine Placebo-Prozedur dem Patienten eine nebenwirkungsfreie Therapie ermöglicht.

Die Leitlinie wäre: »So sanft und nebenwirkungsfrei wie möglich und so viel wie nötig.« Bei Bedarf können Sie später mit anderen Verfahren nachtherapieren. Im Fall der zufriedenstellenden Wirkung sind somit der Aufwand und die Nebenwirkung minimiert und der Nutzen maximiert. Orientiert sich der Arzt an der Evidenz-basierten Medizin

(EbM), dann sei hier daran erinnert, dass die Kombination der wissenschaftlich empfohlenen Therapieentscheidungen in Verbindung mit der individuellen klinischen Erfahrung des behandelnden Arztes als Evidenz-basierte Medizin gilt. Das heißt, in die Therapieentscheidung muss immer auch die Erfahrung des Arztes einfließen. Sich rein auf die wissenschaftlichen Studienergebnisse zu verlassen wäre ebenso kurzsichtig. Wenn Sie die klinische Erfahrung machen, dass beispielsweise die Placebo-Therapie wirksam ist, dann rechtfertigt Ihre Erfahrung deren Einsatz.

10. **Preisgestaltung.** Der gesetzte Behandlungspreis muss für den Arzt selbst in Ordnung sein. Er kann rational noch so sehr gerechtfertigt sein – wenn er für den Therapeuten nicht stimmig ist, dann wird es immer Preisdiskussionen oder Mahnungen geben.

Im zweiten Schritt geht es um die **Therapiewahl.** Der Arzt sollte sich Klarheit darüber verschaffen, welche Therapieformen er neben den schulmedizinischen Methoden einsetzt – mit welchen er sich wohlfühlt, mit welchen er Erfahrung hat und gerne arbeitet. Sie können nur die Methoden wirksam einsetzen, die Sie selbst als erfolgreich erlebt und erprobt haben. Sehr gut lässt sich die 2-Punkte-Methode mit der Akupunktur, der manuellen Medizin, der Osteopathie und anderen körpernahen Verfahren und Entspannungstechniken kombinieren.

Im dritten Schritt geht es um die **Einführungsstrategie.** Deshalb schlagen wir einen individuellen Modus vor und empfehlen, mit einzelnen Patienten zu beginnen, um so Erfahrungswerte aufzubauen. Es hat sich gezeigt, dass es am einfachsten ist, mit den Diagnosen zu beginnen, bei denen der Zusammenhang zwischen psychischer Befindlichkeit und spezifischem Krankheitsbild naheliegend ist. Dies gelingt am leichtesten bei den Erkrankungen, die deutlich durch Stress moduliert sind, wie Verspannungen im Bewegungsapparat, Rücken- und Kopfschmerzen, Gastritis, Schlafstörungen und Erschöpfungszustände. Der Einstieg in diese Arbeitsweise gelingt am besten mit Privatpatienten, da hier die Kostendiskussion zunächst wegfällt. Wir empfehlen außerdem, anfangs mit sehr wenigen Patienten zu starten, um sich nicht wieder unter Druck zu setzen. Da sich diese neue Arbeitsweise erfahrungsgemäß zu Beginn schwer in den Praxisalltag integrieren lässt, empfehlen wir, dafür einen Nachmittag zu reservieren. Die Auswirkung der neuen Arbeitsweise auf das Wohlbefinden von Arzt und Patient kann durch einen langsamen Einstieg besser beobachtet werden. Die Mitarbeiter der Praxis werden ebenfalls behutsam an die neue Sichtweise herangeführt, und dadurch klärt sich, wer für welche Aufgaben geeignet ist. Nachdem Sie entschieden haben, wie Sie welche Leistung abrechnen, können Sie die entsprechende Helferin einweisen. Abrechnungsbeispiele finden Sie im Anhang ab Seite 292.

Im vierten Schritt entscheiden Sie, wie Sie die **Mitarbeiterinnen** an die neue Arbeitsweise heranführen. Eine freundliche Arzthelferin, die gut mit Patienten umgehen kann, ist der größte Schatz in einer Praxis. Gibt es eine medizinische Fachangestellte, die besonders beliebt und geeignet ist, selbstständig zu arbeiten, können Sie diese in die Methoden einweisen und Aufgaben delegieren. Dafür eignen sich sehr gut z. B. die Schröpfkopfmassage, Therapeutic touch und die 2-Punkte-

Methode. Hilfreich ist es, wie wir oben anhand der Ergebnisse aus der Lernforschung gesehen haben (siehe Seite 178), die Methode an sich selbst zu erleben und anhand aufkommender Fragen ausführlich zu diskutieren. Als Unterstützung dienen der Film, die Patienteninformation wie auch das vorliegende Buch. Sie müssen entscheiden, welche Mittel Sie zur Mitarbeiterfortbildung verwenden (Buch, DVD etc.). Das Berufsbild der medizinischen Fachangestellten wandelt sich, und Ihre Mitarbeiterin kann eine wichtige Aufwertung erfahren, die wiederum zu Ihrer Entlastung beiträgt.

Im fünften Schritt entscheiden Sie, wie Sie die **vertiefte ganzheitliche Diagnosen- und Ursachenforschung** in den Alltag implementieren.

Die Konsequenz aus der Problematik der symptomorientierten Medizin, wie in Kapitel 2 »Medizin heute« dargestellt, ist der Anspruch, eine möglichst ganzheitliche Diagnose zu erstellen. Hierfür sind viel Berufserfahrung und Menschenkenntnis notwendig. Neben der Frage, wie sich der Patient seine Beschwerden erklärt, und der üblichen schulmedizinischen Diagnostik gehört es auch zum Standard, die Einflüsse des Lebensumfeldes und der Psyche zu bestimmen. Die meisten Ärzte spüren intuitiv, in welchem Lebensbereich oder in welcher organischen Schwäche die Hauptursache der Erkrankung begründet liegt. Diese wird dann zunächst mit Fachwissen systematisch abgefragt. Wer gerne kinesiologisch arbeiten möchte, kann dem Patienten anhand seiner Körperreaktion schnell jede tiefere Ursache veranschaulichen. Da die Ursachensuche häufig sehr komplex ist, empfiehlt es sich, vorab einen Fragebogen einzusetzen, der alle Lebensbereiche abdeckt, übersichtlich ist und schnell ausgewertet werden kann. Manchmal ist es nötig, dass sich der Patient selbst über den Zusammenhang zwischen seiner Erkrankung und einem psychischen Thema klar wird. Dies kann anhand spezieller »Hausaufgaben« erfolgen. Für den interessierten Patienten, der bereit ist, selbst an seiner Gesundheit mitzuarbeiten, empfiehlt es sich, im Wartezimmer eine Reihe von hilfreichen und informativen Büchern auszulegen. Da jeder Arzt einen eigenen Behandlungsstil und ein anderes Behandlungsrepertoire besitzt, liegt es in seiner Hand, zu überprüfen, ob seine Diagnoseerhebung dem ganzheitlichen Ansatz genügt.

Im sechsten Schritt legen Sie fest, wie Sie den ganzheitlichen Therapieansatz in den Alltag implementieren. Sichten Sie die Ihnen zur Verfügung stehenden therapeutischen Mittel für die körperliche, geistig-mentale und umweltbezogene Ebene. Hier wäre es ideal, mit anderen Therapeuten und Einrichtungen wie z. B. Diätassistent, Physiotherapeut, Fitnessstudio, Sportverein zusammenzuarbeiten. Sie können auch Ihre medizinischen Fachangestellten schulen oder schulen lassen. Diese könnten Fragebögen auswerten, Patienteninformationen durchführen und die notwendigen kombinierten Maßnahmen koordinieren. Es geht darum, ergänzend zur reinen Medizin und Therapie Angebote im Bereich Ernährung, Bewegung und Entspannung anzubieten. So stellen Sie sicher, dass Sie den Patienten auf allen Ebenen erfasst und die angebotene Therapie auf alle relevanten Ebenen ausgerichtet haben.

Im siebten Schritt entscheiden Sie, wie Sie diese Arbeitsweise **kommunizieren**, anbieten und die für Ihre Patienten notwendigen Fragebögen verfügbar machen, ob zum Downloaden über das Internet, Versendung per E-Mail oder in Papierform etc. Verwenden Sie Ihre Homepage, Flyer, DVDs, Bücher zur Auslage und legen Sie fest, wann und wie viele Informationsabende Sie veranstalten. Zur Patientenfortbildung haben wir den Inhalt dieses Buches in vereinfachter und verkürzter Form als Patientenratgeber verfasst. Den Patientenratgeber, weiteres Schulungsmaterial und verschiedene Hilfsmittel finden Sie unter www.der-quanten-mediziner.de.

Denken Sie daran, dass mehr als 60 % der Patienten Naturheilverfahren nutzen und bevorzugen. Öffnen Sie sich als Arzt dafür, können Sie sich des Interesses der Patienten sicher sein. Diese Schritte führen dazu, das Patientenpotenzial optimal zu nutzen, die Wahlfreiheit des Patienten bezüglich der therapeutischen Strategie zu unterstützen und die Selbstverantwortung des Patienten zu fördern.

Die leidensverlängernde Variante, die Verantwortung für Heilschritte auf den Arzt abzuschieben, soll zunächst bewusst gemacht werden. Der Arzt übernimmt ab jetzt die Rolle des Beraters, der den Patienten begleitet, immer wieder motiviert und stärkt. Die in Kapitel 4 dargestellten Ergebnisse der Heilungsforschung (siehe Seite 150) machen deutlich, wie wichtig es für den Heilungsprozess ist, dass der Patient seine Ressourcen aktiviert. Die traditionelle Haltung vieler Mediziner und die Chipkartenmentalität der Versicherten suggerieren dem Patienten, dass er einen Anspruch habe, vom Gesundheitssystem, das er ja Monat für Monat mitfinanziert, bei Bedarf geheilt zu werden. Nach allem, was wir über Heilung wissen, ist der Schlüssel zum Erfolg weniger die gewählte Methode an sich, sondern die Zuversicht, die Therapeut und Patient in die gewählte Methode haben – und die Annahme der Eigenverantwortung. Es ist daher einerseits notwendig, dass sich der Patient mit seiner Krankheit auseinandersetzt, und andererseits, dass der Arzt dem Patienten mit wenigen Worten vermittelt, wie wichtig die Selbstverantwortung ist und welche Möglichkeiten es gibt, die Selbstheilungskräfte zu unterstützen. Dem Arzt kommt die Rolle des Impulsgebers zu; er inspiriert, lädt ein und ermutigt. Studien haben gezeigt, dass die subjektive Einschätzung der eigenen Gesundheit bei Patienten mit gutem Körpergefühl besser geeignet ist, den aktuellen eigenen Gesundheitszustand zu beurteilen, als alle objektiven, diagnostischen Methoden. Dieses Potenzial des Patienten wollen wir fördern. Dadurch wird ihm gezeigt, wie wichtig seine Mitarbeit ist. Manchmal kann es sinnvoll sein, den Patienten mit der Beschaffung seiner Befunde selbst zu beauftragen, und nicht die eigene Arzthelferin. So erlebt sich der Patient als wichtig und selbstbestimmend. Der Arzt fungiert demnach als Berater, der Patient entscheidet. Es bleibt dem Patienten überlassen, ob er nur oberflächlich das Symptom beseitigen oder eigenverantwortlich agieren und die Ursache angehen will. Er entscheidet, was und zu welchem Zeitpunkt für ihn das Richtige ist. Dazu ist viel Fingerspitzengefühl nötig, denn viele Patienten sind es nicht gewohnt, Verantwortung für sich selbst zu übernehmen. Immer wieder hat man es mit Patienten zu tun, die so hilflos wirken, dass man sich als Therapeut genötigt fühlt, einzugreifen. In diesen Fällen kommen die Politik der kleinen Schritte und eine einfühlsame Kommunikation zum Einsatz.

Ausschlaggebend für den langfristigen Erfolg der Patienten-Arzt-Beziehung ist es, dass der Arzt die notwendige Geduld aufbringt, dem Patienten Raum zu geben, den Zusammenhang zwischen Ursache und Wirkung zu erkennen. Hierbei sind die Einstellung und die innere Haltung des Therapeuten wichtig – und seine Einschätzung, was dem Patienten zugemutet werden kann. Kindern, pflegebedürftigen oder behinderten Personen steht diese Wahl ja nicht uneingeschränkt zur Verfügung.

Dass es lange dauern kann, lieb gewonnene Gewohnheiten zu ändern, ist selbstverständlich. Diese wurden über viele Jahre hinweg etabliert, und Veränderungsprozesse benötigen Zeit. Zeit schenken bedeutet in diesem Fall, Zeit gewinnen. Manchmal reicht es schon, nur eine einzige Frage zu stellen, um dem Patienten die Möglichkeit zu geben, seine Wahl zu überdenken. Manchmal genügt auch eine Andeutung, wenn man etwa einem Patienten, der zum Schmerzmittelabusus neigt, klarmacht, dass er mit dem unvorsichtigen Einsatz von Schmerzmitteln andere Beschwerden in Kauf nimmt, und ihm Alternativen aufzeigt. Hierin liegt die wahre Beraterqualität des Arztes, der Risiken wesentlich besser abschätzen kann als der Patient. Dabei sollten Sie wiederum sehr genau auf die Wortwahl achten, denn es soll ja nicht mit Angst und Druck gearbeitet werden. Manchmal reicht es schon, die Fragestellung zu ändern: Was bereitet Ihnen solches Kopfzerbrechen? Welche Sorgen drücken Sie so? Worüber ärgern Sie sich so sehr in Ihrem Leben? Diese kleinen Denkanstöße und Nachfragen bereiten den Boden für neue Erkenntnisse. Am Beispiel von Rückenschmerzen (Was sitzt Ihnen im Nacken? Welche Last müssen Sie tragen?) oder vegetativen Beschwerden (Was schlägt Ihnen auf den Magen?), unter denen wohl jeder in seinem Leben einmal zu leiden hat, kann eine ganzheitliche Sicht der Beschwerden exemplarisch aufgezeigt werden. Es geht darum, den Bewusstwerdungsprozess einzuleiten, dass Geist und Körper 24 Stunden täglich interagieren. Diese Auseinandersetzung kann durch kognitive Methoden oder beispielsweise mit der 2-Punkte-Methode erfolgen.

Im achten Schritt terminieren Sie die **Patientenfortbildung**. Die Offenheit eines Patienten für die Methode des Arztes, das heißt der Glaube daran, dass ihm diese Methode helfen wird, ist ausschlaggebend für den Erfolg. Diese Offenheit lässt sich dadurch steigern, dass der Patient in eben dieser Methode fortgebildet wird. Wenn sich der Arzt in seiner Kompetenz, die Methode weiterzugeben, gestärkt fühlt, kann er dem Patienten die Methode selbst beibringen. Er kann in seiner Praxis Vorträge anbieten, in denen er über die Methode seiner Wahl berichtet, oder er kann auch selbst Menschen entweder einzeln oder in Gruppen anweisen, mit Entspannungstechniken zu arbeiten. Hierfür eignet sich die 2-Punkte-Methode sehr gut. Auf diese Weise wird der Arzt sehr bald erleben, dass sich die durch Leiden geprägte Arbeitsatmosphäre zunehmend verändert und in eine wesentlich entspanntere, durch Einsicht und Erfüllung getragene Haltung wandelt.

Mithilfe der 2-Punkte-Methode oder anderer Entspannungstechniken wird sowohl der Arzt als auch der Patient geschult, vermehrt auf die Informationen des Körpers, auf seine besonderen Signale zu hören. Dies führt zu einer Intensivierung der Innenschau und der Möglichkeit, eigene Erkenntnisse zu generieren. Durch intuitives Vorgehen von Arzt und Patient sowie durch eine bessere Absprache untereinander kann es mit hoher Wahrscheinlichkeit zu einer Reduktion ärztlicher Fehlentscheidungen kommen. Ein weiterer, sehr entscheidender Vorteil ist die Möglichkeit, technikunabhängige Methoden vorrangig einzusetzen. Hierdurch reduziert sich das notwendige Investitionsvolumen, und der Freiheitswert wird erhöht.

Insgesamt ergibt sich daraus eine erhöhte Sinnhaftigkeit im beruflichen Tun. Die frustrierenden Fälle, in denen Patienten gewohnheitsmäßig aufgrund von Überernährung, Fehlernährung, Bewegungsmangel, Alkohol- und Nikotinabusus zwangsläufig immer wieder in der Praxis auftauchen, werden zurückgehen – und zwar deshalb, weil der behandelnde Arzt dabei hilft, die mentalen Ursachen für die gesundheitsschädlichen Gewohnheiten herauszufinden, und weil er ebenso die Voraussetzung dafür schafft, diese zu beseitigen. Wenn ihm das allein nicht gelingt, wird er den Patienten an psychotherapeutisch arbeitende Kollegen überweisen oder an entsprechende Beratungsstellen vermitteln. Patienten, die sich auf den Prozess der Bewusstwerdung noch nicht einlassen können, werden Sie dabei wahrscheinlich verlieren. Doch in diesem Fall ist der Verlust ein Gewinn, denn Sie erleben weniger Frust und haben mehr Zeit, sich um die Patienten zu kümmern, die offener sind. Bei dieser Art der Behandlung entsteht wieder mehr Nähe zum Menschen, ohne Zeitdruck, anstatt erzwungener ängstlicher oder gleichgültiger Distanz. Dies kann dazu führen, dass sich das Lebensgefühl des Arztes wandelt und er zum weisen Berater des Patienten wird. Die Suizidrate bei Ärzten ist bis zu 3,4-mal höher als bei der restlichen Bevölkerung, bei Ärztinnen ist die Rate sogar 5,7-mal so hoch. Es ist zu wünschen, dass sich die Suizidrate aufgrund verbesserter Arbeitsbedingungen reduzieren lässt.

Die Lebensqualität des Patienten erhöht sich dadurch, dass er sich den Zusammenhang zwischen seinem Seelenleben und seinen Symptomen bewusst macht. Es ist für ihn ein völlig neues Gefühl, bei dem Prozess gebraucht zu werden, eingebunden und wichtig zu sein – nicht nur bei der Einbringung von Unterlagen anderer Ärzte, sondern auch dadurch, dass er seine Intuition schult und auf seine inneren Erkenntnisse und Körpergefühle achtet. Durch die primäre Anwendung komplementärer Methoden wird der Patient geringer belastet. Sein Gesamtsystem erfährt dadurch weniger Stress – eine wesentliche Voraussetzung für Heilung. Auch das Selbstwertgefühl lebt auf: Der Patient versteht und erlebt, dass die heilenden Kräfte in ihm wohnen! Langfristig wird er selbst mehr Verantwortung für sein Leben übernehmen und tendenziell weniger abschieben. Letztendlich macht er die Erfahrung, unabhängig und seines »Glückes Schmied« zu sein, und er wird daher gern das Angebot der Patientenfortbildung in Anspruch nehmen. Den Arzt wird er dann als Lebensberater sehen, den er aufsucht, um seine Selbstheilungsbemühungen abzusichern.

Im neunten Schritt entscheiden Sie, wie Sie eventuell entstehende Interessenkonflikte lösen. Im Kapitel Quantenmedizin beschreiben wir, wie sich der Interessenkonflikt am Beispiel Mammografie durch Bildung des Arztes und Kommunikation mit der Patientin lösen lässt (siehe Seite 141f.). Wie man dem

Interessenkonflikt »Auslastung vs. Patientenwohl« begegnen kann, erörtern wir im letzten Kapitel.

Durch die neue Arbeitsweise wird sich Ihre Einstellung zu Ihrer bisherigen Arbeit verändern. Ein weiterer Interessenkonflikt kann entstehen, wenn Patienten den Einsatz technischer Methoden zur Diagnostik verlangen, von denen Sie wissen, dass sie dem Patienten schaden. Auch dieser Konflikt lässt sich durch Kommunikation mit dem Patienten lösen. Allerdings sind Standardfälle wie die Verschreibung von Antibiotika ebenfalls in der Kommunikation standardisierbar und ggf. delegierbar oder in Form von Broschüren, DVDs oder auf der Homepage darstellbar.

Pädagogischer Ansatz

Da es erforderlich ist, dass alle Beteiligten ihre Verhaltensweisen ändern, berücksichtigt die quantenmedizinische Arbeitsweise die neuesten Erkenntnisse der Hirnforschung, wie sie von Dr. Dr. Gerald Hüter, Professor für Neurobiologie und Leiter der Zentralstelle für neurobiologische Präventionsforschung der Psychiatrischen Klinik der Universität Göttingen und des Instituts für Public Health der Universität Mannheim/Heidelberg, sehr verständlich dargestellt werden. Er wies nach, dass eine Form des Lernens, die mit Begeisterung und Neugier einhergeht, zur höchsten Ausschüttung von Dopamin (dem menschlichen Glückshormon) und anderer neuroplastischer Botenstoffe führt; auf diese Weise können sich die notwendigen neuen synaptischen Verbindungen und Verschaltungsmuster schneller verfestigen. Begeisterung entsteht nur dann, wenn das Lernen mit einem Gefühl gekoppelt wird, dass man aktiv an der Gestaltung des Prozesses beteiligt ist, dass man sich als Entdecker oder Initiator erlebt. Diese Gefühle werden vererbt. Sie prägen den Menschen schon vor der Geburt und bereiten ihm in seinem Leben bis ins hohe Alter den meisten Spaß. Sie halten Körper und Geist jung und sorgen dafür, dass man sich als lebendig empfindet und Lebensfreude verspürt.

Diese Eigenschaft zu ermutigen, zu inspirieren, jemanden einzuladen, neue Erfahrungen zu machen – das ist auch in Bezug auf die Patientenarbeit eine wesentliche Voraussetzung für den Erfolg. Um den Patienten in geeigneter Weise zu erreichen, ist es daher wichtig, selber keine Angst vor neuen Schritten zu haben, authentisch zu sein, sich in seinem Tun wohlzufühlen. Der weitverbreiteten Ansicht, dass Veränderungsbereitschaft nur durch schmerzhafte Erfahrungen entsteht, wollen wir hier nicht folgen, denn dadurch werden häufig Vermeidungsmuster geprägt, die mit lebensbereicherndem Lernen wenig gemeinsam haben. Der pädagogische Ansatz bedeutet: gemeinsames Lernen, das Spaß macht und das Bewusstsein für Eigenverantwortung stärkt.

Im Ergebnis führt die hier vorgestellte Arbeitsweise zu einer verbesserten Lebensqualität von Arzt und Patient. Der Arzt gibt schrittweise die Verantwortung an den Patienten zurück, indem er mehr und mehr die Ansicht äußert, dass in jedem Patienten das volle Heilungspotenzial vorhanden ist. Er bestärkt den Patienten in dieser Sichtweise, wird dadurch zum Begleiter und Berater des ihm anvertrauten Menschen, den er nicht mehr in erster Linie als krank oder gestört betrachtet.

Dadurch reduziert sich der erlebte Druck, immer selbst die richtige Entscheidung treffen zu müssen. Die Zeit der einsamen Entscheidungen kann also getrost beendet werden. Der gut informierte Patient entscheidet ohne Zeitdruck, jeweils nach seinem Entwicklungsstand und Weltbild. Entschieden hat der Patient immer schon, allerdings war seine Entscheidung oft nur dadurch zu erkennen, dass er zum nächsten Termin nicht erschienen ist. Durch den verminderten Druck kann der Arzt entspannter agieren.

Kirsten Deutschländer: Bei mir persönlich wende ich die 2-Punkte-Methode zur »Psychohygiene« jeden Tag an. Ich bin schnell wieder entspannt und wesentlich achtsamer. Bei kleinen körperlichen Beschwerden, wie einem verstauchten Fuß, dem Anflug eines Infekts, Verspannungen der HWS oder Kopfschmerzen, gelingt es mir meist, durch Einsatz der 2-Punkte-Methode innerhalb kurzer Zeit beschwerdefrei zu sein. Man lernt, achtsam mit sich selbst umzugehen, bemerkt »Ungleichgewichte« sofort und hat stets alles dabei, um sich selbst einen Heilimpuls zu geben.

In meiner Praxis erlebte ich folgende Fälle:
Eine schwer depressive Patientin in einer akuten Lebenskrise bat mich, sie mittels der 2-Punkte-Methode durch ihren tiefsten Schmerz zu begleiten. Innerhalb von 20 Minuten ging sie durch die tiefste Trauer, äußerte starke Verzweiflung und Suizidgedanken, dann kamen ihr die Tränen, und sie wurde minutenlang von Weinkrämpfen heimgesucht. Sie musste sich auf den Boden legen, konnte sich nicht mehr bewegen und rang nach Atem. Nach erneuter Anwendung lösten sich erst die Trauer und dann die Verspannung. Nach einer weiteren Anwendung trat ein Lächeln auf ihr Gesicht! Aus dem Lä-

cheln wurde langsam ein befreites Lachen und in einer großen Erleichterung rief sie aus: »*Danke, vielen Dank, ich bin jetzt um so vieles leichter. Der schwarze Schleier um mich herum hat sich gelichtet, ich habe wieder Hoffnung, ich bekomme wieder Luft.*«

Eine weitere Patientin, die wegen Fibromyalgie bei mir in Behandlung war, berichtet: »*Ich spüre zum ersten Mal wieder, was ich wirklich brauche; ich habe meine Bedürfnisse nie gelebt. Mein Körper ist der Scherbenhaufen meines Lebens. Nach jeder Behandlung sind es ein paar Splitter weniger. Noch nie hat mir etwas so gut geholfen und deutlich gemacht, was wirklich mit mir los ist.*«

Eine andere Patientin hatte einen Ehekonflikt, der sie extrem belastete. Sie spürte nach jedem Kontakt zu ihrem Mann verstärkte Schulterschmerzen. Nach Anwendung der 2-Punkte-Methode wurde ihr plötzlich bewusst, wie viel Wut in ihr steckte und wie sehr sie sich gedemütigt fühlte. Die Angst, sich auseinanderzusetzen und sich zu wehren, klang ab; ihr wurde bewusst, dass sie jetzt keine Angst mehr hatte, verlassen zu werden. Im Gegenteil, der Gedanke daran, allein zu leben, erzeugte Erleichterung. Nach zwei weiteren Anwendungen sah sie den nächsten Lebensschritt klar vor sich, Schulterbeschwerden und Ängste klangen ab.

Kollegen, die mit dieser Methode arbeiten, berichten über folgende Begebenheiten:

● *Eine Zahnärztin hatte vor 2 Jahren eine ausgeprägte Erschöpfungsdepression mit Burn-out und langem Klinikaufenthalt. Ihre Praxis musste sie aufgegeben, ihr Mann hatte*

248

*sich schon vorher von ihr getrennt. Sie kam mit vielen kör-
perlichen Begleiterscheinungen und immer noch arbeitsun-
fähig in meine Sprechstunde und fragte mich, was ich das
letzte Mal gemacht habe. Ich hätte sie nur an der Schulter
berührt, und abends habe sie gemerkt, dass es ihr schon
lange nicht mehr so gut ging. »Das will ich nochmal«,
sprudelte sie hervor. Ich habe gleich wieder behandelt, und
wir sind ihre Chakren durchgegangen, um den stark ge-
störten Energiefluss wieder ins Lot zu bringen. Danach
haben wir wöchentliche Termine vereinbart. Nach der
Behandlung hat sie zum ersten Mal wieder gelacht und
gescherzt!*

● *Eine neue Patientin kam mit Schulterschmerzen letzte Woche in meine Sprechstunde. Ich habe sie mehrfach intensiv
behandelt, mit Quantenheilung und der geistigen Wirbel-
säulenaufrichtung. Ihre Schmerzen waren nach der 3. Sitzung weg, und sie sagte: »Die anderen Ärzte zuvor, das
Röntgen und Spritzen hätte ich mir ja sparen können!«*

Petra Heinze, Hamburg

● *Eine Patientin konnte seit 10 Tagen nur noch an Krücken
laufen, weil sie beim Gehen so starke Schmerzen hatte. Das
Auftreten mit dem linken Bein war unmöglich. Nach der
ersten Sitzung mit der 2-Punkte-Methode verließ die Patientin ohne Gehhilfen die Praxis. Nach der zweiten Sitzung war sie beschwerdefrei.*

● *Ein Patient litt seit 5 Jahren unter starken Schmerzen im
linken oberen Schulterblattwinkel. Er hatte schon diverse
Orthopäden konsultiert; MRT, Röntgen, CT und neurologische Abklärung waren erfolgt, und auch auf Akupunk-*

tur, Krankengymnastik, Chiropraktik oder Osteopathie stellte sich keine Besserung ein. Nach einer Sitzung kam es zur sofortigen Schmerzlinderung um ca. 95%; subjektiv war der Mann völlig schmerzfrei.

● *Eine Patientin litt unter starkem Übergewicht und einer Lactoseintoleranz. Nach zwei Sitzungen mit der 2-Punkte-Methode vertrug sie wieder Milchzucker und nahm unter einem Ernährungsprogramm sehr schnell ab.*

● *Ein Manager eines großen Unternehmens kam mit der Diagnose Burn-out-Syndrom. Nach zwei Sitzungen mit der 2-Punkte-Methode, Vitamin-B12-Infusionen und konsequentem Lauftraining über mehrere Wochen fühlte er sich wieder regeneriert.*

Michael Buthke, Internist und Apotheker, Flensburg

Seminarteilnehmer berichten:

Ich habe im letzten Jahr bei Ihnen in Hamburg einen Info-abend besucht, auf dem Sie die 2-Punkte-Methode auch bei mir angewendet haben. Seither sind meine zum damaligen Zeitpunkt schon (fast) chronischen Fußschmerzen verschwunden. Zunächst waren sie drei Wochen lang noch schlimmer. Und danach sind sie auf einen Schlag verschwunden – zum Nulltarif.

Stefan Schroedter, Hamburg

Ich litt seit gut 20 Jahren an Psoriasis, besonders an Ellenbogen und Knien. Diese lästige Hautkrankheit war auch mein Hauptthema auf dem ersten Seminar. Nach rund zwei Wochen ist dann die Schuppenflechte an den Ellenbogen verschwun-

den und bis heute (rund ein Jahr später) nicht wieder aufgetreten; auch die schuppenden Stellen an den Knien sind beinahe abgeheilt. Meine Hautärztin, die vor 20 Jahren in Bezug auf die Schuppenflechte von einem Gendefekt gesprochen hatte, würde dies sicher als Wunder bezeichnen – für mich ist es einfach ein Beweis, dass die 2-Punkte-Methode wirkt!

Sabine Rauscher, Feldkirchen

Ein für mich befreiendes Erlebnis war die Anwendung der 2-Punkte-Methode bei dem Vortrag in der Kräuterschule Passau: Seit 20 Jahren wütete in meinem Körper eine sehr aggressive Form von Herpes 1 und 2, der mir in den letzten zwei Jahren das Leben sehr schwer gemacht hat. Die Schmerzen waren unerträglich, und die Haut konnte nur schwer abheilen. Eine einzige Quantenanwendung an diesem besagten Abend brachte mir die Erlösung. Seither habe ich Ruhe und kann wieder ganz in meiner Kraft leben.

Gerlinde Fischer, Passau

Bei mir hat sich durch die regelmäßige Anwendung total viel getan. Ganz besonders hat mich aber Folgendes beeindruckt: Ich habe mir vor wenigen Wochen drei Rippen gebrochen und hatte unheimliche Schmerzen. Die ersten Tage kam ich gar nicht auf die Idee, die Quantenheilung anzuwenden, da ich mir irgendwie überhaupt nicht vorstellen konnte, dass es in diesem Fall (Knochenbruch) überhaupt funktionieren könnte. Bald waren die Schmerzen jedoch unerträglich, und ich habe versucht, das Thema »Schmerzen« aufzulösen. Und tatsächlich – es hat funktioniert. Und wie! Nur zwei Tage später hatte ich gar keine Schmerzen mehr, wenn ich mich bewegt habe.

251

Normalerweise (laut Arzt und Erfahrungen aus dem Bekannt-
tenkreis) hat man bei einem Rippenbruch zwei Monate lang
Schmerzen. Doch sie waren einfach weg. Ich merke schon
noch, dass die Rippen gebrochen sind, z. B. wenn ich zu lange
auf der betroffenen Seite schlafe, aber die Schmerzen sind weg!
Elisabeth Stadler, Passau

Seit vielen Jahren war ich mit einem Hexenschuss konfron-
tiert. Jedes Mal musste der Arzt kommen. Mit der 2-Punkte-
Methode konnte ich mir in wenigen Minuten selber helfen.
Die Schmerzen gehören nun der Vergangenheit an.
Roswitha Pritt, München

»Ich hatte Multiple Sklerose und wurde durch die Energie-
arbeit, wie etwa Quantenheilung, quasi beschwerdefrei. Ich
musste lange Zeit Medikamente gegen die Krankheit einneh-
men, die ich erst reduzieren und mittlerweile absetzen konte.«
Katja Mltgoes, Passau

Informationen über Hilfsmittel, Schulungsmaterial und Se-
minartermine zum Erlernen der Methode und Einführung in
die ärztliche Praxis finden Sie unter www.der-quanten-
mediziner.de.

KAPITEL 7:
DAS KÖNNEN SIE
BEITRAGEN

Bevor wir über die Landesgrenze hinausschauen, um zu lernen, dass man auch als Bürger etwas bewegen kann, wollen wir noch kurz die wesentlichen Erkenntnisse unserer bisherigen Reise in diesem Buch vergegenwärtigen und uns die Fragen stellen, die jeden etwas angehen: Sind wir abhängig von mehr Kranken, um das benötigte Wachstum der Gesundheitsbranche und damit die Arbeitsplätze zu sichern? Und wirken billigere Arzneimittel, wenn der Patient doch an die teureren gewöhnt ist? Welche Lösungen gibt es für die Interessenkonflikte der Ärzte, Politiker, Krankenkassen und Patienten?

Abschließend wollen wir uns ansehen, welche Beiträge der Quantenmediziner in gesellschaftlicher, gesundheitspolitischer und auch persönlicher Hinsicht leistet und was Sie in Ihrer Rolle als Mitglied dieser Gesellschaft beitragen können, damit wir als Gesellschaft nicht wie bisher unter steigendem Druck und Stress mehr Geld aufwenden müssen, um kränker zu werden.

Zusammenfassung der bisherigen Erkenntnisse

Die Bestandsaufnahme der gegenwärtigen Situation hat eines deutlich herausgestellt: Wir als Gemeinschaft setzen jedes Jahr mehr Mittel ein, doch im Ergebnis werden wir leider nicht gesünder, sondern kränker. Dem medizinischen Fortschritt nach müssten wir gesünder werden. Leider sprechen die im ersten Kapitel dargestellten Zahlen dagegen. In nur fünf Jahren zwischen 2004 und 2009 haben sich 122 Mio. mehr ambulantärztliche Behandlungsfälle ereignet. Zwischen 2005 und 2009 sind die Gesundheitsausgaben um über 38 Mrd. Euro gestiegen! Die Ärzte haben im Jahr 2010 4,87 Mrd. mehr Tagesdosen verordnet als 2007! Die Krankenhausaufnahmen haben sich zwischen 1994 und 2009 um 2,9 Millionen erhöht.

Der Aufwand beschränkt sich nicht auf das rein Finanzielle, sondern mindert auch zunehmend unsere Lebensqualität, was sich in einer steigenden Unzufriedenheit und in zunehmenden Krankheitsfällen von Ärzten, Schwestern, Pflegern, Arzthelferinnen und Patienten äußert. Die Erlebnisberichte der unterschiedlichen Vertreter unseres Gesundheitssystems haben die besondere Problematik vor Augen geführt und die Hilflosigkeit jedes Einzelnen lebendig werden lassen. Die dargestellten Trends werfen die Frage auf, wie lange wir uns das noch leisten wollen oder können? Wie die Rationalisierungsdebatten der Krankenkassen zeigen, sind die Möglichkeiten schon lange beschränkt.

Die wissenschaftlichen Erkenntnisse haben wir in Sichtweisen und Einstellungen des Quantenmediziners im Kapitel »Das quantenmedizinische Modell« einfließen lassen. Krankheits- und Therapielehre sind auf die Eigenschaften und Fähigkeiten des Patienten ausgerichtet, Krankheitsentstehung und Heilung zu beeinflussen. Dieses Modell haben wir um die Erkenntnisse der Quantenphysik erweitert, um die Diagnose- und Therapiemöglichkeiten zu verbessern. Der Quantenmediziner nutzt das Potenzial des Patienten und respektiert seinen freien Willen, seine Fähigkeit, Verantwortung für sich selbst zu übernehmen, und die durch sein Bewusstsein bedingten Diagnose- und Heilungsfähigkeiten. Die Quantenmedizin bietet darüber hinaus Lösungsansätze für die Interessenkonflikte des Arztes. Sie fördert primär die Gesundheit und geht damit weit über die bisherigen Ansätze der Prävention, Salutogenese und Resilienz hinaus. Sie nutzt undogmatisch alle verfügbaren Wissensquellen, die der Gesundheit dienen, und unterstützt die Evidenz-basierte Medizin. Hierbei sind einerseits die wissenschaftlichen Erkenntnisse, andererseits die individuelle klinische Erfahrung des Arztes gleichwertig. Sie müssen nicht mehr den Goldstandard einsetzen, sondern dürfen Ihrer Erfahrung entsprechend individuell therapieren.

Im Kapitel »Quantenmedizin in der Praxis« haben wir alles Vorhergehende in präzise Arbeitsanleitungen gefasst. Am Beispiel der 2-Punkte-Methode haben wir gezeigt, wie man mit dieser komplementärmedizinischen Methode die Erkenntnisse der Placebo-Forschung und der Quantenphysik in die ärztliche Praxis einbringen kann.

Das Schweizer Modell

Die Schweizer haben es uns vorgemacht. Wir könnten es jetzt eigentlich ganz entspannt nachmachen, Schritt für Schritt: Wenn wir über die Landesgrenze hinaus Richtung Süden blicken, scheint es, als ob uns die Schweizer Bevölkerung voraus ist. Sie hat ihre Wünsche, was die Wahl der bevorzugten medizinischen Therapieform betrifft, bereits in alltagswirksame

Maßnahmen umgesetzt. Am 17. Mai 2009 hat das Schweizer Volk[142] mit einer Mehrheit von 67% in einer Volksabstimmung entschieden, die Komplementärmedizin in sämtliche Bereiche des Gesundheitssystems zu integrieren: Prävention, ambulante und stationäre Versorgung, Sozialversicherungen, Arzneimittel, Aus- und Weiterbildung sowie Ausübung aller Gesundheitsberufe, Lehre und Forschung. Besonders aufschlussreich ist das Protokoll[143] der Verhandlungen des Schweizer Parlaments, was die zu erwartenden Positionen der Interessenvertreter angeht. Der Schweizer Gesundheitsminister beschloss am 12. 01. 2011 entgegen der Kommissionsempfehlung, die ärztliche Komplementärmedizin wiederaufzunehmen, das heißt die Wiederaufnahme der ärztlichen Leistungen in den Bereichen Klassische Homöopathie, Anthroposophische Medizin, Neuraltherapie, Phytotherapie und Traditionelle Chinesische Medizin in die soziale Grundversicherung der Schweiz per 1. Januar 2012. Die UNION Schweizerischer Komplementärmedizinischer Ärzteorganisationen hatte dem Schweizer Bundesamt für Gesundheit zum **Nachweis der Wirtschaftlichkeit** umfassende Daten der Studie[144] zum Einsatz der Komplementärmedizin (PEK)[145] eingereicht. Demnach sind die Kosten zulasten der Grundversicherung bei Ärzten, die nebst einem schulmedizinischen Facharzt-Titel einen FMH-Fähigkeitsausweis (entspricht in Deutschland der Zusatzbezeichnung Naturheilverfahren) besitzen, pro Patient und Jahr um 24 Prozent niedriger (pro

---

142 Parlamentsdienste 2009
143 Parlamentsdienste 2009
144 Parlamentsdienste 2009
145 Studer/Busato 2010

Jahr 708 vs. 931 SFr) und diejenigen pro Arzt und Jahr um 50 Prozent tiefer (pro Jahr 417 000 vs. 834 000 SFr) als bei rein schulmedizinischer Grundversorgung. Die längere Konsultationsdauer wird somit durch Einsparungen bei den technischen Leistungen (Labor, Röntgen) und den Medikamenten kompensiert. Diese Ergebnisse konnten durch aktuelle Kostendaten der Santésuisse, des Branchenverbandes der schweizerischen Krankenversicherer im Bereich der sozialen Krankenversicherung, validiert werden. Sie weisen ein Einsparungspotenzial von durchschnittlich 18,8 Prozent aus. Zum **Nachweis der Wirksamkeit** haben die UNIONs-Fachgesellschaften umfassende Health Technology Assessments (HTAs) mit an die 200 Reviews über ca. 2000 Studien vorgelegt. Rund 80 Prozent der Studien (u.a. Kohorten- und systematisierte Einzelfall-Studien) weisen nach, dass die ärztliche Komplementärmedizin wirksam ist. Die medizinische Evidenz ist damit mit den Guidelines der Schulmedizin vergleichbar – die aktuellen Guidelines der American Heart Association z. B. basieren durchschnittlich nur zu 11 Prozent auf Doppelblindstudien.

Wachstum, Generika und Interessenkonflikte

Wer die allgemeinen und speziellen Wirtschaftsnachrichten verfolgt, wird schnell feststellen, dass Wachstum immer noch als Notwendigkeit angesehen wird und dass man ihm nach wie vor große Bedeutung zumisst. Wachstum bedeutet Wohlstand und Erhalt, das Unwort »Nullwachstum« löst schon Krisen aus. Übersetzt man diese wirtschaftliche Selbstverständlichkeit in die Medizin, so bedeutet Wachstum entweder mehr Kranke oder eine gleichbleibende Anzahl von Kranken bei höheren Kosten oder mit mehr Krankheiten. Unser wachsendes Leiden sichert das wachsende Einkommen der Gesundheitsbranche, das heißt der hier beschäftigten Menschen, der Dienstleister und Lieferanten. In nur 5 Jahren zwischen 2005 und 2009 betrug dieses Wachstum 39 Mrd. Euro! Wir investieren immer mehr (Gesundheitsausgaben), um immer kränker zu werden.

Wollen wir unsere Gesundheit als Zahlungsmittel für unsere Beschäftigung und unseren Wohlstand einsetzen? Immerhin geht es um ca. 4,5 Mio. Arbeitsplätze, die sich jedoch kannibalisieren, da auch sie unter dem Einfluss der Medizin stehen. Dieses Dilemma lässt sich auflösen.

Es geht beides: mehr Umsatz und mehr Nutzen – wir müssen nur das Ziel ändern: Statt Krankheiten zu heilen müssen wir die Gesundheit fördern. Die möglichen Wege und Mittel dazu haben wir in diesem Buch zusammengefasst.

Was weniger kostet, taugt doch: Generika

Der Placebo-Effekt scheint bei allem zu wirken, was wir wahrnehmen können, auch bei einem Markennamen, einer Verpackung und der Rückversicherung eines Arztes oder einer Krankenschwester. Dan Ariel, Professor für Behavioural Economics am MIT, ist mit Baba Shiv, Professor an der Stanford University, der Frage nachgegangen, inwieweit der Preis eines Medikaments die Wirkung beeinflusst. Dazu testeten sie in einem MIT-Labor an 100 Personen die Schmerzwahrnehmung an den Handgelenken mittels Stromschlägen. Zunächst wurden die Probanden einer Serie steigender Stromschläge und darauf einer Serie randomisierter Stromschläge ausgesetzt.

Die Probanden registrierten die Stärke der Stromschläge und die Stärke des empfundenen Schmerzes auf einer Computerskala. Anschließend bekamen sie das Schmerzmittel Veladone-RX zu einem Preis von 2,50 $ verabreicht, dann wurden die Stromschläge wiederholt. Die Schmerzen wurden nicht mehr so stark wahrgenommen wie zuvor. Das Mittel schien zu wirken. Allerdings enthielt die Kapsel nur Vitamin C. Jetzt wurde eine neue Testreihe gefahren. Nun wurde dem gleichen Medikament ein ermäßigter Preis von 0,10 $ zugeordnet. Zu einem Preis von 2,50 $ erlebten fast alle Teilnehmer eine Schmerzlinderung. Als der Preis nur noch 0,10 $ betrug, erlebte nur die Hälfte der Teilnehmer eine Schmerzlinderung. Außerdem war zu beobachten, dass bei Menschen, die in der nahen Vergangenheit vermehrt Schmerzen erlebt hatten, und bei Teilnehmern, die einen höheren Schmerzgrad wahrnahmen, die Schmerzlinderung mit dem Preis sank. Um diesen Effekt zu überprüfen, wurden 29 Studenten interviewt, die sich daran erinnern konnten, wie viele Grippemittel und zu welchem Preis sie über den Winter gekauft hatten. 13 hatten die Medikamente zum Listenpreis erstanden. Sie berichteten von einer deutlich besseren medizinischen Wirkung als die 16 Studenten, welche die Grippemittel zu einem ermäßigten Preis gekauft hatten. Bedeutet das für den Heilungseffekt von Generika, dass billiger weniger wirkt? Nein. Ariely fand durch weitere Studien[146] heraus, dass sich die Teilnehmer vom unbewussten Drang, die Qualität eines Produkts mit dem Preis zu verknüpfen, befreien können, wenn sie Preis und Produkt rational betrachten – also Preis und Qualität bewusst entkop-

---

146 Ariely 2008

peln (dissoziieren). Wenn diese Erkenntnis im Alltag entsprechen kommuniziert werden könnte, läge hierin ein großes Einsparpotenzial.

Der Interessenkonflikt

Die **Spieltheorie**,[147] ein Teilgebiet der Mathematik, kann uns bei dieser Frage hilfreich sein. Hier werden Entscheidungssituationen modelliert, in denen sich mehrere Beteiligte gegenseitig beeinflussen. Die Spieltheorie versucht dabei unter anderem, das rationale Entscheidungsverhalten in sozialen Konfliktsituationen abzuleiten. Dazu bedient sie sich des Gefangenen-Dilemmas. Interessant ist die Parallele, dass der Arzt am Anfang unseres Buches als im System gefangen erscheint. Die Spieltheorie zeigt zusammen mit den anderen Erkenntnissen in diesem Buch, wie er sich daraus befreien kann.

Die Geschichte geht wie folgt: Zwei Gefangene werden verdächtigt, gemeinsam eine Straftat begangen zu haben. Beide Gefangene werden in getrennten Räumen verhört und haben keine Möglichkeit, sich zu beraten bzw. ihr Verhalten abzustimmen. Die Höchststrafe für das Verbrechen beträgt sechs Jahre. Wenn die Gefangenen sich entscheiden, zu schweigen (Kooperation), werden beide wegen kleinerer Delikte zu je zwei Jahren Haft verurteilt. Gestehen jedoch beide die Tat (Defektion), erwartet beide eine Gefängnisstrafe, wegen der Zusammenarbeit mit den Ermittlungsbehörden jedoch nicht die Höchststrafe, sondern lediglich von vier Jahren. Gesteht nur einer (Defektion) und der andere schweigt (Kooperation), bekommt der erste als Kronzeuge eine symbolische einjährige

---

147 Vgl. Definition in Wikipedia

Bewährungsstrafe und der andere bekommt die Höchststrafe von sechs Jahren.

Die Strafe eines Spielers hängt somit nicht nur von der eigenen, sondern auch von der Entscheidung des Komplizen ab (Interdependenz des Verhaltens).

Kollektiv ist es für beide vorteilhafter, zu schweigen, also zu kooperieren. Wenn beide Gefangenen kooperieren, dann müsste jeder nur zwei Jahre ins Gefängnis. Der Verlust für beide zusammen beträgt damit vier Jahre, und jede andere Kombination aus Gestehen und Schweigen führt zu einem höheren Verlust.

Individuell scheint es für beide vorteilhafter zu sein, auszusagen, also nicht zu kooperieren. Für den einzelnen Gefangenen stellt sich die Situation individuell so dar:

- Falls der andere gesteht, reduziert er mit seiner Aussage die Strafe von sechs auf vier Jahre.
- Falls der andere aber schweigt, dann kann er mit seiner Aussage die Strafe von zwei Jahren auf ein Jahr reduzieren!

Individuell gesehen ist als Strategie also auf jeden Fall »Gestehen« zu empfehlen. Diese Aussage hängt nicht vom Verhalten des anderen ab, und es ist anscheinend immer vorteilhafter, zu gestehen. Eine solche Strategie, die ungeachtet der gegnerischen gewählt wird, wird in der Spieltheorie als »dominante Strategie« bezeichnet. Das Dilemma besteht darin, dass kollektive und individuelle Analyse zu unterschiedlichen Handlungsempfehlungen führen.

Die Spielanlage verhindert die Verständigung und provoziert einen einseitigen Verrat, durch den der Verräter das für ihn individuell bessere Resultat »ein Jahr« (falls der Mitgefangene schweigt) oder vier statt sechs Jahre (falls der

Mitgefangene gesteht) zu erreichen hofft. Verfolgen aber beide Gefangenen diese Strategie, so verschlimmern sie – auch individuell – ihre Lage, da sie nun je vier Jahre statt der zwei Jahre Gefängnis erhalten.

In diesem Auseinanderfallen der möglichen Strategien besteht das Dilemma der Gefangenen. Die vermeintlich rationale, schrittweise Analyse der Situation verleitet beide Gefangene dazu, zu gestehen, was zu einem schlechten Resultat führt (suboptimale Allokation). Das bessere Resultat wäre durch Kooperation erreichbar, die aber anfällig für einen Vertrauensbruch ist.

Das Dilemma der Teilnehmer beruht besonders auf der Unkenntnis, was das Verhalten anderer Teilnehmer betrifft. Die optimale Strategie für beide zusammen wäre, wenn alle Mitspieler einander vertrauen und miteinander kooperieren. Das Vertrauen kann auf zweierlei Art erzielt werden: Zum einen durch – nach den ursprünglichen Spielregeln nicht erlaubte – Kommunikation und entsprechende Vertrauensbeweise, zum anderen durch Strafe im Falle des Vertrauensbruchs. William Poundstone weist darauf hin, dass es sich nicht um ein Dilemma handele, wenn man aufgrund des Vertrauens sofort und immer die Kooperation wählt! So kann man jede Situation durch die Kombination mit zwei Spielern rekonstruieren.

Eine Variante des Gefangenen-Dilemmas ist das mit mehreren Teilnehmern. Die kollektive Belohnung, also die Konsequenz für geschlossene oder häufige Defektion, ist sehr niedrig und stellt deshalb die Zerstörung des Gemeinguts dar. William Poundstone[148] beschreibt dies an einer Situation in Neuseeland, in der Zeitungsverkaufsboxen unverschlossen sind. Es

---

148 Poundstone 1992

ist also für jeden möglich, eine Zeitung zu entnehmen, ohne zu bezahlen (Defektion). Aber nur wenige zahlen nicht, weil sie der Überzeugung sind, dass – wenn sie nicht zahlen – auch andere nicht zahlen werden, was schließlich das System zerstören würde.

Wenn man diese Bedingungen auf unser Gesundheitssystem überträgt, so heißt das: **Die kollektive Konsequenz für geschlossenes oder häufiges Nichtkooperieren führt zur Zerstörung des gemeinsamen Gutes des Gesundheitswesens.** Die individuelle Analyse sagt, dass es vorteilhafter ist, nicht zu kooperieren, sich also nach dem unmittelbaren, kurzfristigen und persönlichen Vorteil zu richten.

Für die Patienten bedeutet das, das System so viel wie möglich in Anspruch zu nehmen, denn es kostet ja nichts, und zahlen tun die anderen. Jeder Patient weiß zwar, dass das so nicht ganz stimmt, aber der eigene Vorteil ist eben wichtiger. Und außerdem hat man ja schließlich lange genug eingezahlt.

Der Chefarzt steht unter dem Druck, für eine gute Auslastung des Krankenhauses sorgen zu müssen, und der Praxisinhaber muss dies für seine eigene Praxis berücksichtigen. Der Chirurg mag denken, ich laste die Kapazitäten aus, habe somit keinen Stress mit dem Klinikdirektor und verdiene mehr Geld. Dass die Operationen teilweise überflüssig oder schädlich sind ... die Ergebnisse dieser neumodischen Studien werden einfach infrage gestellt. Das Hemd ist näher als die Hose. In der Summe bedeutet dieses Verhalten beispielsweise bei 30.000 Wirbelsäulenoperationen pro Jahr à 20.000 Euro einen Umsatz von 600 Mio. Euro und bei 500.000 Kniearthroskopien à 1.700 Euro einen Umsatz von 850 Mio. Euro. Die Folgekosten und der eventuellen Schaden für die Patienten sind dabei noch nicht mit eingerechnet. Fachleute aus dem chirurgischen Bereich schätzen, dass mehr als die Hälfte der Operationen unterbleiben könnte.

> **Vorsicht Operation**
> Erfreulicherweise lässt sich auch gelegentlich schon ein Umdenken erkennen. Mit 11 Chefärzten hat der Chirurg Hans Plässer aus Heidelberg ein Frühwarnsystem gegen sinnlose Eingriffe gegründet: Vorsicht Operation.[149] Patienten können ihre Unterlagen einsenden, und Chefärzte beraten sie, ob eine Operation empfehlenswert ist.

Quer durch die gesamte Heilkunde übernehmen Ärzte eine neue Art der Prävention – **die Vorsorge vor zu viel Medizin!** Die Fachzeitschrift »Archives of Internal Medicine« hat dazu die Rubrik »Weniger ist mehr« ins Leben gerufen.[150]

Die individuelle Analyse für den Politiker mag etwa so klingen: Ich kenne die Zusammenhänge, aber das Volk will keine Selbstverantwortung. Wenn ich die Wahrheit sage, dann werde ich unbeliebt und nicht wieder gewählt. Die Wahrheit ist einfach nicht mehrheitsfähig. Würde ich durch Aufklärung und Gesetze zur Änderung der Situation im Gesundheitswesen beitragen, verliere ich letztendlich an Macht. Mein Interesse ist mir wichtiger als das kollektive.

---

149 www.vorsicht-operation.de
150 Spiegel 33/2011

Für die Pharmabranche sieht individuelle Analyse etwa so aus: Das Risiko der Medikamentenentwicklung ist hoch, die Kostendeckelung macht uns das Leben schwer. Woher soll unser Wachstum kommen? Deshalb müssen wir Pseudoinnovationen, also Medikamente und Mittel, die bei gleicher Wirkung, aber unter neuem Namen einen höheren Preis rechtfertigen, in den Markt drücken. Außerdem nutzen wir den Placebo-Effekt ja schon. Wir wissen, dass die Wirkung unserer Medikamente zwischen 20% und 80% auf diesem Effekt beruht. Wir wissen auch, dass das von uns bezahlte Catering etc. auf Ärztezusammenkünften von diesen mittlerweile als selbstverständlich angenommen wird und die bezahlten Studien nicht wirklich astrein sind, aber wenn die Mediziner da mitspielen … wir zwingen sie ja nicht und wir müssen ja schließlich für unser Wachstum sorgen.

Die individuelle Analyse der einzelnen Akteure in diesem Markt sagt ganz klar: Schau auf deinen eigenen Vorteil! Das Dilemma besteht darin, dass das individuelle Interesse dem des Patienten widerspricht. Und damit entsteht ein Vertrauensproblem. Vertrauen ist aber die Voraussetzung, damit der heilende Placebo-Effekt wirken kann. Wie in dem Gefangenen-Dilemma können beide Spieler nicht miteinander kommunizieren. Der Patient hat aus seinem Abhängigkeitsgefühl heraus Angst, die Entscheidungen des Arztes zu hinterfragen. Der Chirurg sagt den Patienten nicht, dass ihm die Auslastung und sein persönlicher Vorteil wichtiger sind als ihr Wohl. Der Patient vertraut dem Arzt, weil er davon ausgeht, dass der Arzt in seinem Interesse handelt. Die Geschichten zeigen aber, dass das nicht immer so sein muss. Die kollektive Perspektive für die einzelnen

Szenarien besagt, dass es besser ist, zu kooperieren. Schließlich bedeutet Nicht-Kooperieren die Zerstörung der Gemeingüter Gesundheit und Produktivität. Lassen Sie uns das am Beispiel des Chirurgen noch einmal erläutern:

Wenn ein Chirurg die Auslastung durch überflüssige oder kontraproduktive Operationen erreicht, verursacht er dadurch eventuelle Komplikationen und damit Folgebehandlungen, Krankenhauskeiminfektionen, Wundheilungsprobleme, Rehabilitationsbehandlungen etc. Aufgrund dieser Belastungen steigen die Kassenbeiträge und/oder die Leistungen der Kassen werden wie bisher gekürzt. Die Gesundheitsausgaben steigen, die Lohnnebenkosten steigen, die Produktivitätstage des Patienten sinken, was direkt mit der Produktivität der Wirtschaft verknüpft ist und wodurch die Steuereinnahmen zurückgehen, die beispielsweise durch Steuererhöhungen kompensiert werden müssen. Selbst wenn der Patient bereits pensioniert oder in Rente ist, erhöhen sich trotzdem die Kassenbeiträge und Lohnnebenkosten etc. für alle. Die Folgekosten für die Inanspruchnahme sozialer Leistungen des Staates sind ebenfalls Ursache für eine Erhöhung der Steuer oder des Haushaltsdefizits. Die Konsequenzen dominieren zurzeit die Politik. Der Druck steigt, die Leistungen der Kassen werden gekürzt, der Chefarzt muss noch mehr arbeiten. 52% der Ärzte leiden schon unter Burn-out. Nicht zu kooperieren und nicht im Interesse des Patienten zu handeln bedeutet nicht nur für den Mediziner zusätzlichen Druck und finanzielle Einbußen, sondern es bringt auch Nachteile für die Allgemeinheit.

Die Spieltheorie für Gemeinschaften sagt: Die kollektive Belohnung für geschlossene oder häufige Defektion ist sehr niedrig und stellt deshalb die Zerstörung des Gemeinguts dar.

> Dies bedeutet für Ärzte auch: Alle Entscheidungen bzgl. Diagnose und Therapie, die vorhandenes und kostenloses Potenzial wie das Selbstheilungspotenzial der Patienten nicht nutzen, zerstören damit die Gemeingüter Sozialstaat und Gesundheit.

Die Anwendung der Spieltheorie auf die Krankenkassen lautet im Endergebnis immer gleich: **Kooperation verbessert die Lebensqualität aller.** Offensichtlich spielt man so lange mit, bis man das Spiel durchschaut hat oder aus gesundheitlichen Gründen gezwungen ist, auszusteigen und umzudenken – oder bis sich das System selbst zerstört, wie uns das Krankenkassensterben vor Augen führt.

Wenn sich jeder der Beteiligten das Gefangenen-Dilemma klarmacht, kann er schnell verstehen, dass seine Entscheidung für sein bisheriges Verhalten nach der individuellen Analyse logisch und konsequent war. Jetzt hat jeder Beteiligte durch die gesammelte Information Einsicht in die Tatsache, dass das Handeln nach der kurzfristigen Sicht des persönlichen Vorteils die Gemeingüter Gesundheit und Wohlstand zerstört, und dass es für ihn auch von Vorteil ist, zu kooperieren.

Zum Abschluss wollen wir uns ansehen, welche Beiträge der Quantenmediziner in gesellschaftlicher, gesundheitspolitischer und auch persönlicher Hinsicht leistet. Ferner möchten wir erläutern, was Sie in Ihrer Rolle als Mitglied dieser Gesellschaft beitragen können, damit wir als Gesellschaft nicht unter steigendem Druck und wachsendem Stress immer mehr Geld aufwenden müssen, und dabei doch immer kränker werden – letztlich ein kollektives Fehlverhalten, das nicht nur unsere Lebensqualität, sondern auch unsere Gesundheit und Leistungsfähigkeit ruiniert:

Der Quantenmediziner verbessert die Lebensqualität von Ärzten und Patienten

Der Einfluss auf die Lebensqualität von Ärzten und Patienten wurde bereits in Kapitel 5 »Quantenmedizin in der ärztlichen Praxis« erwähnt.

Zusammenfassend lässt sich dies so beschreiben: Das vorgestellte Konzept bietet Ärzten ein sinnerfülltes Leben mit geringeren Kosten und weniger Zeitdruck. Manche stecken in folgendem Dilemma: Eine hohe Gewinnerwartung geht meistens mit einem hohen psychischen Druck einher und führt dazu, dass für Entspannung entsprechend mehr ausgegeben wird, was wiederum den Ertragsdruck erhöht. Jedoch wird diese Einschränkung der Lebensqualität nicht als solche wahrgenommen, bis die Spirale zu einem Hamsterrad wird, das sich immer schneller dreht. Implementiert der Therapeut jedoch die in diesem Buch vorgestellten Sichtweisen, dann steigt seine Selbstachtung, die sich auch äußerlich bemerkbar macht.

Auch der Patient erlebt ein sinnerfüllteres Leben. Ihm wird geholfen, zu erkennen, dass er zwar selbst zum Krankheitsgeschehen beiträgt, aber dass er auch alle Möglichkeiten in der Hand hält, zu seiner Gesundung beizutragen. Der Arzt kann den Patienten ermutigen, den Teufelskreis, die Verantwortung ständig auf andere zu schieben, langsam aber sicher zu verlassen. Die äußeren Symptome helfen dem Patienten, den Zusammenhang zwischen Geist und Körper mehr und mehr zu erkennen. Langfristig wird er dafür sensibilisiert, welche Auswirkung seine Stimmung und seine Gedanken auf seine Gesundheit haben. Diese Sensibilisierung wird schließlich zu einer bewussten Lebensgestaltung und auch zu einem menschenwürdigen Umgang mit dem Thema Tod und Sterben führen.

Die Entscheidung eines Therapeuten, ganzheitlich zu arbeiten, erhöht besonders auch die Lebensqualität seiner Angestellten. Wie die Praxisbeispiele zeigen, reduziert der hier beschriebene Arbeitseinsatz die Stressbelastung der Mitarbeiter während der Arbeit – und somit auch im Privatleben – erheblich. Sie erleben eine neue Sinnhaftigkeit in ihrem Beruf, indem sie ihre natürlichen Fähigkeiten einbringen können. Und sie erfahren, dass diese Qualitäten geschätzt werden, wenn man sie sinnvoll in einer entspannten Atmosphäre einsetzt.

Der Arzt befindet sich in zentraler Position, um den ausschlaggebenden Beitrag zur Senkung der Kosten zu leisten: Die hier vorgestellten Sicht- und Verhaltensweisen könnten eine Trendwende einleiten und die ständig steigende Kostenspirale[151] im Gesundheitssektor stoppen. Durch den primären Einsatz der Komplementärmedizin, deren Methoden bei Diag-

---

151 http://www.imedo.de/artikel/gesundheitswesen

nose wie auch Therapie tendenziell deutlich geringere Kosten als die der Schulmedizin verursachen, und durch eine ursachenorientierte Arbeitsweise reduziert sich die Wahrscheinlichkeit, dass sich Krankheitsbilder beim selben Patienten ständig wiederholen. Wenn sich der Patient mehr und mehr bewusst wird, dass es einen Zusammenhang zwischen seiner Stimmung, seinem Denken, seiner Lebensführung und somit der Einschätzung seiner körperlichen Symptome gibt, wird sich die Anzahl unnötiger Arztbesuche reduzieren. Unkritische und jahreszeitlich bedingte Krankheiten, wie zum Beispiel Erkältungen etc., werden nicht mehr der Grund für überfüllte Wartezimmer sein und auch nicht länger zur schnelleren Verbreitung der Symptome beitragen. Je eher die Patienten erkennen, dass die Ursachen für Krankheit und Heilung nicht mehr primär äußeren Faktoren zuzuordnen sind, je mehr sie eigenverantwortlich die Zusammenhänge erkennen, desto effizienter werden Neuerkrankungen vermindert und Heilungsprozesse unterstützt werden.

Der Quantenmediziner wandelt das Krankenhaus in ein Heilungshaus

Außerdem möchten wir Sie ermutigen, gerade wenn Sie in einem Krankenhaus arbeiten, Ihre Kollegen durch Ihr Beispiel zu inspirieren, sich für eine neue Lebensqualität zu entscheiden: Die vorgeschlagenen Verhaltensweisen führen zu mehr Präsenz, Klarheit und Ruhe; sie verhindern dadurch Behandlungsfehler, deren Ursache wiederum in Stress und Hektik zu suchen ist.

Leisten Sie beispielsweise einen kleinen Beitrag dazu, dass die im Ausland erprobten Methoden gegen MSRA in Ihrem Krankenhaus eingeführt werden. Es ist nicht sinnvoll, einen Patienten erfolgreich zu behandeln und dann zu erfahren, dass alle Mühe vergebens war, weil er an einem Krankenhauskeim verstarb.

In den skandinavischen Ländern ist der Anteil von MRSA unter den S.-aureus-Stämmen gering, in den Niederlanden liegt er bei ca. 3 Prozent,[152] also $1/20$ des Vorkommens in Deutschland. Dort ist man das Thema in den 1980er-Jahren mit einer speziellen Strategie[153] angegangen: Eintreffende Patienten werden auf diese Keime hin untersucht und isoliert versorgt. Zudem ist der Einsatz aller Antibiotika geringer als in Deutschland, dadurch werden die Bakterien nicht so schnell resistent. Und es wird streng kontrolliert, ob die entsprechenden Richtlinien eingehalten werden. Die betroffenen Einrichtungen arbeiten eng zusammen.

Wir möchten Sie und Ihre Kollegen ermutigen, Ihre Arbeit neu zu strukturieren, sich von zeitraubenden Tätigkeiten wie Besprechungen, deren Nutzen nicht erkennbar ist, und überflüssiger Bürokratie zu befreien und die gewonnene Zeit und Energie lieber Patienten, Mitarbeitern oder sich selbst und Ihren Familien zukommen zu lassen. Das bedeutet mehr Präsenz, mehr heilende Ausstrahlung, mehr Zeit und mehr Kraft, um zur Heilung der Patienten beizutragen.

Der Quantenmediziner macht die Medizin menschlicher

Der Umgang mit Fehlern: Wenn Ärzte Fehler begehen, ist der Rat der Juristen: »Auf keinen Fall den Fehler zugeben!« Mittlerweile gibt es sowohl für Patienten als auch für Ärzte spezielle Fachanwälte. Dies bewirkt in erster Linie, dass das Arzt-

---

152 Institute for Public Health and the Environment
153 Harbarth/Pittet 2005

Patienten-Verhältnis geschädigt wird; es schürt Misstrauen auf beiden Seiten. Ärzte werden verunsichert, denn juristische Ratschläge genau umzusetzen läuft häufig dem Patientenwohl zuwider und wirkt unmenschlich.

Auf einem HNO-Kongress in Freiburg riet ein Jurist den Ärzten, einen Patienten nicht vorzuwarnen, wenn etwas mal kurz wehtun könnte. Wie weit sind wir denn gekommen? Ist es nicht das Natürlichste, einen Patienten durch eine transparente Aussage zu entspannen, wie etwa: »Das kann jetzt mal kurz spürbar sein, ist aber gleich vorbei«, anstatt eine Schreckreaktion zu riskieren und dabei das Trommelfell zu durchstechen?

Solange kein offener Umgang mit Fehlern existiert, bedeutet das Stress für die Ausführenden, in diesem Fall also für die Ärzte; aber auch für die Kunden, die Patienten. Wir möchten Sie einladen, sich von der Fehlerkultur und dem Fehlermanagement der Luftfahrtindustrie inspirieren zu lassen. In dieser Branche hat es viele Todesopfer gegeben. Dies hat zu einem echten Existenzproblem geführt, denn die Kunden bekamen berechtigte Angst vor dem Fliegen und blieben aus. So hat man einen sehr großen innerlichen Schritt vollzogen und offensichtlich akzeptiert, das Fehler etwas Menschliches und Mögliches sind. Dadurch ist eine Fehlerkultur geschaffen worden, in der Fehler zwar passieren dürfen, aber durch die daraus entstehende Entspannung der Akteure rechtzeitig erkannt und korrigiert werden, bevor die Anzahl der Fehler zum Maximalschaden führt. Bei der offenen Fehleranalyse hat sich beispielsweise herausgestellt, dass sich lebensbedrohliche Fehler durch sieben Faktoren ankündigen.[154] Die Branche hat es geschafft, die Le-

---

154 Safety Study 1994

bensbedrohlichkeit auf nahezu null zu minimieren. Im Resultat würden Sie dazu beitragen, als Arzt weniger Druck aushalten zu müssen und die Lebensqualität Ihrer Patienten zu erhöhen. Das Damoklesschwert kann aufgelöst werden.

Der Quantenmediziner vermenschlicht die Hierarchie

Die Analyse von Flugzeugabstürzen hat ergeben, dass es weniger Unfälle gibt, wenn der Copilot das Flugzeug steuert. Die Ursache lag nicht in den schlechteren Qualitäten des Flugkapitäns, sondern lediglich in der Tatsache, dass der nichtsteuernde Pilot mehr Aufmerksamkeit für die Gesamtsituation des Flugzeuges hat. Der Flugzeugkapitän tut sich in der Regel leicht, Anweisungen direkt an den steuernden Copiloten durchzusetzen. Im umgekehrten Fall ist es für den hierarchisch untergebenen Copiloten indes schwieriger, einen Befehl zu erteilen. Deshalb hat heute jede Fluggesellschaft ein Crew Ressource Management Training,[153] in dem untergeordnete Besatzungsmitglieder lernen, klar und deutlich zu kommunizieren. Viele Gesellschaften bringen ihren Copiloten beispielsweise standardisierte Verfahren bei, um den Piloten infrage zu stellen, wenn sie der Ansicht sind, dass etwas ernsthaft schiefgeht. (»Kapitän, ich mache mir Sorgen wegen ...«, dann »Kapitän, mir gefällt das nicht, dass ...«, reagiert der Kapitän immer noch nicht, sagen sie: »Kapitän, ich halte diese Situation für gefährlich.« Sollte auch dies nicht fruchten, muss der erste Offizier die Maschine übernehmen.) Luftfahrtexperten sind der Ansicht, dass der Erfolg im Kampf gegen die Indirektheit der Sprache der Copiloten gegenüber ihrem Kapitän mehr als

153 Gladwell 2009

alles andere zum Rückgang von Flugzeugunglücken beigetragen hat. Bei der Fluggesellschaft »Emirates« z. B. besteht man darauf, dass sich der Kapitän und der Erste Offizier mit Vornamen anreden. Man ist der Ansicht, dass es schwerer fällt, zu sagen: »Kapitän, Sie machen einen Fehler«, als den Vornamen zu verwenden.

Übertragen auf die Medizin bedeutet das, dass das Verbesserungspotenzial darin liegt, den kollegialen Umgang zu fördern. Im Sinne der Spieltheorie liegt die beste Entscheidung grundsätzlich darin, zu kooperieren. Strenge hierarchische Strukturen verhindern diesen Nutzen. Erste Verbesserungen zeigen sich in der Einführung betreuter Kleingruppenarbeit im Medizinstudium. Eine große Verbesserung könnte sein, wenn sich die universitäre Medizin den Problemen der Basismedizin (Allgemeinmedizin) mehr öffnen würde. Zur Erarbeitung Evidenz-basierter Maßnahmen sollten grundsätzlich Praktiker befragt werden.

Der Quantenmediziner modernisiert den hippokratischen Eid

Die traditionelle Ethik sieht vor, dass alles Mögliche getan werden muss, um Leben zu erhalten. Der Ursprung, der auf den hippokratischen Eid zurückgeht, stammt aus einer Zeit, in der die Medizin relativ machtlos war. Mit Aufkommen der Palliativmedizin ist deutlich geworden, dass das Verhalten eines Arztes, der die Medizin über den Patienten stellt, auch gegen das Grundgesetz verstößt. Obwohl seit Jahrzehnten viele Urteile vorliegen, die dieses Verhalten entsprechend gewertet haben, hat erst die gesetzliche Regelung der Patientenverfügung operative Klarheit geschaffen und dem Patienten sein

Recht auf Selbstbestimmung zurückgegeben. Durch die präsentierten Erkenntnisse und Erlebnisse drängt sich ein weiterer Punkt auf, der einen Wandel der ärztlichen Ethik sinnvoll erscheinen lässt: den Willen eines Patienten nicht nur in einer infausten Situation, sondern bei jeder Behandlung über den des Mediziners zu stellen.

Der Quantenmediziner transformiert die Medizin und das Gesundheitswesen

Wenn Sie sich dafür entscheiden, die hier vorgestellten Erkenntnisse in Ihrem Arbeitsbereich umzusetzen, wird sich die Medizin auf sanfte Weise – quasi von innen heraus – wandeln. Sie selbst werden sich ebenfalls verändern: vom Krankheitsakkordmechaniker und Praxisakkordarbeiter zum weisen Gesundheits- und Lebensberater. Diese Funktion können Sie jedoch nur dann glaubwürdig ausfüllen, wenn der Patient erfährt, dass Sie als Arzt diese Erkenntnisse auch selbst umsetzen und vorleben. In einer Fünf-Minuten-Medizin sind die Inhalte, welches Verhalten die Gesundheit fördert, nur bedingt zu vermitteln. Erklären Sie Ihren Patienten den Unterschied zwischen Vorsorge und Früherkennung.

Der Quantenmediziner leistet einen wichtigen Beitrag zur Lösung unserer gesamtwirtschaftlichen Probleme

Die Gesundheit ist das kostbarste Gut, das wir besitzen. Wenn im Gesundheitssystem keine einschneidenden Veränderungen passieren – hier sind vor allem die Ärzte gefragt, dann läuft alles weiter wie bisher: die Kosten steigen, die Gesundheit nimmt ab.

Dabei bricht ohne Gesundheit die gesamte Wirtschaft zusammen. Man hat zwar vorsichtig versucht, die steigenden

Kosten für das Gesundheitssystem gesetzlich zu deckeln, aber der Versuch ist offensichtlich gescheitert. Sicher ist eines: Wenn die Lohnnebenkosten weiterhin steigen, wird weniger Geld für den Konsum bleiben. Die Ökonomen sprechen hier von frei verfügbarem Einkommen als Dünger für die Konjunktur. Dieser Dünger geht dann aus. Der Arzt kann einen Schlüsselbeitrag leisten, um – wie das erwähnte Beispiel aus der Schweiz zeigt – die Kosten zu senken, während gleichzeitig die Lebensqualität für Arzt und Patient steigt. Er unterstützt damit den Patienten, in die Selbstverantwortung zu gehen, was die Volkskrankheiten langsam reduziert, denn sie sind durch das individuelle Verhalten und den Lebensstil bedingt. Vielleicht wird dann so wie in der Schweiz die Politik diesem Handeln folgen. Auf diese Weise kann das Gesundheitswesen beispielhaft für die Lösung der gesamtgesellschaftlichen Probleme der steigenden Staatsverschuldung, der steigenden Arbeitslosigkeit und der defizitären Sozialversicherungen mit verfallenden Leistungsversprechen vorangehen. Dann wird die Gesundheit, im physischen wie im mentalen Sinne, als der Basis-Produktionsfaktor anerkannt, der bislang als selbstverständlich hingenommen, aber weder geschätzt, verstanden noch genutzt worden ist. Und wie in allen Branchen, in denen sich innovative Sichtweisen zu Handlungsweisen entwickeln, entsteht ungeahntes Wachstum. Genau das ist auch die Lösung der Frage, ob wir es uns überhaupt leisten können, auf einen Großteil immer kränker werdender Menschen zu verzichten. Denn bräuchte nicht sonst der Arzt den Kranken?

Die Krankenkassen inspirieren ihre Mitglieder
zur Eigenverantwortung

Dazu brauchen Sie diese Informationen. Wenn Sie Mitarbeiter oder Vorstand einer Krankenkasse sind, machen Sie den Vorschlag, jedem Ihrer Mitglieder ein Exemplar dieses Buches zu Weihnachten zu schenken. Zudem informieren die Krankenkassen ihre Mitglieder über die angefallenen Behandlungskosten via E-Mail oder SMS. So kann der Patient im Zusammenhang zwischen seinem Verhalten und den steigenden Lohnabzügen beginnen, zu verstehen. Das IfD Allensbach hat ermittelt, dass sich 70 Prozent der Krankenversicherten Kostentransparenz wünschen.

Die Krankenkassen schaffen Tarife für Patienten der Quantenmedizin

Ein Großteil der Deutschen bevorzugt natürliche Heilverfahren und natürliche Heilmittel. Ein wachsender Anteil von Patienten ist zunehmend in der Lage, selbstverantwortlich mit seiner Gesundheit umzugehen. Der Zusammenhang von Lebensstil und Verhalten auf die Gesundheit ist verstanden und beherzigt. Sie haben ein entspanntes Verhältnis zum Tod und sehen keinen Sinn darin, im Falle einer infausten Prognose unter großem Leiden und Kosten für sich und die Allgemeinheit ihr Leben ohne Lebensqualität um wenige Monate oder Jahre zu verlängern. Ca. 50 Prozent der Behandlungskosten während eines ganzen Lebens entstehen in den letzten Lebensjahren. Der größte Kostenanteil kommt in den letzten drei Lebensmonaten zusammen, weil dann Maximaltherapie betrieben wird. Sie sind informiert und wissen, dass Chemotherapien im höheren Alter nur der letzte Strohhalm sind, an den man sich klammert – aus Angst, zu sterben. Sie wissen, dass Chemotherapien im hohen Alter das Leiden qualvoll verlängern. Sie gehören nicht zu den ständigen Arztgehern. Nach Analyse der GEK fielen 70 Prozent aller auf die Versicherten bezogenen und erfassten Ausgaben auf die Gruppe der 10 Prozent der »teuersten Versicherten«. Umgekehrt fiel nach diesen Berechnungen auf die 70 Prozent »günstigsten Versicherten« lediglich knapp 10 Prozent der erfassten Gesamtausgaben. Es handelt sich also um selbstverantwortliche Patienten, die nicht nur geistige, sondern auch Naturheilmittel und naturheilkundliche Methoden zur Selbstversorgung zur Verfügung haben. Dennoch trauen sich viele in diesem Stadium nicht, gänzlich auf eine Krankenversicherung zu verzichten.

Investoren gründen Krankenkassen für Patienten der Quantenmedizin

Wenn Sie die Idee der reduzierten Tarife für Patienten für Quantenmedizin angesprochen hat und Sie den Krankenkassen nicht die notwendige Flexibilität zutrauen, diese Tarife anzubieten, und wenn Sie in die Umsetzung dieser Idee investieren wollen und oder über Fachkenntnisse in der Versicherungsbranche verfügen, helfen Sie uns, eine entsprechende Versicherung aufzubauen. Eine Gesundheitskasse, welche die Eigenverantwortlichkeit und das Potenzial der Versicherten anerkennt und dies durch niedrige Versicherungsbeiträge und einen Leistungskatalog umsetzt, der die Quantenmedizin unterstützt. Eine Gesundheitskasse, die Gesundheit fördert: durch Fortbildung in allen Bereichen, welche die Gesundheit fördern, also Bewusstheit, Bewegung, Ernährung und Freude. Eine Gesundheitskasse, die Fortbildungsmaßnahmen anbietet, die echten Spaß machen, die einlädt, ermutigt und inspiriert.

Investoren gründen Gesundheitszentrum für Quantenmedizin

Dem Effizienzgedanken der MVZs folgend, bauen Investoren Gesundheitszentren für Quantenmedizin auf, welche die wirtschaftlichen Erfolgsfaktoren der Health Management Organisations integrieren. Wenn Ihnen die Idee der aufgeklärten und eigenverantwortlich handelnden Patienten gefällt, helfen Sie uns, ein Quantengesundheitszentrum zu installieren, in dem die Ärzte

- in erster Linie sanfte Methoden anwenden,
- Menschen als Lebensberater begleiten,
- alle Methoden der Schul- und Komplementärmedizin kennen und sinnvoll kombinieren,
- ohne finanzielle Zwänge und bürokratische Entscheidungen zum Wohle der Patienten entscheiden können.

In diesem Zentrum werden Ärzte arbeiten, die ihren Beruf als Berufung betrachten und Spaß, Freude und Erfüllung in ihrem Tun finden. Es wird großer Wert darauf gelegt, dass Ärzte als Vorbilder fungieren – sowohl in Bezug auf ihr Ernährungs- und Bewegungsverhalten, als auch im Umgang mit Stress. Gemeinsame Aktivitäten wie Yoga, Laufen, Schwimmen oder meditative Entspannung gehören zum Alltag von Arzt und Patient. Patientenfortbildungen mit Spaß gehören zum Alltag. Gesundheit wird zum Lebensstil. Zu schön, um wahr zu sein? Nein! Durch das Einsparpotenzial an technischer Diagnostik absolut umsetzbar! So wie in der Schweiz schon gelebt und bewiesen.

Der Politiker sorgt für Kostentransparenz

Wir möchten Sie ermutigen, den Patienten bei seinen Schritten in die Selbstverantwortlichkeit zu unterstützen. Sie können ihm dies erleichtern, indem Sie ihm die Kosten für sein Handeln offen darlegen. Erst der Gang eines Patienten zum Arzt löst letztendlich Kosten aus. Weitere Kosten für Medikamente und Apparate-intensive Medizin sind die Folgen. Durch das oben beschriebene Arzt-Patienten-Verhältnis und die damit steigende Bewusstwerdung des Patienten werden tendenziell unsinnige Arztbesuche verhindert und Kosten gesenkt, vor allem, wenn der Patient über die tatsächlichen Kosten informiert ist. Eine Ausgabenreduktion ist nur möglich, wenn der Kostenverursacher die tatsächlichen Kosten kennt.

Wir möchten die Vertreter der Politik ermutigen, diese Erkenntnisse auch in unserem Gesundheitssystem umzusetzen. Sie müssen dafür das Rad nicht neu erfinden, sondern nur in unseren Nachbarländern erprobte Konzepte übernehmen: beispielsweise die **Integration der Komplementärmedizin in sämtliche Bereiche des Gesundheitssystems**, also auch Medikamente und Ausbildungen, wie in der Schweiz. Wenn die Bevölkerung laut den angeführten Umfragen mehrheitlich für Naturheilverfahren ist, wie lange können es sich Politik, Krankenkassen und Ärzteschaft dann noch leisten, diesen Wunsch unbeachtet zu lassen oder ihm sogar entgegenzuhandeln?

Die Politiker und Krankenkassen fördern die Gesundheit
anstatt die Prävention von Krankheiten

Wir möchten Politiker und alle Mitarbeiter der Krankenkassen ermutigen, die Erkenntnisse über das Entstehen von Krankheiten in ihrer täglichen Arbeit umzusetzen. Die Förderung von Gesundheit verhindert das Entstehen von Krankheit. Zurzeit werden nur 2,2 Prozent (Gesundheitsförderung) oder 6,2 Mrd. Euro (klassische Prävention) von 278 Mrd. Euro für den präventiven Bereich aufgewendet. Die Analyse der bezahlten Präventionsmaßnahmen[156] zeigt, dass die Ursachen rein somatisch gesucht werden und dass nur in entsprechende Maßnahmen investiert wird. Der Einfluss unseres Geistes etc. auf die Gesundheit wird nicht erwähnt und ist nicht präsent. Die Zahlen unterstützen die Behauptung, dass die somatische Schulmedizin absolut dominant ist. Setzen Sie sich dafür ein, dass Menschen lernen, wodurch sie die Gesundheit fördern können.

Zur Zeit liegen die Subventionsschwerpunkte des Bundes bei Fleisch, Eier und Milch. Dadurch soll Einkommen gesichert werden. Paradoxerweise sind aber gerade diese Proteine und Fette hauptverantwortlich für die Volkskrankheiten. Es wird entgegen den Ernährungsempfehlungen subventioniert. Unterstützen Sie als Politiker eine Förderpolitik, die der Gesundheit nicht schadet.

Im New England Journal of Medicine wurde eine finnischen Studie von J. Tuomilehto[157] und Kollegen zur Prävention von Diabetes mellitus veröffentlicht: Das Diabetes-Risiko konnte durch reine Ernährungsumstellung um 58 Prozent gesenkt wer-

---

156 Gesundheitsberichterstattung des Bundes 2006
157 Tuomilehto et al. 2001

den. Die Reduktion des Fettanteils am gesamten Brennwert der Nahrung auf 30 Prozent oder weniger, die Reduktion des Fettanteils der gesättigten Fette auf 10 Prozent, ein hoher Anteil von Gemüse und Cerealien in der Nahrung und mindestens 30 Minuten körperliche Bewegung am Tag klingen nach einem Kinderspiel im Vergleich zu einem jährlichen Reparaturaufwand von 70 bis 80 Mrd. Euro! Sorgen Sie dafür, dass Kinder in Kindergärten und Schulen erfahren und erleben, was die Gesundheit fördert und wie das aussieht, wenn Menschen entsprechend leben. Unterstützen Sie die Menschen darin, körperliche und mentale Gesundheit leben zu können. Sorgen Sie dafür, dass Menschen lernen, Stress zu vermeiden, und gut mit ihm umgehen können, dass Kinder lernen, wie ihr Geist funktioniert, was uns unsere geistigen und körperlichen Empfindungen über uns sagen und wie sie uns so dabei unterstützen, gesünder zu leben.

Die medizinischen Fakultäten transformieren die Arztausbildung

Was die Arztausbildung betrifft, so sollten die Erkenntnisse der Psycho-Neuro-Endokrino-Immunologie frühzeitig vermittelt werden. Lassen Sie sich von den Studenten US-amerikanischer medizinischer Universitäten (Medical Schools) inspirieren. Diese legen ihren Fokus während der Ausbildung auf die schulmedizinischen Kernkompetenzen wie Pharmakologie und Chirurgie. Sie wollen jedoch auch die komplementärmedizinischen Methoden während ihrer Arztausbildung erlernen und einüben, weil sie wissen, dass ihre zukünftigen Patienten diese verlangen.

Welchen Einfluss das eigene Denken und die eigenen Überzeugungen auf das momentane Wohlbefinden und die Gesundheit haben, wird den Studenten bislang nicht bewusst gemacht. Im Gegenteil, während des Studiums entsteht aufgrund der fortschreitenden Spezialisierung immer mehr Distanz zu dieser Sichtweise. Diese müssen sich die Ärzte im späteren Arbeitsleben mühsam wieder erarbeiten. 10 Prozent der Ärzte sind mittlerweile Mitglied in ganzheitlich- oder naturheilkundlichen Verbänden. Die Mitgliederzahlen steigen. Nach Angaben der deutschen Ärztekammern erlangen immer mehr Mediziner eine Zulassung oder Zusatzbezeichnung für Naturheilverfahren. Sie haben sich das fehlende Wissen und Können mit viel Zeitaufwand mühsam aneignen müssen. Will der Arzt das Patientenpotenzial zur Selbstheilung maximal nutzen, muss er Symptome präzise einordnen, Hinweisen nachspüren und das Risiko einschätzen können. Donner-Banz hat an der Universität Heidelberg einen Punktekatalog zur Risikoabschätzung entwickelt. Allerdings kann trotz aller theoretischen Unterstützung eine Überforderung aufgrund mangelnder Erfahrung eintreten, die tendenziell zum Überaktionismus verleitet.

Dies wurde an der Berliner Charité erkannt. Hier entwickelt man zusammen mit Studenten und den Fakultäten einen Modellstudiengang: Die Studenten stehen nicht nur von Anfang an im Kontakt mit Patienten, sondern sie bekommen auch den Stoff konsequent im Zusammenhang vermittelt. So wird nicht mehr semesterlang Physik oder Chemie gelehrt, sondern die Themenbereiche werden problemorientiert in vierwöchigen Modulen durchgenommen, wie zum Beispiel Biologie der Zelle, Atmung oder Herz und Kreislauf. Im letzteren Fall erzählt der Physiker etwas über die Strömungsgesetze im Gefäßsystem, der Biochemiker bringt die Prinzipien des Sauerstofftransports nahe, der Physiologe doziert über die Mechanismen der elektrischen Erregung im Herzen und seinen Rhythmus, und der medizinische Soziologe klärt darüber auf, welche Folgen eine Herz-Kreislauf-Krankheit für die Patienten haben kann.[158] Die Studenten haben einige ihrer Ziele durchsetzen können: Kleingruppen, eine Betreuung, eigenständiges Lernen und Praxisbezug. So erfahren sie am eigenen Leibe, welche Bereicherung es ist, das eigene Potenzial zu nutzen, und wie sie sich zum Mediziner machen, anstatt zu einem gemacht zu werden. Diese Erfahrung kann helfen, als Mediziner das Patientenpotenzial ebenfalls einzusetzen. Zudem sollte der angehende Mediziner frühzeitig komplementärmedizinische Methoden im Bereich Diagnostik und Therapie wählen, lernen und anwenden können.

Der Quantenpharmazeut nutzt sein Wissen in der Placebo-Forschung zur Förderung der Gesundheit

Bitte lesen Sie erst weiter, wenn Sie mit dem Lachen fertig sind. Wir können uns einer regulären und allgemeinen Verteufelung der Pharmabranche nicht anschließen. Nur 18 Prozent der 278 Mrd. Euro Gesundheitsausgaben entfallen auf Medikamente – auch wenn sie wahrscheinlich der Teilnehmer mit der besten Gewinnmarge zur Finanzierung einer effektiven Lobby ist. Daraus lässt sich schwerlich eine Hauptverantwortlichkeit herleiten. Wir haben die Kette von Ursache und Wirkung bereits im Detail erläutert: Erst wenn der Patient zum Arzt geht und der Arzt Medikamente verschreibt, entsteht in

---

158 Zeit 28 2011

der Pharmabranche Umsatz. Der Quantenpharmazeut setzt sein großes Wissen über den Placebo-Effekt und die moderne Chemie ein, um gesundheitsfördernde und heilende Produkte mit minimalen Nebenwirkungen zu schaffen. Wir können nur inspirieren. Wir setzen auf die Kreativität und die Sehnsucht intelligenter, ausgebildeter Menschen, zu einem entspannten, kreativen und lebenswerten Miteinander beizutragen. Wenn Sie Ideen haben, aber nicht wissen, wo oder mit wem Sie diese umsetzen können, schreiben Sie uns. Wir werden die Talente und Ideen zusammenführen.

Apotheker sind die Leistungserbringer im Gesundheitswesen, die am schnellsten und unmittelbarsten erreichbar und ansprechbar sind. Apotheken haben eine flächendeckend hohe Präsenz und tragen als Ansprechpartner der Patienten vor Ort eine besondere Verantwortung, wenn es darum geht, einen ungesunden Lebensstil zu identifizieren und chronische Erkrankungen frühzeitig zu erkennen. Aus diesem Grund bietet beispielsweise die Bayerische Landesapothekerkammer, in Kooperation mit WIPIG, eine neue **Weiterbildung zum Thema Prävention und Gesundheitsförderung zum Präventionsmanager** an. Apotheker, die schon nach diesem Prinzip arbeiten, finden Sie im Anhang des Buches, den aktuellsten Stand unter *www.der-quanten-mediziner.de*.

Der Quantenlehrer inspiriert frühzeitig seine Schüler

Der Mensch lernt durch Beobachten und Kopieren. Dadurch entstehen Verhaltensweisen, die unseren Gesundheitsverlauf maßgeblich prägen. Kinder und Schüler verbringen mehr Zeit mit Kindergärtnerinnen und Lehrern als mit jeder anderen Kontaktperson. Dies bietet viel Gelegenheit dazu, Schüler zu

einem achtsamen Umgang mit der eigenen Gesundheit einzuladen, zu ermutigen und zu inspirieren, indem man die hier geschilderten Zusammenhänge in Gespräche und in verschiedene Unterrichtsfächer einbringt.

Jeder Leser dieses Buches trägt zum Wandel bei

Wir möchten Sie einladen, die in diesem Buch gesammelten
Wissenschaftserkenntnisse und Erfahrungswerte einzusetzen –
für Ihre eigene Gesundheit und für die Ihrer Angehörigen. Wir
haben in diesem Buch aufgezeigt, welcher Zusammenhang
zwischen den eigenen Denkgewohnheiten, Einstellungen und
Überzeugungen, den biochemischen Abläufen in Gehirn und
Körper und den Auswirkungen auf die Lebensgewohnheiten
und den Lebensstil besteht. Wir möchten Sie einladen, Ihre
Kommandozentrale kennenzulernen. Lernen Sie Ihren Geist
kennen – im Zusammenhang von Ursache und Wirkung, von
Gedanken und Auswirkungen auf Ihren Körper. Die genannten Faktoren sind die einzigen, auf die Sie Einfluss haben, um
nicht in den Gruppen mit den großen Volkskrankheiten zu
landen: Diabetes mellitus, Herz-Kreislauf-Störungen, Adipositas und Depressionen. Das bedeutet, zweimaliges Leiden. Einmal vor Eintritt der Krankheit als Finanzier dieser Gruppe,
und später als Kranker.

Außerdem möchten wir Sie ermutigen, Ihrem Therapeuten
auf Augenhöhe zu begegnen und sich darin zu üben, selbst zu
entscheiden. Und wir möchten Sie wissen lassen, dass diese
vielleicht ersten Gehversuche nicht nur Ihnen und Ihrer Gesundheit nutzen, sondern indirekt auch Ihren Angehörigen.
Ein Beispiel, was die Einstellung zu Gesundheit und Krankheit
für die Atmosphäre in der Familie und in der Beziehung be-

deutet. Vorweggenommen sei, dass es nicht um eine spezielle Methode geht:

»In meiner Familie wurden fast alle Leiden, vor allem auch die Kinderkrankheiten, mithilfe der homöopathischen Hausapotheke oder bestimmten Hausmitteln geheilt. Lediglich für Schnitt- oder Platzwunden, die einer Behandlung bedurften, suchten wir die Klinik auf. Dadurch war das Verhältnis zu körperlichen Symptomen entspannt, und ein Arztbesuch ging ohne Aufregung vonstatten. Wir waren uns bewusst, welchen Einfluss Geist, Stimmung und Einstellung auf das Wohlergehen des ›Kranken‹ haben, und unterstützten diese durch homöopathische Mittel, Bachblüten und verschiedene andere Hausmittel. Es herrschte eine große Ruhe, die den Kranken wiederum entspannte und so zur Heilung beitrug.«

Schlussfolgerung: Wenn diese ganzheitliche Sicht absorbiert ist, entsteht ein anderes Verhältnis zum eigenen Körper, zu Gesundheit und Krankheit etc. Wenn sie dann noch in Kindergärten, Schulen und Praxen durch das Vorbild des Arztes reflektiert wird, finden einfache Hausmittel wieder Anwendung – Mittel, die ohne Nebenwirkungen eingesetzt werden können und Kosten reduzieren. Die Beobachtungen zeigen, dass das Wissen, auch über eigene Mittel und Kenntnisse zu verfügen, die Stimmung bei Auftreten einer Krankheit entspannt. Darin liegen Ruhe und Klarheit, die einen blitzschnell handeln lassen, wenn Handlungsbedarf auch wirklich angesagt ist.

Abschließend möchten wir sie durch eine Geschichte inspirieren, die verdeutlicht, dass die Verhaltensänderung eines Arztes aufgrund seines Multiplikatoreffekts nicht nur im eigenen Bereich eine Trendwende einleiten, sondern auch einen Beitrag für die Lösung unser gesellschaftlichen Probleme liefern kann:

Eines Tages beschloss ein König, dem Volk mitzuteilen, dass es keine Steuern mehr zu zahlen brauche. Das Volk jubelte: »Es lebe der König!« Aber so sprach der König: »Ich habe einen Wunsch an jeden von euch: eine ordentliche Flasche Wein von jedem.« Das Volk war erleichtert, denn man hatte eine viel schlimmere Forderung erwartet. Das Jahr verging, und das Volk wurde zusammengerufen, um den Wein abzuliefern. Nachdem der Letzte seine Flasche in das riesige Holzfass eingefüllt hatte, kostete der Kellermeister. Mit Falten auf der Stirn wandte er sich an den Schatzmeister und sprach: Komm her und probier du, letztendlich geht es ja um die Steuern. Auch der Schatzmeister probierte, reagierte wenig freudig, und die beiden beschlossen, doch dem König das Urteil über diese interessante Mischung zu überlassen. Der König trank einen Schluck und meinte ganz gelassen: klares Wasser!

So hatte jeder wohl gedacht: Meine Flasche Wasser unter 100.000 Litern Wein fällt sicher nicht auf! Die Moral aus der Geschichte: Ihr Verhalten bezüglich der Gesundheit hat einen entscheidenden Einfluss auf die notwendigen Veränderungen.

Wir danken Ihnen für Ihre Aufmerksamkeit. Schreiben Sie uns, wenn Sie Veränderungen wahrnehmen konnten, bei sich selbst oder bei anderen, und unterstützen Sie uns, die Quantenmedizin zu verbessern.

Wir bitten Sie, uns auf jeden Fall eine E-Mail zu schicken (an info@der-quanten-mediziner.de), falls Sie Unterstützung bei der Umsetzung wünschen oder das Gefühl haben, dass wir Zusammenhänge nicht erkannt haben, oder meinen, dass wir Unterstützung brauchen könnten.

ANHANG

Abrechnungsziffern GOÄ

Nr.	Bezeichnung	Gebühr in Euro			
		1-fach	1,8-fach	2,3-fach	3,2-fach
1	Beratung auch tel.	4,66	8,39	10,72	14,91
3	ausführl. Beratung, 10 min	8,74	15,73	20,11	27,97
4	Fremdanamnese	12,82	23,08	20,10	41,02
5	Symptombez. Untersuchung	4,66	8,39	10,72	14,91
6	1 Organsystem	5,82	10,48	13,41	18,62
7	Bewegungsapparat/ Haut	9,33	16,79	21,45	29,86
8	Ganzkörperstatus	15,15	27,27	34,86	48,48
15	Einleitung flank.Maßn. bei chron.Krankh.	17,49	31,48	40,22	55,97
29	Gesundheitsuntersuchung/Früherkenn.	25,65	46,17	58,99	82,08
30	naturheilkundl./homöop. Erstanamnese	52,64	94,75	120,60	168,45
31	Folgeanamnese	26,23	47,21	60,33	83,94
33	strukturierte Schulung Einzeln 20 min.	23,31	41,96	53,62	74,59
34	Erörterung lebensverändernder Erkr.	17,49	31,48	40,22	55,97
50	Hausbesuch	18,65	33,57	42,90	59,68
70	Kurzbescheinigung z. B. AU	2,33	4,19	5,36	7,46
75	Ausführl. BF Bericht f. Kollegen	7,58	13,64	17,43	24,26
77	Kurplan	8,74	15,73	20,11	27,97
80	schriftl. Gutachterl. Äußerung	17,49	31,48	40,21	55,97
85	ausf. Gutachten je Stunde Arbeizzeit	29,14	52,45	67,03	93,25
95	Schreibgebühr je angef. Seite	3,50			
96	Kopie	0,17			
250	Blutabnahme	2,33	4,19	5,36	7,46
252	im, sc Injektion	2,33	4,19	5,36	7,46
252	iv Injektion	4,08	7,34	9,38	13,06
266	Quaddel	3,50	6,30	8,04	11,20

Nr	Bezeichnung	Gebühr in Euro			
		1-fach	1,8-fach	2,3-fach	3,2-fach
267	med. Infiltration einer Region	4,66	8,39	10,72	14,91
268	med. Infiltration/Neuraltherapie	7,85	14,13	17,43	25,12
269	Akupunktur/ Ohr Dauernadel, kurz	11,66	20,99	26,81	37,31
269a	Akupunktur mind. 20 min	20,40	36,72	46,92	65,28
271	Infusion kurz, bis zu 30 min	6,99	12,58	16,09	22,37
272	Infusion mind. 30 min	10,49	18,88	24,13	33,57
284	Eigenblutbehandlung	5,25	9,45	12,07	16,80
375	Schutzimpfung	4,66	8,39	10,72	14,91
520	Teilmassage/ Akupressur	4,72	8,50	10,85	15,10
624	Thermograf Untersuchung	19,23	34,61	44,23	61,54
747	Schröpfkopfbehandlung	5,90	10,62	13,57	18,88
748	Hautdrainage	4,43	7,97	10,18	14,18
800	neurologische Untersuchung	11,37	20,47	26,14	36,38
801	psychiatrische Untersuchung	14,57	26,23	33,52	46,62
A 806	konfliktzentriertes Gespräch 20 min	14,57	26,23	33,52	46,62
A 827	EEG (analog z. B. für EAV)	35,26	63,47	81,11	112,83
831	veg. Funktionsdiagnose	4,66	8,39	10,72	14,91
832	BF Erhebung am Nervensystem	9,21	16,58	21,18	29,47
842	apparative isokinet. Muskelfkt. DI	29,14	52,45	67,03	93,25
845	Hypnose/ induzierte Tiefenentspannung	8,74	15,73	20,11	27,97
846	übende Verfahren, Entspannungstechnik	8,74	15,73	20,11	27,97
849	psychoth. Gespräch bei neurotischen Erkrankungen 20 min	13,41	24,14	30,83	42,91
856	Fragebogen Risikofakt. alle Lebensbereiche	21,04	37,87	48,39	67,33
857	Fragebogen kurz	6,76	12,17	12,17	21,63
860	Biografische Anamnese	53,62	96,52	123,30	171,58
861	tiefenpsycholog. Psychotherapie	40,22	72,40	92,50	128,70
862	Gruppe, 100 min	20,11	36,20	46,25	64,35
885	familienmed. Beratung	29,14	52,45	67,03	93,25
886	Behandl. bei Kind/Ju mit Bezugsperson mind 40 min	40,80	73,44	93,84	130,56
A	außerhalb Sprechstunde	4,08			
B	20 bis 22 und 6 bis 8 Uhr	10,49			

Nr	Bezeichnung	Gebühr in Euro			
		1-fach	1,8-fach	2,3-fach	3,2-fach
C	ab 22 Uhr	18,65			
D	Sa So Feiertag,	12,82			
	nach 20 Uhr + B o C				
K1	Kind bis 4J für 4,5,7,8	6,99			

Diese Hauptabrechnungsziffern eignen sich für die komplementärmedizinische Behandlung ohne Einsatz von Technik:

Beratungsleistung: 1, 3
Untersuchung: 5, 6, 7, 8, 29, 800, 801, 831
Anamnese: 30, 31
Biografische Anamnese: 804, 806, A 860
Schulung: 33, 34
Schulung Gruppe: 20
Entspannungstherapie: Einzel: 846, Gruppe: 847
Hypnotherapie: 845
Psychotherapeutisches Gespräch: 849, 885
Kinesiologische Testung: A 380–A 382
Fragebogentestauswertung: 855, A 856, 857

Abrechnungsbeispiel Komplementärmedizin / 2-Punkte-Methode

Beispiel: Patient kommt zu Privatsprechstunde mit einer komplexen Erkrankung (Dauer 60 min)

Sie machen eine ausführliche biografische Anamnese, werten den vorab ausgefüllten Fragebogen aus, erheben einen Ganzkörperstatus, inkl. neurologischer Untersuchung, beraten den Patienten und führen eine Sitzung mit der 2-Punkte-Methode durch.

ZI: 806, 857, 8, 800, 3, 846
1,8-facher Satz 117,59 €, 2,3-fach 150,25 €

Alternativ:

| A 30 | Erhebung naturheilk. Erstanamnese | 52,64 € | 121€ |
| A 860 | Erhebung biografischer Anamnese | 53,62 € | 123,32 € |

Zuzüglich der Untersuchungsleistungen u. Therapie z. B.:

A 806	eingehendes therapeutisches Gespräch	14,57 €	33,52 €
857	Fragebogenauswertung	6,76 €	12,17 €
8	Ganzkörperstatus	15,15 €	34,86 €
800	Neurologische Untersuchung	11,37 €	26,14 €
846	induzierte Tiefenentspannung	8,74 €	20,11 €

kommt ein Patient zur Nachbehandlung (Dauer 30 min)

		39,64 €	91,17 €
A 31	naturheilkundliche Folgeanamnese	26,23 €	60,33 €
5	Symptombezogene Untersuchung	4,66 €	10,72 €
846	induzierte Tiefenentspannung	8,74 €	20,11 €

kurze Konsultation mit Durchführung der 2-Punkte-Methode (10–15 min)

| 1, 5, 8 | 46, 831 | 22,72 € | 52,25 € |

In Kombination mit Akupunktur

| 269, 846 | 20,40 € | 46,92 € |
| 269a, 846 | 29,14 € | 67,02 € |

ADRESSEN

Ärztinnen und Ärzte

Praxis Dr. med. Michael Buthke
Internist und Apotheker
Waldstraße 13–15
24939 Flensburg
Tel.: (0461) 1 30 61
Fax: (0461) 1 30 63
Internet: www.akumotion.com
E-Mail: info@akumotion.com

Dr. med. Petra Heinze
Praxis für Ganzheitliche Medizin
Fachärztin für Allgemein-
medizin, Akupunktur und
Naturheilkunde
Ahrensburger Straße 38a
22041 Hamburg
Tel.: (040) 760 80 881
Fax: (040) 760 80 885
E-Mail: praxis@dr-heinze.de

Dr. med. Silvia Fischer
Fachärztin für Arbeitsmedizin
Tel.: (0160) 96 76 56 70

Dr. med. Torsten Fischer
Facharzt für Orthopädie,
Diplomosteopath D. O. (DAAO),
Quantenmedizin
Praxisklinik für Ganzheits-
medizin
Infanteriestraße 19 Haus 5
80797 München
Telefon: (089) 12 71 46 66
Fax: (089) 12 71 46 72
E-Mail: tf@praxisklinik-fischer.com

Dr. med. Alexandra von Kühlmann
Praxis für Klassische Homöopathie
Linprunstraße 56
80335 München
Tel.: (089) 129 53 25
E-Mail:
a.bodhichitta@mnet-online.de

Dr. Karin Unger
Fachärztin für Neurologie und
Psychiatrie
Hügelgasse 12/6
A-1130 Wien
Tel.: (0043-1) 876 89 15
E-Mail: dr.unger@chello.at

Apotheker

Christian Lindinger
Apotheker, Präventions-Coach
und Ernährungsberater
Wittelsbacher-Apotheke
Ludwigsplatz 7
94032 Passau
Tel.: (0851) 3 61 33
E-Mail: info@apotheke-passau.de

Weitere Ärzte und Apotheker
finden Sie unter
www.der-quanten-mediziner-de.

LITERATUR

1. Hawking, S./Mlodinow, L.: Der große Entwurf, S. 42–45. Rowohlt, Reinbek 2010
2. Wikipedia: Interessenkonflikt
3. http://www.tarife-verzeichnis.de/nachrichten/5220-studie-30-prozent-der-aerzte-unzufrieden-im-job.html
4. Deutsches Ärzteblatt Jg.108, Heft 33 (2011)
5. IfD Allensbach, Umfrage 6094 (2007)
6. IfD Allensbach, Umfrage 10004 (2007)
7. IfD Allensbach, Dr. Steffen de Sombre: Bekanntheit, Verwendung und Image homöopathischer Arzneimittel. Ergebnisse einer bevölkerungsrepräsentativen Befragung (2009)
8. IfD Allensbach: Naturheilmittel. Ergebnisse einer bevölkerungsrepräsentativen Befragung (2010)
9. Ergebnis einer aktuellen Umfrage unter den Lesern des Fachblatts »Münchener Medizinische Wochenschrift« (MMW-FdM.) 24 (2010) 152 Jg., 21
10. Haltenhof, H./ Hesse, B./Bühler, K.-E.: Gesundh.-Wes. 57 (1995), 192–195. Befürwortung und Anwendung komplementärer Heilmethoden durch 793 Ärztinnen und Ärzte
11. Gbe 3 (2011), 2. Jahrgang. Zahlen und Trends aus der Gesundheitsberichterstattung des Bundes
12. http://www.zi-berlin.de/cms/rx-trendbericht/
13. Ärzte als Patienten – eine schwierige Rolle. Forschung und Praxis 453 (2007), Beilage der Ärzte Zeitung
14. IfD Allensbach, Umfrage 6094 (2007)
15. Gbe, Gesundheit in Deutschland, Beteiligung an individuellen Gesundheitsentscheidungen Kapitel 6.2.1 (2006)
16. Coulter A./Magee, H.: The European Patient of the Future. Open University Press, Berkshire 2003
17. Segal, L.: The importance of patient empowerment in health system reform. Health Policy 44 (1998), 31–44
18. Elwyn, G. et al.: (2000) Shared decision making and the concept of equipoise; the competences of involving patients in healthcare choices. Br J Gen Pract 50 (460), 2000, 892–899
19. Scheibler, F./Janssen, C./Pfaff, H.: Shared decision making: an overview of international research literature. Sozial- und Präventivmedizin 48 (1), 2003, 11–23
20. GEK-Report ambulant-ärztliche Versorgung 2008
21. Barmer-GEK Arzt-Report 2011, 80–94
22. Texthinweis
23. Gbe, Gesundheit in Deutschland, 2006, Krankheitslast Kapitel 1.2

24. http://www.zi-berlin.de/cms/rx-trendbericht/ueberblick/?user_rxtrends_ pi1%5Brid%5D=12
25. http://www.zi-berlin.de/cms/rx-trendbericht/ueberblick/?user_rxtrend-spi1%5Brid%5D=13
26. Texthinweis
27. Statistisches Bundesamt, Fachserie 12. Reihe 7.2: Gesundheit Krankheitskosten
28. Gbe, Themenhefte (Mai 2009): Finanzierungsströme im Gesundheitswesen
29. http://www.gbe-bund.de/oowa921-install/servlet/oowa/aw92/ dboowasys921.xwdevkit/xwd_init?gbe.isgbetol/xs_start_neu/&p_aid=i&p_aid=2026910&nummer=304&p_sprache=D&p_indsp=-&p_aid=10467732
30. http://www.gesundheitberlin.de/download/Referentenentwurf_ Praeventionsgesetz_11_2007.pdf
31. MLP Gesundheitsreport (2010): IfD Allensbach, Umfragen 10026, 10038, 10061, 5244, 5262, 5295
32. Gbe, Gesundheit in Deutschland (2006) Krankheitslast, Kapitel 1.2
33. Statistisches Bundesamt: 11. Koordinierte Bevölkerungsvorausrechnung 2006
34. GbE, Gesundheit in Deutschland (2006), Demenz, Kapitel 1.2.4
35. Bundesministerium für Familien, Senioren, Frauen und Jugend (BMFSFJ): Der Alterssurvey – Aktuelles auf einen Blick: Gesundheit und Gesundheitsversorgung (2005). Pressetexte der Bundesregierung www.bmfsfj.de (Stand: 13.11.2008)
36. Ader, R./Cohen, N.: Behaviorally conditioned immunosuppression. Psychosom Med 37 (1975), 333–340
37. Chrousos, G. P./Kino, T.: Glucocorticoid action networks and complex psychiatric and/or somatic disorders. Stress 10 (2007), 213–219
38. Heim, C./Ehlert, U./Hellhammer, D. H.: The potential role of hypocortisolism in the pathophysiology of stress-related bodily disorders. Psychoneuroendocrinology 25 (2000), 1–35
39. Glaser, R.: The body is the Hero. Random House, New York 1976
40. Simonton, O.: Endlich wieder gesund, S. 59. Rowohlt, Reinbek 2010
41. Ader, R./Felten, D. L./ Cohen, N. (Hrsg.): Psychoneuroimmunology, 4.A. Academic Press, San Diego 2006
42. Ader, R./Felten, D. L./ Cohen, N. (Hrsg.): Psychoneuroimmunology, 4.A. Academic Press, San Diego 2006
43. Ader, R./Felten, D. L./ Cohen, N. (Hrsg.): Psychoneuroimmunology, 4.A. Academic Press, San Diego 2006
44. Kirschbaum, C./Hellhammer, D.: Hypothalamus-Hypophysen-Nebennierenrindenachse. In: Kirschbaum, C./Hellhammer, D. (Hrsg.): Psychoendokrinologie und Psychoimmunologie. Hogrefe, Göttingen 1999
45. Buske-Kirschbaum, A./Kirschbaum, C./Stierle, H. et al.: Conditioned modulation of natural killer (NK) cells in humans using a discriminative learning protocol. Biological Psychology 38 (1994), 143–155

46. Buske-Kirschbaum, A./Kirschbaum, C./Stierle, H. et al.: Conditioned modulation of natural killer (NK) cells in humans using a discriminative learning protocol. Biological Psychology 38 (1994), 143–155

47. Gauci, M. et al.: Pavlovian conditioning of nasal tryptase release in human subjects with allergic rhinitis. Physiology & Behavior Journal, Vol 55 (5), 1994, 823–825

48. Kemeny, M. E.: An interdisciplinary research model to investigate psychosocial cofactors in disease: Application to HIV-1 pathogenesis. Brain Behav Immun 17, Suppl 1 (2003), S62–S72

49. Dantzer, R./Kelley, K. W.: Twenty years of research on cytokine-induced sickness behavior. Brain Behav Immun 21 (2007), 153–160

50. Uexküll, T. (Hrsg.): Psychosomatische Medizin, 7. A., S. 87. Elsevier 2011

51. Lesperance, F./Frasure-Smith, N./Juneau, M./Theroux, P.: Depression and 1-year prognosis in unstable angina. Arch Intern Med 160 (2000), 1354–1360

52. Cohen-Cole, S./Stoudemire, A.: Major depression and physical illness. Special considerations in diagnosis and biologic treatment. Psych Clin North Am 10 (1987), 1–17

53. Glaser, R./Kiecolt-Glaser, J. K.: Stress-associated immune modulation: relevance to viral infections and chronic fatigue syndrome. Am J Med 105 (1998), 35S–42S

54. Glaser, R./Kiecolt-Glaser, J. K./Marucha, P. T. et al.: Stress-related changes in proinflammatory cytokine production in wounds. Arch Gen Psychiatry 56 (1999), 450–456

55. Wright, R. J./Cohen, R. T./Cohen, S.: The impact of stress on the development and expression of atopy. Curr Opin Allergy Clin Immunol 5 (2005), 23–29

56. Wright, R. J./Cohen, S./Carey, V. et al.: Parental stress as a predictor of wheezing in infancy: a prospective birth-cohort study. Am J Respir Crit Care Med 165 (2002), 358–365

57. Murphy, K. M. et al.: Janeway's immunobiology, 7. A. Garland Science, New York – London 2008

58. Ershler, W. B./Keller, E. T.: Age-associated increased interleukin-6 gene expression, late-life diseases, and frailty. Annu Rev Med 51 (2000), 245–270

59. Harris, T. B./Ferrucci, L./Tracy, R. P. et al.: Associations of elevated interleukin- 6 and C-reactive protein levels with mortality in the elderly. Am J Med 106 (1999), 506–512

60. Kiecolt-Glaser, J. K./Preacher, K. J./MacCallum, R. C. et al.: Chronic stress and age-related increases in the proinflammatory cytokine IL-6. Proc Nat Acad Sci USA 100 (2003), 9090–9095

61. McCullough, M. E./Hoyt, W.T./Larson, D.B. et al.: Religious involvement and mortality: a meta-analytic review. Health Psychol 19 (2000), 211–222

62. Wolff, S./Bruhn, J.: The Power of Clan. The influence of human relationships on heart disease. Transaction Publishers 1998
63. General Hospital Psychiatry, und Welt vom 24.10.2009
64. Welt vom 24.10.2009
65. Deutsches Ärzteblatt Jg.107, Heft 28–29 (2010)
66. SZ-Magazin Nr. 6 (2010)
67. Selye, H.: Stress beherrscht unser Leben. Düsseldorf 1957
68. Temoshok, L.: Emotion, adaption, and disease: A multidimensional theory. In: Temoshok, L./ Van Dyke, C./Zegans, L. S. (Hrsg.): Emotions in health and illness 1983
69. Black, P. H.: Stress and the inflammatory response: A review of neurogenic inflammation. Brain Behav Immun 16 (2002), 622–653
70. Riley, V.: Mouse Mammary Tumors. Alterations of Coincidence as apparent function of stress. Science 189 (1975), 465–467
71. Ornish, D./Weidner, G./Fair, W. R. et al.: Intensive lifestyle changes may affect the progression of prostate cancer. Journal of Urology 174 (3), (2005) 1065–1069; Diskussion 9–70
72. Stewart B. W./Kleinhues, P. (Hrsg.): World Cancer Report. WHO IATC Press, Lyon 2003
73. Simonton, O.: Wieder gesund werden. Rowohlt, Reinbek 2001
74. Stewart B. W./Kleinhues, P. (Hrsg.): World Cancer Report. WHO IATC Press, Lyon 2003
75. Simonton, O.: Wieder gesund werden. Rowohlt, Reinbek 2001
76. Holmes, T. H./Rahe, R. H.: The Social Readjustment Rating Scale. Journal of Psychosomatic Research 11 (1967), 213–218
77. Simonton, O.: Wieder gesund werden. Rowohlt, Reinbek 2001
78. Simonton, O.: Wieder gesund werden. Rowohlt, Reinbek 2001
79. Beutel, M. E.: Neurowissenschaften und Psychotherapie. Neuere Entwicklungen, Methoden und Ergebnisse. Psychotherapeut 47 (2002), 1–10
80. Weaver, I. C./Cervoni, N./Champagne, F. A. et al.: Epigenetic programming by maternal behavior. Nature Neuroscience 7 (2004), 847–854
81. Eisenberger, N. I. von/Lieberman, M. D./Williams, K. D.: Does rejection hurt? An fMRI study of social exclusion. Science 302: 290–292
82. Panksepp, J.: Affective neuroscience: The foundations of human. 2004
83. Gallese, V./Eagle, M. N./Migone, P.: Intentional attunement: Mirror neurons and the neural underpinnings of interpersonal relations. JAPA 55 (2007), 131–176
84. Gallese, V./Eagle, M. N./Migone, P.: Intentional attunement: Mirror neurons and the neural underpinnings of interpersonal relations. JAPA 55 (2007), 131–176
85. www.zeit.de/2010/51/N-Spiegelneuronen
86. Karrow, N. A.: Activation of the hypothalamic-pituitary-adrenal axis and autonomic nervous system during inflammation and altered programming of the neuroendocrine-immune axis during fetal and neonatal development: Lessons learned from the model inflammagen, lipopolysaccharide. Brain Behav Immun 20 (2006), 144–158

87. Sorensen, T. I. et al.: Genetic and environmental influences on premature death in adult adoptees. N Engl J Med (1988)
88. Weaver, I. C. et al.: Epigenetic programming by maternal behavior. Nature Neuroscience 7 (2004), 847–854
89. Uexküll, T. (Hrsg.): Psychosomatische Medizin, 7. A. Beobachtung epigenetischer Mechanismen bei Tieren, S 52–54. Elsevier 2011
90. McGowan, P. O./Sasaki, A./D'Alessio, A. C. et al.: Epigenetic regulation of the glucocorticoid receptor in human brain associates with childhood abuse. Nat Neurosci 12 (2009), 342–348
91. Deutschländer, K.: AD(H)S. CO_MED 06 (2011)
92. Servan-Schreiber David: Das Anti-Krebs-Buch. Goldmann, München 2010
93. Stewart B. W./Kleinhues, P. (Hrsg.): World Cancer Report. WHO IATC Press, Lyon 2003
94. Campbell c.o. / Campbell, T. G.: The China Study. Benbella Books, Dallas 2006
95. Campbell c.o. / Campbell, T. G.: The China Study. Benbella Books, Dallas 2006
96. Gigerenzer, G.: Das Einmaleins der Skepsis – Über den richtigen Umgang mit Zahlen und Risiken. S. 89. Berliner Taschenbuch Verlags GmbH, Berlin 2002
97. Kerlikowske et al.: Likelyhood rations for modern screening mammography: risks of breast cancer based on age and mammographic interpretation. J. Am. Med. Ass. 276 (1998), 33–38
98. Jung, H.: Mammographie und Strahlenrisiko. Fortschritte auf dem Gebiet der Röntgenstrahlen 169 (1998), 336–343
99. Gigerenzer, G.: Das Einmaleins der Skepsis – Über den richtigen Umgang mit Zahlen und Risiken. S. 133. Berliner Taschenbuch Verlags GmbH, Berlin 2002
100. Deutsches Ärzteblatt 108 (20), 2011: A-1101 / B-911 / C-911 Krankenhaushygiene: Jährlich 30 000 tödliche Infektionen, Richter-Kuhlmann Eva
101. Jones, J. W. et al.: J. Appl. Psych. 73 (4), (1988), 727–735
102. Ottowitz, W. E./Dougherty, D. D./Savage, C. R.: The neural network basis for abnormalities of attention and executive function in major depressive disorder: implications for application of the medical disease model to psychiatric disorders. Harv Rev Psychiat 10 (2002), 86–99
103. Bundesärztekammer: Placebo in der Medizin, S. 182 (2001)
104. Benedetti, F./Arduino, C./Amanzio, M.: Conscious expectation and unsconscious conditioning in analgesic, motor and hormonal placebo/nocebo responses. Journal of Neuroscience 23 (2003), 4315–4323
105. Colloca, L./Lopiano, L./Loanotte, M./Benedetti, F.: The role of learning nocebo and placebo effects. Pain 136 (2008), 211–218
106. Fillmore, M./Roach, E./Rice, J.: Does caffeine counteract alcohol-included impairment? The ironic effects of expectancy. J Stud Alcohol 63 (2002), 745–754

107. Mercado, R. et al.: Expectation and the placebo effect in Parkinson´s disease. Movement Disorders 21 (2006), 1457–1461
108. Bundesärztekammer: Placebo in der Medizin, S. 75 ff. (2001)
109. Bundesärztekammer: Placebo in der Medizin, S. 50 (2001)
110. Amanzio, M./Pollo, A./Maggi, G./Benedetti, F.: Response variability to analgetics: a role for non-specific activation of endogenous opioids. Pain 90 (2001), 205–215
111. Simonton, O.: Wieder gesund werden, S. 35. Rowohlt, Reinbek 2001
112. Bundesärztekammer: Placebo in der Medizin, S. 60 (2001)
113. Bundesärztekammer: Placebo in der Medizin, S. 171 (2001)
114. Cobb, L./ Thomas, G./ Dillard, D./Merendino, A./Bruce, R.: An Evaluation of Internal Mammary Artery Ligation by a Double Blind Technic. New Engl. J. Med. (1959)
115. Moseley, B. et al.: A controlled Trial of Arthroscopic Surgery for Osteoarthritis of the Knee. New Engl. J. Med. (2002)
116. Bundesärztekammer: Placebo in der Medizin, S. 38 (2001)
117. Ariely, D.: Predictably Irrational, S. 191. Harper Collins, London 2008
118. Bundesärztekammer: Placebo in der Medizin, S. 41 (2001)
119. Bundesärztekammer: Placebo in der Medizin, S. 51 (2001)
120. Bundesärztekammer: Placebo in der Medizin, S. 56ff. (2001)
121. Oda, H.: Das Erleben von Spontanremissionen bei Krebserkrankungen. Beltz 2001
122. Siegel, B.: Prognose Hoffnung. Ullstein 2006
123. Simonton, O.: Wieder gesund werden, S. 20. Rowohlt, Reinbek 2001
124. Hüther, G., IV. Know-how-Kongress 2009, Vortrag: Gelassenheit hilft: Anregungen für Gehirnbenutzer, Köln 2009
125. Antonovsky, A.: Salutogenese. Zur Entmystifizierung der Gesundheit. Dgvt-Verlag 1997
126. Werner et al.: Resilienzstudien: Hawaii-Längsschnittstudie 1986
127. Balint, M.: »Das am allerhäufigsten verwendete Heilmittel ist der Arzt selber. Leider gibt es für dieses wichtige Medikament bisher keine Pharmakologie und keine Toxikologie«. zit. nach: Luban-Plozza, B. et al.: Der Arzt als Arznei, 8. Auflage. Deutscher Ärzte-Verlag, Köln 2002
128. Egbert, L. D. et al.: Reduction of postoperative pain. N Engl J Med 270 (1964), 825–827
129. Verhaak, P. F. M.: Doctor-patient communication in different European health care systems: relevance and performance from the patients' perspective. Patient education & counseling 39 (2000) 1, 115–127
130. Hawking, S./Mlodinow, L.: Der große Entwurf, S. 177. Rowohlt, Reinbek 2010
131. Hawking, S./Mlodinow, L.: Der große Entwurf, S. 79. Rowohlt, Reinbek 2010
132. Hawking, S./Mlodinow, L.: Der große Entwurf, S. 104. Rowohlt, Reinbek 2010
133. Statistisches Bundesamt Pressemitteilung Nr. 280 (8/2008)

134. Vorsicht Medizin. Spiegel 33 (2011), 116–126
135. Sacket, D. L./Rosenberg, W. M. C./Grau, J. A. M./Haynes, R. B./Richardson, W. S.: Evidence based medicine: what it is and what it isn't. Br Med J 32 (1996), 71–72
136. Bundesärztekammer: Placebo in der Medizin, S. 77 (2001)
137. Thürmann, P. A.: Sind Studienergebnisse pharmakologischer Interventionen auf den Alltag übertragbar? Z Evid Fortbild Qual Gesundh. Wesen 103 (2009), 367–370
138. Tacke, J.: Marktakzeptanz neuer Technologien am Beispiel der Biometrik. St. Gallen 2005
139. Persönliches Gespräch mit Trudi Tacke, Ehefrau des Autors
140. Bundesärztekammer: Placebo in der Medizin (2001)
141. Simonton, O.: Wieder gesund werden, S. 19. Rowohlt, Reinbek 2001
142. http://www.parlament.ch/d/wahlen-abstimmungen/volksabstimmungen/volksabstimmungen-2009/abstimmung-2009-05-17/komplementaer/Seiten/default.aspx
143. http://www.parlament.ch/d/wahlen-abstimmungen/volksabstimmungen/volksabstimmungen-2009/abstimmung-2009-05-17/komplementaer/Documents/Verhandlungen-06-066.pdf Parlamentsdienste, Verhandlungen, Ja zu Komplementärmedizin, (0,066) 2009
144. http://www.unioncomed.ch/pdf/medienmitteilungen/Medienmitteilung_2 9_11_2010/3_20101129_Referat_Albonico.pdf
145. Studer, H. P./ Busato, A.: Die wichtigsten Ergebnisse des PEK. Ist ärztliche Komplementärmedizin wirtschaftlich? Schweizerische Ärztezeitung 91 (2010), 18
146. Ariely, D.: Predictably Irrational, S. 187. Harper Collins, London 2008
147. Vgl. Definition in Wikipedia
146. Poundstone, W.: Prisoner's Dilemma. Doubleday, New York 1992
148. www.vorsicht-operation.de
149. Spiegel 33 (2011), 118
150. http://www.imedo.de/artikel/gesundheitswesen
151. Institute for Public Health and the Environment (RIVM): Epidemiology and Surveillance
152. Harbarth, S./Pittet, D.: Methicillin-resistant Staphylococcus aureus. Lancet Infect Dis 5 (2005), 653–663
153. A Review of Flightcrew-involved Major Accidents of US-Carriers, 1978 Through 1990 (Safety Study NTSB /SS-94/01, 1994)
154. Gladwell, M.: Überflieger, S. 176. Campus Verlag, Frankfurt – New York 2009
155. Gesundheitsberichterstattung des Bundes, Gesundheit in Deutschland, Spektrum der Präventionsangebote Kapitel 3.1 (2006)
156. Tuomilehto, J. et al.: For the Finnish Diabetes Prevention Study Group. The New England Journal of Medicine 344, 18 (2001), 1343–1350
157. Die Zeit, 28 (2011), 69

REGISTER